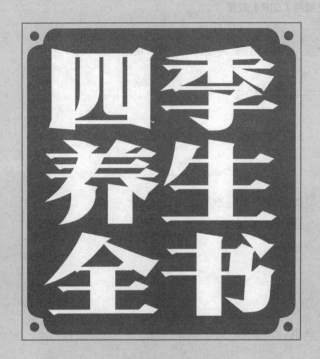

四季养生全书

杨莉/主编

U0314634

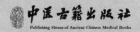

中医古籍出版社

Publishing House of Ancient Chinese Medical Books

图书在版编目（CIP）数据

四季养生全书 / 杨莉主编. –– 北京：中医古籍出
版社，2021.9

ISBN 978–7–5152–2262–2

Ⅰ.①四… Ⅱ.①杨… Ⅲ.①养生(中医)–基本知识
Ⅳ.①R212

中国版本图书馆CIP数据核字(2021)第144379号

四季养生全书

主编 杨莉

策划编辑 姚强

责任编辑 李炎

封面设计 李荣

出版发行 中医古籍出版社

社　　址 北京东直门内南小街 16 号（100700）

电　　话 010–64089446（总编室）010–64002949（发行部）

网　　址 www.zhongyiguji.com.cn

印　　刷 天津海德伟业印务有限公司

开　　本 640mm×910mm　1/16

印　　张 16

字　　数 404 千字

版　　次 2021 年 9 月第 1 版　2021 年 9 月第 1 次印刷

书　　号 ISBN 978–7–5152–2262–2

定　　价 59.00 元

前　言

　　顺时养生，是中医养生学的核心内容之一，正如《黄帝内经》里所说："故智者之养生也，必顺四时而适寒暑。""顺四时而适寒暑"，这是中医养生学中一条极其重要的原则，也可以说是健康长寿的法宝。四时即春夏秋冬四季。一年有四时气候的更迭、阴阳寒热的变化，人类的生命活动及健康状况都与这些变化息息相关。故欲得安康，必须要顺应四时的变化以调摄人体，从而达到阴阳平衡、脏腑协调、气血充盛、经络通达、情志舒畅的养生保健之目的。这一顺应四时的养生特性，早在两千多年前就被人们发现了。

　　顺应四时进行养生，即四季养生，也就是按照一年四季气候阴阳变化的规律和特点进行调养，从而达到养生和延年益寿的目的。理解四季养生的内涵，需要先明白中医养生学中四季阴阳消长、转化的概念。古代中医认为，一年中有春、夏、秋、冬四时寒热温凉的变化，是阴阳消长形成的。冬至阳生，由春到夏是阳长阴消的过程，所以有春之温，夏之热；夏至阴生，由秋至冬是阴长阳消的过程，所以有秋之凉，冬之寒。在一年四季中，春夏属阳，秋冬属阴。自然节气也随着气候的变迁而发生春生、夏长、秋收、冬藏的变化。基于这些观念，中医的四季养生要求人在春夏之时，应顺其自然保养阳气，秋冬之时，亦应保养阴气，所以历来有"春夏养阳，秋冬养阴"之说。这就要求人们凡精神活动、起居作息、饮食五味等都要根据四时的变化，进行适当的调节。在作

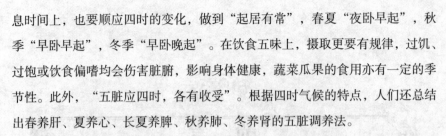

息时间上，也要顺应四时的变化，做到"起居有常"，春夏"夜卧早起"，秋季"早卧早起"，冬季"早卧晚起"。在饮食五味上，摄取更要有规律，过饥、过饱或饮食偏嗜均会伤害脏腑，影响身体健康，蔬菜瓜果的食用亦有一定的季节性。此外，"五脏应四时，各有收受"。根据四时气候的特点，人们还总结出春养肝、夏养心、长夏养脾、秋养肺、冬养肾的五脏调养法。

顺应四时养生虽然是一个古老的健康理念，现代医学研究也证明了它的科学性，季节更替会导致天气变化，而这些变化对人体的生理都产生很大的影响。例如，不同的季节手指血流速度不同，对寒冷引起的皮肤温度反应也不同，即使冬夏保持相同室温，仍会表现出反应差异，提示血管运动中枢有四季节律。对于现代人来说，自觉将养生作为一种生活习惯，运用科学的养生之道，调节机体，祛病健身，健康、长寿完全可以实现。就像一首健康歌诀中所说的那样："二十岁养成习惯，四十岁指标正常，六十以前没有病，健健康康离退休，八十以前不衰老，轻轻松松一百岁。"

本书以《黄帝内经》《本草纲目》等中医经典为基础，挖掘了历代养生名著中的精髓思想，汇集了历代名医、圣人先贤的养生秘方，也综合了数千年来流传于民间的养生经验、长寿经验，以及现代医学保健知识，全面阐释了四季养生的理论、原则和方法，是针对中国人体质和现代生活方式特点而编写的一部居家养生保健全书。

本书由"总论""春之篇""夏之篇""秋之篇""冬之篇"五篇组成。其中，"总论"全面阐释人与天如何相连、相通，解读《黄帝内经》中蕴涵的四季养生智慧，以及应遵循哪些"天人合一"的原则。"春之篇""夏之篇""秋之篇""冬之篇"中，分别从具体节气、食疗进补、生活起居、运动休闲、美容护肤、情志调理和防病祛病等方面，系统地介绍各个季节保健养生的全部智慧。

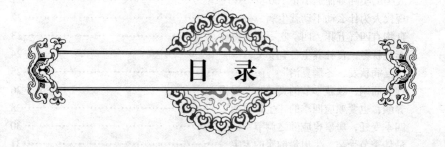

目 录

🐉 **总论：顺应四季以养生，天人合一是正道**

春之篇：欲与天地同寿，养生从春天做起

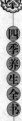

夏之篇：把握阳气生发，抓住健康命脉

四季养生全书

冬之篇：养精蓄锐，为生命银行储蓄

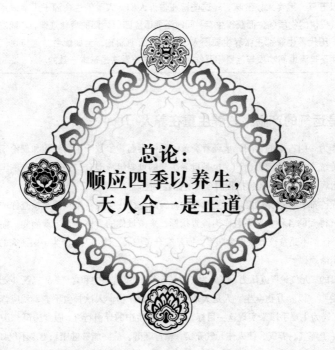

总论：
顺应四季以养生，
天人合一是正道

为什么我们会周而复始地"春困秋乏夏打盹"？为什么自古就有"女子伤春，男子悲秋"之说？为什么大多数女人会有规律的月经？为什么说"夏天一碗绿豆汤，解毒祛暑赛仙方"？为什么老北京人自古沿袭冬季涮羊肉的饮食习俗……想解开这些谜团，就不得不从养生的一大核心思想说起，即天人合一。春暖夏暑，秋凉冬寒，只有做到天人合一、顺应四时，才能携手健康，颐养天年。

第一章
人以天地之气生，四时之法成

《素问·宝命全形论》里说："人以天地之气生，四时之法成。"《素问·六节藏象论》又说："天食人以五气，地食人以五味。"这些旨在告诉人们，人类的生命源于天地日月，人体要靠天地之气提供的物质条件而获得生存，同时还要适应四时阴阳的变化规律，才能发育成长。正因如此，历代养生家都主张养生要因人、因时、因地制宜，全面配合。这与现代认为生命产生的条件正是天地间物质与能量相互作用的结果这一看法是基本一致的。

"人是运气的产物"，养生重在养人

中医作为一门古老的学问，承载着炎黄子孙同疾病斗争数千年的经验和理论知识。它不仅是中国传统文化中的宝贵遗产，也是世界医学的重要组成部分，一直指导着中国人如何未病先防、治病疗疾，当然还包括我们今天的保健养生。

大家或许都有过这样的经历：去看西医时，医生往往会用各类仪器来检查你的身体，然后再用测试得到的各种参照系数作为检查指标，来衡量你的身体是否出现病变。而中医就大有不同了。他们不是拿仪器来做参照系，而是综合考虑天、地和人。因为中医研究的不是病，而是人的生命规律。

最经典的"元气论"就认为，气分为"天气""地气"与"中和之气"，三气"交而为合"，"相亲相爱"，以养万物众生。人是天地中和之气的产物，人欲长生不老，就应修其根本，以养气、炼气为主要手段来实现这一目标。如道教养生中的导引行气、服食药饵、房中补益等，其目的就在于炼气、养气，使人体元气充实，精神旺健，最终能够健康长寿。不仅如此，《黄帝内经》中还指出，运气就是运动着的气。这运动着的气在自然界的表现就是春、夏、秋、冬——春温、夏热、秋凉、冬寒，构成了自然界中一切事物历经春生、夏长、秋收、冬藏的规律。

我们养生就应当顺应天命，这样才能尽其天年，达到所谓的"顺其自然"。老子在《道德经》中说："人法地，地法天，天法道，道法自然。"这句话是说人必须"法地"，地又必须"法天"，天又必须"法道"，道还必须"法自然"。"道法自然"才使"人""地""天""道""自然"五者之间和谐统一。只有这样，才能真正接近天地，离天地越近，越能获得天地的滋养。

·四季养生小贴士·

在阴阳论中，手指一般代表头，手掌一般代表内脏，手背一般代表我们的背部。内脏经脉之气出来后首到之处就是手指，所以人体的手指是非常敏感的，人体内脏的问题也会很快通过手指反映出来。无名指太短者，说明先天元气不足，常三焦经失调，总有说不出的不舒服，即整体细胞的代谢出现了问题，这就需要在平时多注意补元气。

◎ 天有日月星，地有水火风，人有精气神

古人认为，天有三宝"日月星"，地有三宝"水火风"，人有三宝"精气神"。养生，主要养的就是人的"精气神"。古代养生家遵循正确的修炼方法，往往能够获得健康和高寿。中医有"精脱者死""气脱者死""失神者亦死"的说法，可见"精气神"是人体生命存亡的关键所在。只要人能保持精足、气充、神全，自然会祛病延年。《灵枢·本藏》云："人之血气精神者，所以奉生而周于性命者也。"（人体血气精神的相互为用，是奉养形体、维护生命的根本。）可见古人对这三方面的调护、摄养极为重视。

那么，人的精气神到底是什么呢？

"精"就是食物的精华，说明养生首要在于良好的饮食，充沛的营养；"气"可以当作是外在之气，如"地气""清气"等，代表了人们生存的外在环境，气还可以当作是人体的元气；而神则代表了人的思想、心灵、精神和灵魂及其表现。

> **·四季养生小贴士·**
>
> 对于养精来说，根本的措施就是合理的膳食营养。合理膳食就是根据身体的需要，调整膳食结构，科学配餐。注重蛋白质、碳水化合物、脂肪、矿物质、维生素、水、膳食纤维等营养素的比例，粮食、果蔬和动物性食物的合理搭配。"五谷宜为养，失豆则不良；五畜适为益，过则害非浅；五菜常为充，新鲜绿黄红；五果当为助，力求少而数。气味合则服，尤当忌偏独；饮食贵有节，切切勿使过。"这是中华民族对传统膳食结构的精辟论述。

◎ 天气变化，与健康息息相关

健康与环境密切相关，人生活在大气中，时时刻刻都要受到天气变化的影响，要保持健康就要注意遵循天气的变化来调整自己的起居饮食，达到养生、保健的目的。

一般来说，天气可以通过以下几个方面来影响我们的身体健康。

1. 日照对健康的影响

适量的阳光照射，能使人体组织合成维生素D，并且促进钙类物质的吸收。生长中的幼儿，如光照不足易导致软骨病。阳光对人的精神状况也有很大影响：阴雨笼罩的日子容易产生烦恼，阳光普照时心情往往比较舒畅。在炎热的夏季，如果阳光照射时间过长，有可能得日射病，发病急骤，头痛头晕、耳鸣眼花、心烦意乱，并可诱发白内障等疾病。太阳光作用于眼睛可影响人的脑垂体，调节抗利尿激素，控制人的排尿量。

2. 风对健康的影响

风作用于人的皮肤，对人体体温起着调节作用，决定着人体的对流散热，并影响人体出汗的散热率。当气温高于或低于人体皮肤温度时，风就会对人体起到加热和散热两个相对的作用。

3. 气压对健康的影响

研究表明，在高湿环境下，气压每上升1百帕（百帕为气压单位），就多死亡2人，而

自然风速每增大1米/秒，则少死亡7人。当气压下降、天气阴沉时，人的精神最容易陷入沮丧和抑郁状态，表现为神情恍惚、六神不安，婴幼儿还可能产生躁动哭闹的现象。当气压下降配合气温上升、湿度变小时，最容易诱发脑溢血和脑血栓。气压陡降、风力较大，患偏头痛病的人会增多，干燥的热风由于带电，能使空气中的负离子减少，这时候人就会感到心神不安，反应迟钝，办事效率下降，交通事故增多。

4. 气温对健康的影响

人的体温恒定在37℃左右，人体感觉最舒适的环境温度为20℃～28℃，而对人体健康最理想的环境温度在18℃左右。人体对冷热有一定的适应调节功能，温度过高或过低，都会对人体健康有不良影响。冬季环境温度在4℃～10℃之间时，容易患感冒、咳嗽、冻疮；4℃以下时最易诱发心脏病，且死亡率较高。春季气温上升，有助于病毒、细菌等微生物的生长繁殖，且增加了被虫咬的机会，传染病容易流行；夏天当环境温度上升到30℃～35℃时，皮肤血液循环旺盛，人会感到精神疲惫，思维迟钝，烦躁不安。35℃以上时容易出汗，不思饮食，身体消瘦，体内温度全靠出汗来调节。由于出汗消耗体内大量水分和盐分，血液浓度上升，心脏负担增加，容易发生肌肉痉挛、脱水、中暑。

5. 湿度对健康的影响

夏天湿度大（尤其是我国南方），汗水聚集在人体皮肤表面，蒸发散热困难，造成体温升高、脉搏跳动加快，使人感到闷热难受，食欲下降，容易出现眩晕、皮疹、风湿性关节炎等疾病。当气温在26℃以上，空气湿度大于70%时，人容易发怒。当气温升到30℃，湿度大于50%时，中暑人数会急剧增加。冬季空气干燥，鼻黏膜、嘴、手、脚皮肤弹性下降，常常会出现许多微小裂口。冬季呼吸道疾病、肺心病发生率最高。

气象环境因素引起的疾病大多具有季节性，天气突然变化时，往往在几天内骤然增加许多感冒、哮喘、胃溃疡穿孔以及咯血的患者。这种现象主要是由于机体难以随气候的变化及时调节而诱发疾病。

·四季养生小贴士·

当阴雨天气来临，气压和气温下降，湿度上升时，风湿性关节炎和有创伤的部位会发生与天气相应的变化，这时患者能感觉到隐隐作痛。在阴雨连绵、雾气笼罩的梅雨和秋雨季节，能使人意志消沉，沮丧抑郁。不过久晴之后遇上一场暴风雨，空气中负离子大量增加，可使人头脑清晰、情绪安定欢快。

◉ 一年四季，身体也有不同节律

人类作为大自然的一份子，生命过程是遵循着一定的自然规律而发生发展的。大自然是我们活动的场所，自然界存在着我们赖以生存的必要条件，自然界的变化直接或间接地影响着我们的身体，使之发生相应的生理和病理变化。换句话说，人类的生理和病理变化不仅有其自身的规律性，而且与天地自然的变化规律息息相通。

因此，顺应人体生理和天地变化来养生治病，应是我们养生与康复的基本原则。

天地环境的变化和人体生理的相关性，如某些生理现象的四季节律、月节律、日节律、气候差异、地理差异等，已愈来愈多地被现代科学研究所证实。例如，有人结合现代研究发现了人体内有多方面的年周期变化，如血浆皮质醇在秋冬季节每日平均浓度和分泌总量高于春夏；血中 T3 和 T4 浓度有季节性改变，夏季最低，冬季最高；有研究者证实不同的季节手指血流的速度不同，对寒冷引起的皮肤温度反应也不同，即使冬夏保持相同室温，仍表现出反应差异，提示血管运动中枢有四季节律，证明了中医对四时阴阳节律认识的正确性。

在月节律方面，越来越多的资料表明，人体的体液代谢与月球引力的作用密切相关。其他诸如体内某些激素的昼夜节律变化，气温对人体自主神经系统和内分泌功能的影响，湿度对人体的热代谢和水盐代谢的影响，风对人体的热代谢和神经系统的影响，太阳辐射的生物效应等气候和环境变化对人体生理病理的影响，已被许多研究者所证实。以上提及的这些，我们都将在后面进行详细讲解。

◉ 月亮有盈亏变化，气血有盛衰循环

中医认为：月亮的盈亏变化会直接影响到人的气血、经络之气的盛衰，这种变化会对防病治病和养生保健产生奇妙的影响。《素问·八正神明论》中说过："月始生，则血气始精，卫气始行；月廓满，则血气实，肌肉坚；月廓空，则肌肉减，经络虚，卫气去。"

月亮的盈亏变化对人体产生如此大的影响，与月球对地球的引潮力有关。

现代医学研究证实，月球引潮力与地球磁场力对人体的干扰较大，会影响人体内的激素、电解质平衡，导致生理、心理上的各种变化，使疾病的发病率明显高于常态，甚至犯罪率、交通事故发生率、人的食量在这一时间段也会出现突然变化。这种引潮力还会影响人的心脑血管，使已狭窄的血管因受压而变形，血压波动幅度增大，血液流动受阻，容易发生血栓、动脉痉挛、脑血管破裂等情况，甚至诱发心绞痛、心肌梗死、中风猝死等。月相变化对人的心理也有影响，满月时人的情绪比平时紧张，容易激动和失眠，癫痫病发作的可能性更大。

每月的阴历三十、初一、初二出现的月相叫新月或朔，此时月缺无光，白天阳气渐弱，夜晚阴气渐虚，人的机体抵抗力下降，是风心病、肺心病、冠心病、心绞痛、心肌梗死、脑梗死的易发和加重期。患有上述疾病的人在这几天内要注意及时添加衣服，避免感受风寒邪气，还要保持情绪稳定。

此时亦应注意补气养血、固本扶正，可在朔日正午时分（中午 11 点至下午 1 点）服用补气生血的黄芪当归鸡汤：将鸡腿 1 只切小块，余烫后去血水，与当归 5 克、黄芪 15 克、清水 1 升放入锅内，大火煮开后改小火煮至鸡腿熟烂，加盐、酒调味后食用，连服 3 天。午时是手少阴心经最旺盛的时候，此时服药能使药液迅速抵达病所，有助于药力发挥。此外，坚持晚上 9～10 时就寝，睡前拍打后背，先拍正中，再拍两侧，从上至下 50～100 次，能振奋心阳，有助于夜间体内血液循环。

每月的阴历初六、初七、初八、二十二、二十三、二十四出现的月相统称弦月，月初三天为上弦月，月末三天为下弦月，均处于月周期涨落潮的中间段。上弦月白天阳气渐长，夜晚阴气渐生；下弦月白天阳气渐衰，夜晚阴气减弱。这段时间是支气管炎、肺炎、传染性肝炎、

慢性胆囊炎等感染性疾病的易发和加重期，尤其是上弦月的下半夜和清晨，下弦月的下午和傍晚是犯病的危险期。

呼吸系统不太好的中老年人，在弦月可服用玉屏风制剂来扶正气祛邪气，防治疾病。取黄芪360克、白术（炒）120克、防风120克粉碎加工制成药丸，或到当地药店购买成药。同时加强营养，注意气候冷热变化，及时防寒保暖（特别重视背部保暖），尽量不与呼吸道疾病患者接触。

每月的阴历十四、十五、十六出现的月相叫望，这段时间明月高悬，人体内的血液压力就会变低，血管内外的压力差、压强差特别大，容易引起心脑血管的意外，有这方面疾病的人要引起注意。

可见，要想气血顺畅、除病祛邪，我们还要跟随月节律进行身体保养。

◉ 人体自有气场，影响整个生命

说到气场，大家可能觉得很玄妙，其实气是万物生存的根本，宇宙周围有大气场，人体小宇宙也有自己的小气场，这种气场是我们看不见摸不到甚至感觉不到的，它却影响着我们的整个生命。

中医养生经常谈到气血，这里的气是指在人体内部巡行的气，是形成人体的最基本的物质基础。真气、元气、精气、正气、邪气都是对气的不同称谓。人们常说的豪气万丈、一息尚存、气息微弱，本质上其实都是在说人体内气的盛衰。

真气是先天的父母精气和天地之气以及谷气合并而成的。《黄帝内经》中说："真气者，所受于天，与谷气并而充身者也。"先天之气对人的成长十分重要。父母虚弱多病的，孩子就会先天真气不足，体虚多病。如果后天的培养再不精心，孩子就很容易夭折。人活着就是不断地消耗人体真气的过程，真气耗尽人的生命也就结束了。不过先天真气的充足与否并不能决定人的寿命长短，后天的养护也非常重要。有的人虽然先天真气很充足，但后天根本不注意保养，每天熬夜透支身体，也会因此减少寿命；有的人虽然先天不足但是后天很注意养生，讲究居住的环境，每天呼吸新鲜空气，吃得也很讲究，也可能长寿。后天之气就是指天地之气，也就是我们时刻离不开的氧气，是从我们周围的气场中获得的，由此可见人所处环境以及气场的重要性。谷气则是人体吸收营养物质所化生的精气，即水谷精微，也就是我们平常所吃的食物。人体的气就是由这三种气组成，《素问·六节藏象论》中说："人禀气而生，由气而化形。"庄子也曾讲"人之生，气之聚也，聚则为生，散则为死"，都说明人是靠气来维持生命活动的。

讲了人体的气，我们再来讲讲气场。气场其实就是人所生活的环境，人体后天所需要的气都是由周围的气场获得的，风水养生强调的就是"气"，好的气场可以使我们达到天时、地利、人和占尽的境界，有利于我们身体的健康。所以，人要生存，一个好的环境非常重要。

古人对风水地理的重视，也是建立在重气的理论基础上的。注重山环水抱，注重空气清新与流通，注重水质与植被的相互融合，气的清香洁美来源于环境的优美。一个好的区域地理——山清水秀，鸟语花香，天清地洁，住在那里的人必定身体健康，地灵人美。

我们都知道候鸟是夏天在北方生活，秋天来临就要飞到南方去，这就是因为它明白自己需要的气场。当北方渐渐变得寒冷，这种环境已经让它感觉不适应，所以它就要飞到南方重新寻找适合自己的生存环境。候鸟尚且知道选择生存的气场，作为人来说却有很多无奈，但我们还是要在自己能够掌控的范围内，尽量改善周围环境，比如经常保持居室通风顺畅，每周做一次大扫除，节假日去郊外呼吸新鲜空气等，这对于营造一个健康的气场、保养我们的身体都有积极意义。

·四季养生小贴士·

人的情感气场、思维气场会受到美好的大自然的物质气场的熏染而高尚豁达。反之，人的器官在各种杂气、毒气或长期恒定的一种气场之中受到侵害、腐蚀，其思维气场、情感气场也必定会低迷或亢燥。反映то行为，给个人、家庭、社会带来的危害则极为深远。这也可以解释为什么城市人总是觉得压抑郁闷，而农村人却相对更加开朗豁达，就是因为城市人生活的气场拥挤嘈杂混乱，而农村人生活的气场则自在清净悠然。

◉ 人体的五脏六腑，本性最为"天真"

《黄帝内经》的第一篇就是《上古天真论》。所谓天真，是指本性，就是本性最为天真。在我们的身体中五脏六腑的本性是天真的，它们处于一种非常和谐自足的状态中。所谓"五脏"，即心、肝、脾、肺、肾，其共同特点是能贮藏人体生命活动所必需的各种精微物质，如精、气、血、津液等；所谓"六腑"，即胆、胃、小肠、大肠、膀胱、三焦，其共同特点是主管饮食的受纳、传导、变化和排泄糟粕。

《黄帝内经》中对五脏六腑的分工进行了明确的论述。其中，心为"君主之官"，肝为"将军之官"，肺为"相傅之官"，脾胃为"仓廪之官"，肾为"作强之官"，胆为"中正之官"，大肠为"传导之官"，小肠为"受盛之官"，膀胱为"州都之官"，三焦为"决渎之官"。这里的五脏六腑超越了具体的组织器官，上升为"一个国家的若干种官职"，通过这几种"官职"又把同类功能的组织器官整合在一起，没有提到名字的器官都归这些有名称的"官员"统帅，再通过经络把各个器官联系起来，就形成了身体这个"国家"了。只要五脏六腑各司其职，就能把身体这个"国家"治理得井井有条。

曲黎敏教授在她的《黄帝内经养生智慧》一书中曾引用《老子》中的一句话来形容五脏六腑的关系："故美其食，任其服，乐其俗，高下不相慕，其民故曰朴。"意思是，每个脏腑都只得自己该得到的东西，如小肠该得到的是液，那它就只要那个液；每个脏腑也都有自己的职能，如脾主运化、肝主生发等，谁也不羡慕谁的"工作"，可见它们的本性是非常朴实的。由此可见，我们保养五脏六腑，就是要顺应它们的本性，使它们的本性能够得到合乎自然的发挥，简而言之，也就是使五脏六腑能够各得其所，各司其职。

不仅如此，在《素问·金匮真言论》里还曾明确提出"五脏应四时，各有收应"的问题，即五脏和自然界四时阴阳相应，各有影响。

事实上，四时气候对五脏的影响非常明显。就拿夏季来说，夏季是人体新陈代谢最活跃的时期，尤其是室外活动特别多，而且活动量也相对增大，再加上夏天昼长夜短，天气特别炎热，故睡眠时间也较其他季节少一些。这就使得体内的能量消耗很多，血液循环加快，出汗亦多。因此，在夏季，心脏的负担特别重，如果不注意加强对心脏功能的保健，很容易使其受到损害。由此可见，中医提出"心主夏"的观点是正确的。

还需要说明的一点是，在我国古代，对一年季节的划分，有四季和五季两种方法，因人体有五脏，故常用五脏与五季相配合来说明人体五脏的季节变化。四季就是春、夏、秋、冬，这个很好理解。那么五季是怎么划分的呢？原来，长夏这个季节被抽出来后，就成了四季，五季应该是春、夏、长夏、秋、冬。

对此，张其成教授在其著作中阐释道："因为春、夏、秋、冬各有三个月，在它们最后一个月就是三月、六月、九月和十二月中，分别把后18天抽出来，共72天，这72天就是一个'时'，叫长夏。"如果将一年分为五季，那就刚好与五行和人体的五脏一一对应了。

五行即金、木、水、火、土，五季即春、夏、长夏、秋、冬，五脏即肺、肝、肾、心、脾。

·四季养生小贴士·

法时养生，就是养生要和天时气候同步。说得具体一点，就是热天有热天的养生原则，冷天有冷天的养生道理。总的原则就是要顺应天时养生，也就是要按照大自然的阴阳变化来调养我们的身体。法时养生的精髓是四季养生，按照春、夏、秋、冬四季中温、热、凉、寒的变化来养生。四季养生的总原则就是春夏养阳、秋冬养阴，也就是说在春、夏季节保养阳气，在秋、冬季节保养阴气。因为身体与天地万物的运行规律一样，春、夏、秋、冬分别对应阳气的生、长、收、藏。如果违背了这个规律，就会破坏身体的自然生发，有损健康。

◉ 细数身体对大自然的应和

如今，随着人们的环保意识逐渐增强，气候对健康的影响已经引起了大家的广泛重视。

研究发现：77%的心肌梗死患者、54%的冠心病患者对气候变化的感受性升高。在高气压控制下的气候条件里，特别在冬季寒潮天气里，急性心肌梗死发病率最高。这主要是由于寒冷刺激，使人体血管收缩、周围血管阻力增加、血压升高、心肌需要的指数（心率与血压的乘积）相应增高，加之患者本身的冠状动脉狭窄，导致心肌缺血、缺氧现象加重，所以到了冬初，心肌梗死患者特别多。

胃及十二指肠溃疡病也具有季节性复发的特征。溃疡并发症常因天气骤变而诱发。病变部位虽在胃及十二指肠，但致病原因往往与神经系统的功能有关。当大脑皮质和自主神经的调节功能因骤冷、雨淋、气压变化而失调时，就可引起胃酸及胃蛋白酶分泌增加、胃壁紧张性收缩及蠕动增强、局部血管痉挛、胃黏膜营养障碍，从而使溃疡加重。医学研究人员分析了345个胃及十二指肠溃疡并发出血或穿孔的病例，发现天气变化越突然越急骤，所引起的生理、病理反应也越大，主要表现是胃酸分泌和黏膜的改变。

此外，患有慢性支气管炎、支气管哮喘、肺气肿、肺心病等慢性肺部疾病者，在秋末冬初气候突变时，容易使旧病复发或加重。这是因为寒冷会降低人体呼吸道的抵抗力，破坏其防疫功能。由于全身受凉、呼吸道温度降低、毛细血管收缩、血液流量减少，加之寒冷使黏膜上皮的纤毛活动减慢，气管排出细菌、异物的功能减弱，因而易引起感染或使原有的疾病复发及加重。

关节炎患者对气候的变化更加敏感。人体各个关节虽然对气候的变化有一定的适应能力，但是这种适应能力由于年龄和健康状况的不同而有明显的差异。若患者关节的功能已遭到破坏，则每当风雨到来之前，常常会出现疼痛。研究发现，关节疼痛的诱发并不是个别气象因素的作用，而是气象因素综合影响的结果，其中影响最显著的是气压和温度的变化。如果气压低、温差大，则多数患者的症状会明显加重。

许多人都会有这样的体会，即气候晴冷热的变化，往往对人的情绪产生一定的影响。每当秋高气爽或风和日丽的时候，人们就会精神乐观通达、心情舒畅；当寒风阴雨、干燥闷热的时候，人们的心情就会变得烦躁易怒或抑郁低沉。这是因为气候的突然变化会影响人体的生理功能，而生理功能的变化又能影响人的精神状态。

气候的变化对身体健康的影响也很大，最突出的是不良的气候条件很容易使人着凉感冒。感冒虽然一年四季都会发生，但是发病较多的是冬、春两季，在这期间又尤以寒潮袭来时发病最多。寒潮袭来时，气温大幅度下降，如保暖不及时，机体容易着凉感冒，特别是老年人及体弱多病者，由于身体的抵抗力差，更容易发病。另外，如果冬季气候该冷不冷，空气中的多种细菌、病毒就会趁机大量繁殖，从而增加传染病的感染机会。

从养生保健角度来看，我们要减轻气候对健康的影响，注意天气预报是最简便的方法。根据气候变化来增减衣物，调理饮食，调整心态等，是降低气候对自身健康影响的最好办法。

· 四季养生小贴士 ·

气候变化与癌症也有一定的关联。美国科学家克拉斯诺指出："子宫颈癌及肺癌的发生与较高的气温有关，而消化系统的恶性肿瘤往往是在较冷气候下频频发生。"英国研究人员在对英格兰、瑞典和挪威妇女乳腺癌的发病率进行研究后发现，恶性肿瘤常常在较冷的气候条件下发生得更为频繁。一些科学家认为，某些病毒性癌症媒介只有在特定的温度下才能幸存。这正是恶性肿瘤频发的外因所在。

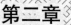

第二章
解密《黄帝内经》四季不生病的智慧

《黄帝内经》作为我国传统医学四大经典著作之一，是我国医学宝库中现存成书最早的一部医学典籍，被誉为中国的"医家之宗"。这部医学宝典在养生方面阐述了很多科学的卓见，对于我们今天养心、养性、养生，有着不可估量的指导意义。其中，关于四季不生病的智慧，就是在告诉我们——做什么、如何做，才能养生、长寿。

◉ 解读《黄帝内经》"四气调神大论"

《黄帝内经》中讲到"四气调神大论"：四气，指春夏秋冬四时的变化特点；调，指调理、调摄；神，指精神情志活动。其主要告诫人们要顺应四时气候变化以调摄精神情志，保持机体内阴阳的相对平衡，达到身体健康的目的。

春季三个月，万物复苏，自然界欣欣向荣。为了适应这种自然环境，人们应该晚睡早起，起床后到庭院里散步，披散着头发，穿着宽松的衣物，不要使身体受到拘束，以便使精神承受春天万物的生发而舒畅活泼，充满生机。对待事物，也要顺应此时的生长之性，不应该抑制其生发。这正是顺应"春生"的养生法则。如果违背了这种规律，则会伤及肝脏，以致夏天容易发生寒性病变，出现阳气不足的病症。

夏季三个月，天气下降，地气上升，天地、阴阳相互交汇，自然界一片繁荣秀丽。此时人们应该晚睡早起，并保持愉快、舒畅的心情，这样能够使阳气充分宣泄。这正是顺应了夏季的养生法则。如果违背了这种法则，就会损伤心脏，以致秋天易发疟疾，减少了供养秋天的精气，致使冬季也较易生病。

秋季三个月，秋高气爽，暑湿消失，自然界丰收充足。此时人们应早睡早起，大体以与鸡活动的时间一致为宜。精神情绪要保持安定平静，以缓解秋凉对人体的伤害；内敛神气而不外泄，可保持平定，有助于肺的清肃。这就是秋季的养生法则。如果违背，则会对肺脏有损伤，以致冬天容易发生完谷不化所致的泄泻，从而减少了供给冬天贮藏的精气。

冬季三个月，水冷成冰，地寒而裂，自然界草木凋零，万物伏藏。这时人们要减少活动，不要扰动体内的阳气。要早睡晚起，到太阳升起的时候再起床，才能避免寒气侵袭。精神情绪要保持平静，同时还应当躲避寒气，注意保暖，不要轻易使皮肤开泄而出汗，以免阳气散失。这就是冬季的养生方法。如果违背了这个原则，就会伤害肾脏，以致在春天会发生痿病和厥病，而且供给春天的生发之精气就减少了。

天之气是晴朗光明的，天所隐藏的德行不曾停止，因而不会下显于地。如果天之德行显露于外，那么就会日月不明，人体真阳外浮，会导致阳气失去固守之用而使外邪侵入人体。

如果违背了春季的养生原则，那么人体内的少阳之气就不能生发，从而使肝气抑郁发生病变；如果违背了夏季的养生原则，人体内的太阳之气便不能旺盛，就会发生心气内虚的病症；如果违背了秋季的养生原则，体内的太阴之气便不能收敛，就会发生肺热喘息胸闷的病症；

如果违背了冬季的养生原则，体内的少阴之气便不能闭藏，就会发生肾气虚惫的病症。

◉ 健康长寿的根本——"法于阴阳，和于术数"

　　在《黄帝内经·素问》中，有这样一段记载：

　　一天，黄帝问岐伯："余闻上古之人，春秋皆度百岁，而动作不衰；今时之人，年半百而动作皆衰者，时世异耶？人将失之耶？"

　　岐伯答道："上古之人，其知道者，法于阴阳，和于术数……"

　　事实上，"法于阴阳，和于术数"，这八个字就是《黄帝内经》中提出的日常养生保健的总原则。对此，我们需要先介绍一下何为"阴阳"。

　　经常听到人们说"阴盛阳衰"或者"阴阳调和"，但是真正了解阴阳的人却很少。其实，阴阳是我国古代的哲学概念，是事物相互对立统一的两个方面，它是自然界的规律，世界万物的纲领，事物变化的根源，事物产生、消灭的根本。阴阳是处处存在的，凡是明亮的、兴奋的、强壮的、热的、运动的、上面的、外面的事物，都是"阳"；凡是属于阴暗的、沮丧的、衰弱的、冷的、静止的、下面的、里面的事物则都是"阴"。

　　中医认为："阴"代表储存的能源，具体到形上包括血、津液、骨、肉，性别中的雌性等。而"阳"则代表能源的消耗，是可以通过人体表面看到的生命活力，无形的气、卫、火，性别中的雄性等都属于阳，而"阳"的这种生命活力靠的是内在因素的推动，即"阴"的存储。

　　在我国，西北的温度要较东南低得多，为什么会出现这样大的差别呢？《黄帝内经·素问》中说："西北方阴也，东南方阳也。"阳就是用，就是释放。阴就是体，就是收藏。从地域上讲，整个西北方向以收藏为主，整个东南方向以释放为主，所以就产生了温度上的差异。

　　"阴阳"的收藏和释放也相当于人体内部的新陈代谢，是吸收和释放的过程。阴的收藏是合成代谢，而阳却是分解代谢。总结起来就是"阴成形""阳化气"。比如我们吃的食物就是属"阴"，食物进入体内就会被消化吸收，供养生命活动的需求，这就是"阴成形"的过程，是一个同化外界物质向内的过程；而人吃饱后会感觉精力充沛，整个人显得很有活力、很精神，做事的时候思维也比较敏捷，这就是"阳化气"的过程，即消耗体内有形物质而释放能量的过程。

　　所谓"法于阴阳"，就是按照自然界的变化规律而起居生活，如"日出而作，日落而息"，随四季的变化而适当增减衣被等。所谓"和于术数"，就是根据正确的养生保健方法进行调养锻炼，如心理平衡、生活规律、合理饮食、适量运动、戒烟限酒、不过度劳累等。

数千年前圣人们所提出的这些原则与方法，讲起来通俗易懂，做起来简单易行，但要真正做到却并非容易。因为对于现代人来说，特别是城市人的生活压力都很大，要供房供车，即使不买房不买车，也要辛苦地工作以避免在激烈的竞争中被淘汰，所以经常要加班、熬夜、应酬。另外，现代人都很喜欢夜生活，很晚了也不睡觉，还在上网、唱卡拉OK、蹦迪，觉得不这样就不够刺激，不这样就感受不到生活的乐趣。所以说，很多人往往是在失去健康的时候才懂得健康的重要，快要失去生命的时候才知道生命的可贵。老年性疾病的日益年轻化，中青年猝死人数的不断增加，都为我们敲响了警钟。

"法于阴阳，和于术数"，实际上整部《黄帝内经》都在诠释这八个字，这个养生之"道"不是抽象的、虚空的，它就实实在在地表现在我们每一个人普普通通的日常生活中。希望那些不注重自身健康的人要学会"法于阴阳，和于术数"，不要等到失去健康再后悔不已。

所以说，想要拥有健康的生活习惯，主要还要靠自己调节，虽然实施起来会有困难，但只要坚持，就会看到好的结果。

> **·四季养生小贴士·**
>
> 中医养生观认为，阴是阳的前提，人体只有注意养收、养藏，即养阴，才能有更多的能量供给人体的生命活动。所以，我们在养生时，一定要注意养阴惜阴，只有这样，生命才能更健康、更持久。

◉ 四季养生的宗旨：内养正气，外慎邪气

如今，关于"人与自然"的话题越来越受人们的关注。有些人认为，人主宰世界，可以与自然抗衡。也有些人认为，人是自然的一部分，只能顺从大自然。

从保健养生角度而言，疾病是可以预防的，只要五脏元真（真气）充实，营卫通畅（指人的周身内外气血流畅），抗病力强，则正气存内，邪不可干，人即安和健康。所以四季养生保健的根本宗旨在于"内养正气，外慎邪气"。

"内养正气"是养生的根本，任何一种养生方法的最终目的都是保养正气。保养正气就是保养人体的精、气、神。人体诸气得保，精和神自然得到充养，人体脏腑气血的功能也会得到保障，即"五脏元真通畅，人即安和"。

《黄帝内经》中记载了这样一次谈话：

黄帝问养生专家岐伯："为什么先人们能活上百岁身体还很健康，现在的人不到六十就过早衰老了？"岐伯说："古时候的人懂得对于四时不正之气的避让，以便使思想闲静，排除杂念。这样调和好了自身的正气，就不会得病了。"黄帝听了，觉得很有道理，便照岐伯的方法修炼了起来。

黄帝注意在日常生活中处处约束自己，消除不切实际的欲望，使心情尽可能地安定。由于精神专注，他劳动虽很辛苦，但并不觉得疲劳。由于在物质上没有奢望，他心情一直很舒畅。吃饭时，不管是什么他都不嫌弃。所穿衣服不管是质地好的还是差的，他都很开心。他喜欢与民同乐。虽然他是国家的领袖，但他尽职尽责，为百姓造福，从不自以为尊贵。

因为黄帝心静如水，加上他长期坚持，从不懈怠，所以他不受外界的干扰，常保有"天

真之气"，这应该就是他长寿的秘诀了。

"外慎邪气"则是警惕外界一切可以致病的因子，主要是从有病要早治、生活要节制等方面来调摄养生。

中医认为，邪气刚入于人体之表，应当即时治之，勿使九窍闭塞，如此则营卫调和，病邪就不会由表入里，病势也就不会由轻变重而损害正气，是养生祛病益寿之妙法。

"外慎邪气"的另一个方面是指对自己的生活注重节制，忌"贪"字。比如：起居有常，起卧有时，从不贪睡，每天坚持锻炼身体，并做一些力所能及的体力劳动；衣着打扮应当以舒适为宜，根据气候的变化而适当增减着装，但不要因为天气寒冷就穿着过暖，也不要因为天热贪凉而过少穿衣；饮食方面则要讲究五味适中，五谷相配，饮食随四时变化而调节，忌贪饮暴食偏食；在心理健康方面，应当注重陶冶情操，坦然怡然地待人接物，不以物喜，不以己悲，良好的心态自然能够改善身体状况，减轻乃至避免机体发生病患的可能。

> **·四季养生小贴士·**
>
> 自然界分布着五行（即木、火、土、金、水）之常气，以运化万物。人体秉承着五行运化的正常规律，因此才有五脏的生理功能。不仅如此，人们必须依赖于自然界所提供的物质而生存。所以，人与自然环境存在着不可分割的联系，自然和人的关系好比"水能载舟，亦能覆舟"一样，既有有利的方面，也有不利的方面。

◉ 健康生活：饮食法地道，居处法天道

现代文明的进步，科学技术的发达，使人们的生活有了翻天覆地的变化，但是一个奇怪的现象出现了，那就是与古人相比，现代人似乎变得更容易生病了，甚至还出现了越来越多的疑难杂症、不治之症，这是怎么回事呢？

其实，通过研究现代人的生活状态，很容易得出结论：大多数疾病都是由不健康的生活习惯和生活方式导致的。与古人相比，现代人少了很多禁忌，没有不敢去的地方，没有不敢吃的东西，生活也变得丰富多彩，很多人觉得这是一种进步，其实从某种程度上说，这实际上是一种倒退。因为人们对于自然、对于天地缺少了应有的敬畏之心，这就为很多疾病的入侵打开了缺口。

那么，怎样的生活方式才是健康的呢？《黄帝内经》给出了最朴实也最根本的答案：饮食法地道，居处法天道。

饮食法地道，"地道"就是节气，也就是说，我们平时吃东西要遵照节气规律去吃，尽量吃应季食品，这才是正确、健康的饮食观念。可是现在人们生活水平提高了，夏季的食品在寒冷的冬季也能轻易得到，这使得人们对饮食上的季节观念越来越淡薄，从而忽略了食物本身的属性，比如西瓜，西瓜性寒，本应在炎热的夏季食用，以平衡阴阳、中和暑热，若在冬季食用，就给本来寒冷的环境更增添了几分寒意，对身体造成伤害。现在很多女孩有痛经的毛病，很大原因就是饮食上不注意造成的。

居处法天道，"天道"指日夜，是指人的起居应该顺应天地运转的自然规律，天亮就起床，

让人体自身的阳气与天地的阳气一起生发。经常赖床的人会有这样的感觉，虽然早晨比平时多睡了一会儿，但是起床后并没有精神抖擞，反而不如早起的时候舒服，这就是由于赖床使体内阳气没有生发起来的缘故。同样，天黑了就应该睡觉，不要贪恋夜生活，不要经常熬夜，这样才能使阳气潜藏起来，以阴养阳。

另外，生活水平的提高也让很多人过着一种恒温的生活，夏天热了可以开空调，冬天冷了有暖气，鲜有机会出汗或感受寒冷，违背了自然规律必然会受到惩罚。于是，一些所谓的富贵病接踵而至，让人们在享受高质量生活的同时也付出了昂贵的代价。一些人也意识到了生活中的这些问题，于是开始想方设法加以改变和弥补，如很多都市人开始利用节假日去郊外享受大自然，到农庄从事一些体力劳动，以减缓不健康的生活方式带给自己的危害。从本质上说，这其实就是人们在长期远离自然以后的一种本能反应。

◉ "圣人春夏养阳，秋冬养阴，以从其根"

如果悉心研究一下历史，我们会发现一个规律：历朝历代的统治者和被统治者之间出现较大矛盾并表现在外化的时候，常常是春夏之交这个人心易动的时期，也就是三、四、五、六这几个月份。因此，贤明的统治者都尽量在春夏之交缓解矛盾。黄帝就认为，在春夏之季对人民群众要"生而不杀，欲而无夺，奖而不罚"。

其实，治国安民的大业与养生之道也是相通的。《素问·四气调神大论》中说："夫四时阴阳者，万物之根本也。所以圣人春夏养阳，秋冬养阴，以从其根，故与万物沉浮于生长之门。逆其根，则伐其本，坏其真矣。"这就是讲，一年里，春、夏、秋、冬四时（四季）阴阳的变化，是天地自然万物生命演变过程中生、长、收、藏的根本所需。深谙养生之道的人，也就是能够掌握自然界变化规律并能顺应这个变化规律的人，会适时地在春、夏季节保养阳气以顺应生长的需要，在秋、冬季节保养阴气以适应收藏的需要，这样顺应了天地自然生命发展的根本规律，就能与万物一样，在生、长、收、藏的生命过程中正常地运动发展。如果违逆了这个规律，就会戕害生命力，破坏人身真元之气，损害身体健康。

大家可能会有疑问：春夏季节天气逐渐热了，为什么还要养阳？那样岂不更热了？秋冬季节天气逐渐转冷，为什么还要养阴？如此不就更冷了吗？

春夏时节气候转暖而渐热，自然界温热了，会影响人体。人感到暑热难耐时，一则人体的自身调节机制会大量消耗阳气，来调低自身温度抗暑热以适应外界环境的变化；二则天热出汗也会大量消耗阳气，汗虽为津液所化，其性质为阴，但中医认为，汗为心之液，所以汗的生成，也有阳气的参与。

秋冬时节气候转冷而渐寒，自然界寒冷了，也会影响人体，人感到寒冷时，一则人体的自身调节机制会大量调动阳气，来调高自身温度抵御严寒以适应外界环境的变化；二则秋冬季节阳气入里收藏，中焦脾胃烦热，阴液易损。

所以说，春夏之时阳虚于内，秋冬之时阴虚于内。在养生保健上就要做到"春夏养阳、秋冬养阴"，正如清代著名医家张志聪所谓"春夏之时，阳盛于外而虚于内，所以养阳；秋冬之时，阴盛于外而虚于内，所以养阴"。总之，主要还是阳气易于亏耗。

　　秋冬养阴并不代表这两个季节就不用养阳了。因为对于人体来说，阳代表能动的力量，即机体生命机能的原动力。阳化气，人们把阳和气连起来叫阳气；阴代表精、血、津液等营养物质，即机体生命机能的基本物质。阳气是人体生存的重要因素，由阳气生成的生命之火，是生命的动力，是生命的所在；阴成形，通常又把它叫作阴液。阴液是有形物质，濡养了人体形态的正常发育及功用。阴所代表的精、血、津液等物质的化生皆有赖于阳气的摄纳、运化、输布和固守，只有阳气旺盛，精血津液等物质的化生以及摄纳、运化、输布和固守才有依赖。只有阳气的能动作用，才能维持人体生命的正常功能。它不仅主宰了人的生命时限，而且还确定了人体五脏六腑的功能状态。所以，不论何季，"养阳"都是非常重要的。

◉ 天地运作需能量，脏腑健康先输养

　　人体的运作与宇宙天地的运作是一样的道理，天地运作需要太阳的热量，需要地球磁场以及万有引力等提供能量。人体也一样，脏腑作为人体最重要的器官，它们的运作也需要有充足的营养。

　　中医认为，脏腑的气血盛衰状况直接关乎人的生老病死，气血充足、五脏坚固的人的抗病能力强，一般很少生病。反之，一个人气血不足，首先影响到的就是五脏。气血就像五脏的"粮食"一样，气血不足就会使五脏闹饥荒，五脏不肯正常工作，各种疾病就会乘虚而入。

　　假如心脏没"吃饱"，就会心慌、气短、胸闷，特别想休息，然后出现间歇，心跳得越来越慢，开始作痛。这些症状其实是在提醒你，它饿了、累了，需要血来补充。在这里需要特别注意的是，此时并非血液的流动受阻，而是要从增加血液的总量上入手。

　　如果肝脏"吃不饱"，它的工作量就会减少，以前吃一斤肉，它都能转化成人体所需的能量，而在吃不饱的情况下，一斤肉它只能转化七两，余下的三两以脂肪的形式弃置在肝脏里，形成脂肪肝，或者堆积在血管里形成高脂血。

　　如果肾脏没"吃饱"，就不能保质保量地完成人体排毒工作，身体内的各种毒素就不能及时排出体外，从而引发尿酸、尿素过高。

　　如果胰脏"吃饱"了，就能奉献给人体足够的胰岛素。胰脏"吃不饱"，糖不能被正常代谢，多余的糖留在血管里，就会造成血糖升高。

　　因此，平时要注意合理饮食，做到营养丰富均衡，这样才能保证人体内血的质量和浓度。保证了胃肠的消化吸收能力，就能让血量充足。

　　知道了血的重要，下面我们来看气。中医所说的气是由先天之精气、水谷之精气和吸入的自然界清气组成的。先天之精气其实代表的是先天之本的肾。肾为一身之阳，就像人体内的一团火，温煦、照耀着全身。

　　如果生命是一棵大树，那么肾脏就是树根。对于肾脏，中医里永远只存在着补，从没有泻的说法。不能给肾脏撤火，更不能灭火，只有通过不断地、适度地添加"燃料"，才能让肾火烧得长久而旺盛。

　　补气就是补肾、暖肾、保暖、驱寒，气血充足就是身体内血液的量足、质优，肾气足，

基础体温偏高，各脏器功能正常，代谢旺盛，血脉畅通；气血两亏就是身体内血液的量少、质劣，肾气虚，基础体温低，各脏器功能低下，代谢缓慢，血脉运行不畅。因此，我们要特别注意身体血气的补充。

下面就为你提供一些简单、有效的气血储存方法。

1. 好好吃饭

中医讲究脾胃为后天之本，气血生化之源，所以要想气血充沛，必须要先把脾胃调养好才行，好好吃饭就是调养脾胃的基础。因此，一日三餐要注意饮食营养的搭配。

2. 好好睡觉

肝脏的特点是：卧则回血，坐立向外供血。因此，一定要好好睡觉，养护肝脏。

3. 好好休息

应适当参加体育锻炼和文娱活动，积极休息。如果是心理疲劳，千万不要滥用镇静剂、安眠药等，应找出引起感情忧郁的原因，并求得排解。

◉ 该冷的时候冷着过，该热的时候热着过

《黄帝内经》里说，夏季属火，主生长、主散发，夏天多晒太阳、多出汗，可借阳气的充足来赶走身体里的积寒。但现代人通常都处于有空调的环境下，整个夏天都很少出汗，这样反而会让体内的寒气加深，抑制散发，秋天就会得痰症（呼吸方面的病），降低了适应秋天的能力。

中国还有句老话叫"冬天不冷，夏天不热，迟早要坐病"。冬天的时候，由于人的气血是闭藏的，如果通过外界的人为条件把屋子和身体捂得太热了，本来应该闭藏的气血就会向外耗散，气血都耗散出去了，人就会生病，在《黄帝内经》里这叫"冬不藏精，春必病温"。在冬天，本来是要冷着过，但你却一直在暖洋洋的屋里待着，这样全身的毛孔是开着的，如果突然间进入到外面较低的气温中，就会感冒。所以，建议大家，冬天该冷的时候就让它冷点，即使要开空调、烧暖气也应该把温度控制在20℃左右，不能太高。

再说夏天，人们的生活条件好了，上班，办公室开空调；下班，家里开空调；坐车，或者自己开车，车里也有空调，甚至睡觉的时候也开着空调。现在不少人在夏天有浑身不舒服的感觉，睡一觉起来胳膊和腿就疼了，这是因为经常待在空调下的缘故。所以，夏天大家要热着点过，尽量少开空调，可以准备把扇子，扇子扇的风都是自然的风，对自己的身体无害。如果实在热得不行，要开空调的时候，就一定不要怕费电，多开窗通风。不只是空调，即使你用电风扇也不要对着自己吹，要让它冲着墙吹，这样可以有一个回旋的余地。

> ·四季养生小贴士·
>
> 过去人们都喜欢住四合院、住平房，其原理就如我们前面所讲的"人以天地之气生，四时之法成"。说得直白些，住平房可以接地气，使人能更好地与大自然和谐统一。然而，现在人们住在高楼大厦里，夏天开空调，冬天有暖气。不仅不接地气，还没有四时的温差概念，这其实是违背自然规律的，也是经常生病的一大重要原因。

❀ "不时不食"，顺时而"食"

按照中医的理论，一年四季的气候变化是春生、夏长、秋收、冬藏，人的身体也是如此。中医讲究天人合一，特别注重顺应自然。因此，顺时而"食"也是膳食养生的关键。《黄帝内经》中说"不时不食"，就是要求我们，饮食一定要顺应大自然的规律，说白了就是大自然什么时候给，我们就什么时候吃。

目前，我们有各种先进的栽培技术，一年四季都可以买到自己想吃的东西。现在再讲"不时不食"似乎有点过时了，但这里还是要提醒您：尽量吃应季的东西。无论什么食物，只有当季才生长得最为饱满、最有营养。

就像甜瓜，一般是7月份才成熟，那时候的甜瓜经过充分的阳光照射，味道很香甜，放在屋子里比空气清香剂还好使，但现在大棚里种的甜瓜，5月份就上市了，看上去也是甜瓜的样子，根本不好吃，有的甚至都是苦的，完全失去了应有的风味，营养功效自然也比不上自然成熟的。有些催熟的食物，不光味道不好，人吃了还会生病，就是因为它的生长过程中用了很多化学药剂。所以，我们吃东西一定要吃应季的，不仅经济实惠而且对身体有好处，吃东西不能只为了尝鲜或者寻求一种心理上的满足，吃得放心、吃得健康才是最重要的。

在关于什么季节该吃什么食物方面，很多民间习俗就是很好的答案：韭菜有"春菜第一美食"之称，"城中桃李愁风雨，春到溪头荠菜花"，荠菜也是很好的春菜，"门前一株椿，春菜常不断"……这些都是符合自然规律的；夏天有"君子菜"苦瓜，"夏天一碗绿豆汤，解毒祛暑赛仙方""夏季吃西瓜，药物不用抓"……夏天多吃这些食物可以解暑除烦，对身体是有好处的；秋天各种水果都上市了，"一天一苹果，医生不找我""新采嫩藕胜太医"，还有梨、柑橘等都是不错的选择；冬天最常吃的就是大白菜，此外冬季是进补的好时节，可以多吃些羊肉、狗肉等温补的食物，可以补中益气，使来年有个好身体。

·四季养生小贴士·

食物得天地物候之气，它的性质与气候环境的变化是密切相关的。如果不是应季食物，它就没有那个季节的特性，营养价值就会改变。因此，古人提倡吃应季食物。在日本也有类似说法，人们热衷于吃"初物"，就是到了季节新鲜上市的食物，从食物中感受四季变化，体验人与自然协调的美感和幸福。

❀ 四季养生的关键时令：春分、秋分、夏至、冬至

一年有24个节气，对养生来说，每个节气都有不同的保养法。而其中最值得我们注意的节气有4个，分别是春分、夏至、秋分、冬至。我国古代习惯以立春、立夏、立秋、立冬表示四季的开始。春分、夏至、秋分、冬至则处于各季的中间，这4个节气都是养生的关键。

1. 春分与秋分

春分和秋分都是太阳光直射赤道，地球各地的昼夜时间相等的日子，所以古代春分、秋分又称为"日夜分"，民间有"春分秋分，昼夜平分"的谚语。

由于春分、秋分节气平分了昼夜、寒暑，人们在保健养生时应注意保持人体的阴阳平衡

状态。人体中的气血也是一对阴阳，血为阴为体，气为阳为用。血为气之母，气为血之帅。气不足，易得瘀积之病，如肿瘤、血栓等；气太过，易得脑出血之类的病。所以，只有气血平衡，人才能健康。前面我们也讲过，春天的时候，气血从体内向体外生发；秋天的时候，气血从体外向体内收敛。而春分和秋分的时候，人的气血都是一半在外面，一半在里面。所以这两个节气人最应该到室外活动，以帮助气血的运行。

2. 夏至与冬至

夏至是太阳直射北回归线，是北半球一年中白昼最长的一天。白天最长，阳气就最旺，相应的阴气就最弱。阳气最盛就要消减，阴气最弱就要增加。所以，夏至的到来是阳气盛极而衰，阴气开始萌芽的时候。

冬至则恰恰相反。冬至是太阳直射南回归线，是北半球白天在一年中最短的一天。白天最短，阳气最弱，阴气就最盛。阳气最弱就要增加，阴气最盛就要减少。所以，冬至的到来是阴气盛极而衰，阳气开始萌芽的时候。

这两个节气都是阴阳处于极度交替的时候，所以这两个节气是非常特殊的，也是最值得我们注意的。很多中老年人在这两个节气里都会有或多或少不舒服的感觉，而对于一些重病患者就更危险了。民间有句古话说，冬至和夏至都是"收人"的时候。其实就是在阴阳极度交替时没有注意调养造成的。那么，在这两个节气里如何养生？很简单，阴气弱就养阴，阳气弱就养阳，具体地说就是在夏至里要加倍注意保养心阴，克制心阳，不要让心火太旺；在冬至里要加倍注意保养肾阳，不要让肾阴过寒。做到这两点最好的方法就是多睡觉。正如我们提倡多睡子午觉一样，冬至是一阳生，夏至是一阴生，这时候多睡觉就可以很好地养护微弱的阳或阴。当微弱的阳气或阴气都很好地生发起来的时候，你的身体状态也就会很好。

总之，我们的日常养生一定要遵循自然界的规律，谁违背了这个规律，谁就会受到惩罚。

·四季养生小贴士·

> 春分、秋分、夏至、冬至是自然界天地阴阳之气升降变化及消长的转折时期，人与此相应，也会表现出阴阳变动更为明显甚至剧烈之势，如果人体内在的调节功能不能对此做出适当的反应，就无法与自然界的阴阳节律相适应，从而出现阴阳失衡的疾病状态。对此，各时令期间不妨请专业医师进行一下"节气灸"。所谓"节气灸"，是在特定的时令节气，选择具有强壮作用的腧穴进行艾灸，以温壮元阳，激发经气，调动机体潜能，提高机体抗病与应变能力。"节气灸"以其简、便、验、廉的优势，为我国历代医家及百姓所喜闻乐见并沿用至今，在传统防病保健领域里占有特殊的地位。

◉ 不同的季节，疾病入侵人体各有偏好

《黄帝内经》中说，春季邪气伤人，多病在头部；夏季邪气伤人，多病在心；秋季邪气伤人，多病在肩背；冬季邪气伤人，多病在四肢。所以，我们要知道，如何在春季做好头部保养，秋季保护好肩背等。

1. 春季的头部保养

春天是万物复苏的季节，天气一暖和，什么害人虫都出来了，这时候邪气最容易从头部入侵人体。所以，我们要保养好头部，防止疾病入侵人体。下面介绍一种简单有效的方法：

先用双手十指自然屈指并拢；用指端自前向后、自中绕至两侧，对整个发际较有力地划摩数次；再用十指依前顺序较有力地一点一点地按压数遍；再用十指依前顺序做短距离往返搔抓数遍；最后用十指依前顺序轻缓按摩数遍，每2～3小时一次。

2. 夏季保养好心

在前面我们也提到，夏季对应的是心，养心是关键。夏天的时候，人容易心情烦躁，动不动就发脾气。这是因为夏天气血都到外面了，里面的气血都相对不足，所以遇见点事就容易生气发火。因此，我们一定要记住，夏天要忌怒，别发脾气，或者尽量少发脾气。夏天的时候，本来你的气血都在外面了，你再一发脾气，血压就上来了，哪里还能健康？

3. 秋季做好肩背部的保养

一到秋天，有些人就开始出现肩背部疾病，这就是邪气入侵的缘故。所以，我们要学会应对之道。这里教大家一个简单方法：把手心贴在缺盆处（人吸气时两肩的锁骨处会形成一个窝，这个窝的中间就是缺盆穴），轻轻地蠕动，慢慢地提捏，提捏的劲道采取"落雁劲"，就好像是大雁落沙滩那样，看似轻柔，但内带劲力。没事的时候多做做就可缓解肩膀疼痛。

中医里非常强调后背的养生。因为后背为阳，太阳寒水主之，所以很容易受寒。古语有"背者胸中之腑"的说法，这里的腑就是指阳。所以，我们在生活中要十分注意后背的养生，晚上睡觉的时候，一定要盖住肩膀。很多年轻的妈妈为了照顾孩子，跟孩子一起睡，盖一床被子，这就容易出现一个问题，因为孩子身体小，一床被子往往盖不住孩子的肩膀，导致孩子的缺盆处受风，引起肩背痛。所以作为家长一定要注意这个问题。

4. 冬季做好四肢的保养

冬季疾病容易从四肢，尤其是双腿入侵人体，这对于上了岁数的人可能体会更深。天气冷了，腿就觉得不舒服，伸展不开，遇到潮湿的天气，就会出现腿疼的症状。所以，到了冬季我们要记得给双腿保暖外，还要经常拍打活动双腿。

> **·四季养生小贴士·**
>
> 古时候的女人都是跪坐，把腿放在后面，这样可以把下焦气堵住、锁住，使气不外泄，这就是女人的藏；古时候男人的坐一定是要"虎背熊腰"，两手撑膝，两只手的手心劳宫穴正好护在膝盖上，男人这样可以固摄胃气。到了冬季，大家可以学学古人的坐法，这样四肢及全身都会感到非常舒服。

◎ "一日分为四时"，天天都是养生好时节

古人认为，每一天的养生也有4个最关键的时段，一天也像一个四季，早上是春天，中午是夏天，太阳落山是秋天，半夜是冬天，而这也正是《黄帝内经》中所说的"一日分为四时，朝则为春，日中为夏，日入为秋，夜半为冬"。

一天当中，人体内的阳气与自然界的阳气有同步的变化。如《黄帝内经》所言，清晨人体阳气开始生发；中午时分阳气升至顶点，呈现隆盛状态；傍晚黄昏时分则阳气渐趋于体内，阴气开始增长；到了夜晚，体表阳气已微，阴气渐增，至夜半增至顶点，呈现隆盛之态。一年之中，阳气的生、长、收、藏，有这么一个过程。在一天里，人也是这样的，要跟着阳气的变化做好"生、长、收、藏"四项工作。

中国有句老话叫"一年之计在于春，一天之计在于晨"。早上，对我们来说是一个非常重要的阶段，关系着一天的身体与精神状况。中医认为早上是阳气生发之际，阳气是什么，是动力，是力量源泉。所以，在阳气初生之际做好保养工作很重要。需要我们做的就是吃早饭，多喝点粥、豆浆之类的流质食物，少吃饼干类的干食。

另外，早上尽量保持心情愉快，不知你有没有这样的经历：早上起来时心情好，非常高兴，那么这一天也都会很高兴；相反，早上心情不好，挤公交车时跟人吵了一架，或者跟家人闹别扭了，心情郁闷，那么这一天你都高兴不起来，工作效率也提不上去。所以，早上一定要想法让自己高兴起来。怎么做到这一点呢？每天早晨起床后，不要急着洗脸，要对着镜子，向镜子里的你微笑。为什么要在起床的时候？按照心理学的研究，刚起床时是人从潜意识进入到意识的分界线，是从潜意识到意识的过渡时刻，这个时候保持快乐的心态，或者经常鼓励自己，那么这一天你就可以变得很快乐。

中午阳气达到顶点，这个时候建议大家睡个午觉。这也是古人说的子午觉。所谓子午，是子时和午时，即中午11点到下午13点，半夜23点到凌晨1点。半夜23点到凌晨1点的时候，人的阳气来复，阳气开始初生，并逐渐增强，一直到正午11点，阳气最旺盛；一到午时，阴气开始初生了，阴气逐渐生长，一直到半夜的23点达到最盛。所以子时和午时，一个是阳气初生的时候，一个是阴气初生的时候，不论阴气和阳气，在初生的时候都是很弱小的，需要我们保护它。

太阳西下时阳气渐虚，汗孔也随之闭密。所以到了晚上阳气收藏的时候，不要再扰动筋骨，不要受雾露的侵袭。到了深夜，阳气降到最低点，体内出现一片阴霾之气，这个时候就不要吃夜宵了，因为身体没有动力来消化它，不但不能吸收，还会影响睡眠。另外，夜间23点到1点的时间段内，如果你处在睡眠状态的话，阳气刚刚来复，它不会耗散掉，如果这时候你很好地睡觉了，高脂血、糖尿病发作概率就小。如果违反了阳气在这个时间的活动规律，形体就会受邪气的困扰而衰薄。

第三章
顺天时地利，长寿又有何难

人究竟能够活到多少岁？自古以来这就是一个争论不休的话题，中医学对此还提出了一个形象的概念——天年。所谓"天年"，就是人的天赋寿命、自然寿命。诸多医家发现人类的天年至少应该在120岁之上，也就是说，活到百岁不算寿星，因为每个人都应该活过120岁。然而，现代人动不动就生病，活到100岁的都少之又少，如何才能够活到120岁呢？答案很简单——顺应天时地利保养身体。

◉ 人类的实际寿命远不止 100 岁

相关研究人员通过走访许多长寿之乡，探访当地的老人，并翻阅了古今中外大量相关的书籍，最终得到了一个非常令人惊讶的结论：原来，那些活到百岁的老寿星们，并不是通过什么奇特的方法延长了自己的寿命，他们只不过是活到了我们每个人都应该活到的年龄。

在我国的文献记载中，寿命最长的一个人就是彭祖。据说他是颛顼的玄孙，历经唐、虞、夏、商数代，活了880岁。由于年代久远，关于彭祖活到880岁的真实性我们已经无法考证，但近代一些有确切记录的人类寿命，也足以让我们震惊：中国气功养生家李庆远，生于清康熙十八年（1679年），死于1935年，享年256岁；中国贵州的龚来发，1996年去世时147岁；伊朗老妇穆赫辛，161岁时才去世；英国的弗姆·卡恩活了209岁，经历了12个王朝……

如果说上面这些记载离我们还有些遥远，那么我们当今的"中国十大寿星排行榜"就可以说是"铁证如山"了。2008年，一项长寿明星评选活动中，由众多健康专家、医学家等从中评选出了长寿明星男女各10名。其中，生活在新疆喀什的萨迪克·萨伍提老人和生活在乌鲁木齐的买合甫·孜汗分别以121岁、118岁位居男、女寿星排行榜榜首，而另外18位老人最小的也都超过了110岁。这些老人虽然早已过了耄耋之年，但大部分人身体健康、精神矍铄，说起话来中气十足。

那么，人到底能活多少岁呢？我国现存最早的医学典籍《黄帝内经》认为，人至少要活到100岁，如《素问·上古天真论》里说："尽终其天年，度百岁乃去。"另外，《尚书》又提出"一曰寿，百二十岁也"，即人活到120岁，才能叫作活到应该活到的岁数。东汉思想家王充提出："百岁之寿，盖人年之正数也。犹物至秋而死，物命之正期也。"晋代著名养生家嵇康认为，"上寿"可达百二十，"古今所同"。

不仅如此，现代科学也通过各种缜密的推理，算出了人类的自然寿命，其结论与我国古代医学的见解非常相似。常见的推算方法主要有以下3种：

一是性成熟期测算法。哺乳动物的最高寿命相当于性成熟期的8～10倍，人在13～15岁左右性成熟，因此人的自然寿命应为110～150岁。

二是细胞分裂次数与分裂周期测算法。哺乳动物寿命是其细胞分裂次数与分裂周期的乘积，人体细胞从胚胎开始分裂50次以上，分裂周期平均为2～4年，因此人的自然寿命应为

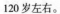
120 岁左右。

三是生长期测算法。哺乳动物的最高寿命相当于其生长期的 5 ～ 7 倍，人的生长期为 20 ～ 25 年，因此人的自然寿命应当为 100 ～ 175 岁。

总之，无论用哪种方法推算，人的寿命都应该在 120 岁之上，但是我们现在的人均寿命远远不到 100 岁。究竟是什么夺走了我们本应好好活在世上的这几十年时间呢？这个问题值得人们深思。

> **·四季养生小贴士·**
>
> 寿命的长短是受多种因素影响的，除了先天禀赋的强弱之外，还与后天给养、居住条件、社会制度、经济状况、医疗卫生条件、环境、气候、体力劳动、个人卫生等多种因素有关。一个人要想活到天年，必须在一年四季、一天四时都注意完善生活中的各项保养。

◉ 现代人为什么动不动就生病

《黄帝内经》中记载："今时之人不然也，以酒为浆，以妄为常，醉以入房，以欲竭其精，以耗散其真，不知持满，不时御神，务快其心，逆于生乐，起居无节，故半百而衰也。"大家一定要记住，《黄帝内经》讲人动不动就会生病，都是因为习惯造病，而不是遗传，是人的生活习惯、生活习性严重违背了身体内部的运行规律和自然的正常状态而造成的。

"以酒为浆"，现在的人，嗜酒如命，其实酒很容易让人丧失理性，而且大量或经常饮酒，还会使肝脏发生酒精中毒而致发炎、肿大，影响生殖、泌尿系统。

"以妄为常"，现在的人，想怎么做就怎么做，胡乱地作息和生活，完全不按照自然规律行事，该睡觉的时候不睡觉，该吃饭的时候不吃饭，该结婚的时候不结婚，非要等到困极了再睡，饿极了再吃，年岁大了再结婚，其实所有这些违背人体自然规律的做法都是非常损耗人体能源的，从而导致疾病和过早衰老。

开始的时候，我们提到了有些人认为人患病都是遗传的原因，其实遗传的不是病，而是类似于长辈的生活习惯和生活习性。比如说高血压，一个人得了高血压不是因为父母有高血压自己也注定要患高血压，而是自己的生活习惯与父母的生活习惯相似，如吃多盐的食物、经常酗酒、情绪易怒等，这些都是患高血压的原因。

"醉以入房，以欲竭其精，以耗散其真"，人要控制好自己，不能纵欲，因为人的精液是"阴精"的最高浓缩，而阴精是难成易亏的，所以房事若不节制，精液输出过多，就会导致物质短缺，"肾阴虚"便由此而至。房事养生的要诀在于得其节宣之和，既不能纵欲，又不能禁欲，真正做到静心节欲以养阴，顺天时避虚而保精。

"不知持满，不时御神"，用现代的话来说就是人不知足，总是追求身外之物，而且穷追不舍，最后搞得身心疲惫、烦恼多多。其实人体是很自足的，人的幸福也很简单，只要吃的喝的住的满足人体的需要，人就会获得健康和快乐，何必苦苦追求身外之物。即使有一天得到了，你或许只是开心一会儿，而后又开始艰苦的追求之旅，这说明一个什么问题呢？就是说，人可以有追求，但是不能因为追求而失去快乐和健康。

在物欲横流的现代社会，我们更应该好好地养护自己的身体，要做到顺应时节，规律起居，合理起居，即按照"法于阴阳，和于术数，饮食有节，起居有常"来养生。只有这样生活下去，才能远离疾患，使身体始终保持健康。

◉ 食物有四气五味，四季吃不对会得病

药物有"四气""五味"之分，食物同样有"四气""五味"的不同，由于气和味的特点而作用各异。

所谓"四气"，即食物有寒、热、温、凉四性；"五味"即辛、甘、酸、苦、咸。人食五味来调养身体，如果使用不当，不但对人不利，反而有害。也就是说，饮食中的五味，吃好了对身体有益，吃不好对人体有害，易导致疾病的发生。所以，我们要知道食物禁忌的道理，根据自己的身体状况摄取食物，这样才能达到好的效果。

寒性或凉性的食品，如绿豆、芹菜、柿子、梨、香蕉、冬瓜、丝瓜、西瓜、鸭肉等都有清热、生津、解暑、止渴的作用，对阳气旺盛、内火偏重的人非常适宜。

热性或温性食物，如羊肉、狗肉、辣椒、生姜、茴香等热性或温性食物，有温中、散寒、补阳、暖胃之功，阳虚畏寒的人食之为宜，热病及阴虚火旺的人就应忌食。

此外，食性还要与四时气候相适应，寒凉季节要少吃寒凉性食品，炎热季节要少吃温热性食物，饮食宜忌要随四季气温而变化。

食物除五味外，还有淡味、涩味，习惯上把淡附于甘味，把涩附于咸味。

辛味能行气，通血脉。胃痛、腹痛、痛经患者，可以吃些辣椒、茴香、桂皮等有行气、散寒、止痛作用的食物；外感风寒的人可以吃些有辛辣味的生姜、葱白等食品；风寒湿痹患者则宜饮用白酒或药酒，以辛散风寒、温通血脉。

甘味有补益强壮的作用，气虚、血虚、阴虚、阳虚以及五脏虚赢的人比较适宜。甘还能消除肌肉紧张和解毒，但甜食不能过量摄入，否则易发胖。

酸味能增进食欲、健脾开胃、增强肝脏功能，提高钙、磷的吸收率。久泻、久痢、久咳、久喘、多汗、虚汗、尿频、遗精、滑精等患者宜食用。

苦味具有清泄、燥湿的功能，适宜热证、湿证患者食用。比如苦瓜味苦性寒，用苦瓜佐餐，能达到清热、明目、解毒、泻火的效果，适宜热病烦渴、中暑、目赤、患疮疡及疖肿的患者。茶叶苦甘而凉，能够清利头目、除烦止渴、消食化痰。

咸味能软坚散结、润下，对结核、便秘患者比较适宜，而具有咸味的食物，多为海产品和某些肉类。如海蜇味咸，可清热、化痰、消积、润肠，对痰热咳嗽、痰核、痞积胀满、小儿积滞、大便燥结者最为适宜。海带味咸，有软坚化痰的功效。猪肉味咸，滋阴润燥，适宜热病津伤、燥咳、便秘的人食用。

可见，食补要根据人体阴阳偏盛偏衰的情况，有针对性地进补，才能达到调整脏腑功能平衡的目的。

　　根据食物的四气五味，医圣张仲景为我们推荐了四季饮食的原则。首先，春季应以甘凉为主食（如小麦加工成各种面食），配用辛甘副食（如葱、韭菜、胡萝卜、花生等），可防阳气太过。其次，夏季应以甘寒为主食（如小米、绿豆），配用甘酸清润副食（如青菜、西红柿、冬瓜、丝瓜等），可清热祛暑。再次，秋季应以甘润为主食（如大米、糯米等），配用甘润副食（如各种蔬菜、水果），可生津润燥，同时还应忌辛辣。最后，冬季应以甘温为主食（如玉米、高粱米面食），配用甘温滋阳副食（如大白菜、青萝卜、白萝卜、羊肉、狗肉），既温补阳气，又可避免化火而致阴阳失调。

◉ 春夏秋冬，食补养生各有要义

　　我国传统中医养生"四季侧重"的原则认为，春季肝脏当令，人体阳气开始生发，养阳益肝非常重要，预防肝脏瘀滞不畅，并提倡春季养肝为先和以脏补脏的方法。结合这一养生特点，从现代营养学的角度来看，早春的膳食原则应该是高蛋白、高维生素、充足热量的均衡膳食。比如，多吃鸭血、醋、菠菜等食物，可起到护肝养阳之功效。

　　夏季是一年中阳气最盛的季节，气候炎热而生机旺盛，很多人都非常注重夏季的"降火"保健。从中医的角度看，人体内的火可分为实火和虚火两种。症状重、来势猛的属实火；症状轻、时间长又反复发作的是虚火。

　　人们往往习惯性地认为夏天气温高，人体内自然就"火"大了，多喝点菊花、金银花等不仅能解渴消暑，还能驱走内火，但是要知道，食欲下降、口舌生疮、失眠、腹泻等症状都是整日茶不离嘴的"凉茶过敏"症状。所以，体质虚弱的人还应以饮食调理为主。夏季养生食补要以清补、助阳、滋阴为目的，降心火，养肺气。要特别注意少食热性食物，如羊肉、狗肉等，以免伤脾肺之气。

　　秋季养生一般说来可以分为初秋、仲秋和晚秋3个阶段。

　　初秋之时，欲食之味宜减辛增酸，以养肝气。古代医学家认为，秋季草木零落，气清风寒，节约生冷，以防疾病，此时宜进补养之物以生气。

　　仲秋炎热，气候干燥，容易疲乏。此时首先应多吃新鲜少油食品。其次，应多吃含维生素和蛋白质较多的食物。现代医学认为，秋燥症应多食含维生素A、B族维生素、维生素C、维生素E类食品，如胡萝卜、藕、梨、蜂蜜、芝麻、木耳等以养血润燥，提高抗秋燥、抗病能力。

　　晚秋季节，心肌梗死发病率明显增高。此时日常饮食中注意多摄入含蛋白质、镁、钙丰富的食物，既可有效预防心脑血管疾病，也可预防脑血管意外的发生。切忌进食过饱，尤其晚餐以八分饱为宜，晨起喝杯白开水，以冲淡血液。日间，多喝淡茶，坚持每天喝两三杯茶水，对心脏有保健作用。

　　冬季是四季之中人体进补的最好时节。俗话说："冬季进补，春季打虎；冬季不补，春季受苦。"人们应该利用这个好时节来补益身体。冬季利用饮食养生的方法，是进补的最佳选择。

　　冬季饮食养生的总原则是：①适量进食高热量的饮食以补充消耗的热量。②增加温热性食物的摄入量以增强机体的御寒能力。③补充足够的维生素和矿物质。也就是说，冬季除了应该适当多进食一些五谷杂粮外，还应该注意补充足够的蛋白质、维生素、矿物质及适量的脂肪。

传统养生学认为，冬季应该多食用一些偏温热性的食物，特别是能够温补肾阳的饮食，以增强机体的御寒能力。

◉ "夏病秋发，冬病夏治"

千百年来，中医里一直盛行这样一个理念：夏病秋发，冬病夏治。很多人都非常困惑，夏天的病为什么到秋天才发作？冬天生病了为什么要等到夏天才能彻底治好呢？这些看似不合理的事情，却隐含着深刻的养生治病的道理。

1. 酷暑贪凉，夏病秋发

进入夏季以后，人们会因气温高、湿度大、体内的水分难以蒸发而感到炎热难耐，因此，很多人想尽一切办法防暑降温。其实，过于贪凉并不好，会给很多疾病埋下隐患。如果将夏季中猛吹空调、无节制地吃冷饮、经常熬夜等看作是发芽的种子，人体是培育这些种子的温床的话，秋季所收获的"果实"则必然是感冒、胃病、颈椎病、腰肌劳损等疾病。原因就是夏天人们透支了健康，秋天只得去医院"还债"。这是怎么回事呢？

中医认为："寒则收引""风为百病之长"。在炎热的夏季，人长期处于空调、风扇等冷气的环境，再加上睡得晚，休息不好，身体的抵抗力下降，就极易感受风邪寒邪。肌肉、韧带、肌腱在冷空气下长时间处于收缩痉挛状态，血液循环不能正常流畅，积滞在瘀血中的肌酸、乳酸等代谢产物会刺激血管与神经，产生疼痛影响肌肉的正常活动，就会引发关节、颈椎等方面的疾病。

要预防这些疾病"秋后算账"，就要改变夏天里的一些不良生活习惯。尽量早睡早起，培养好的生活规律，不要一味迷恋冷气，饮食要得当，多运动。身体抵抗力强了，疾病也就离你远远的了。

2. 冬天生的病为什么要夏天治

所谓冬病，一般是指易于在冬季发病或者在冬季病情容易加重的疾病。中医认为，"冬病"主要是人体易于受寒气侵袭的疾病。常见的"冬病"有感冒、支气管炎、支气管哮喘、慢性阻塞性肺气肿、过敏性鼻炎、风湿与类风湿性关节炎、老年畏寒症以及属于中医脾胃虚寒类疾病。这些疾病发作呈明显的季节性，并且在秋、冬季发病率高，常反复发作。

所谓夏治就是针对冬季容易发作的疾病，在夏天的时候进行对症治疗，以期通过改善人体的阴阳平衡，来达到使冬天发病率降低或减缓病情的目的，坚持数年后，有些疾病甚至可以根治。

以冻疮为例。冬天的时候，不少人手足上长冻疮，一开春就慢慢地自然痊愈。有的医生会建议您在夏天的时候用生姜或者辣椒用力摩擦手足，到了冬天，冻疮就不会复发了。这是因为，易患冻疮的人，多为体内阳气不足，入冬以后，体内阴寒之气渐盛，血液循环就受到阻碍，肌肤失于濡养，就会发生冻疮。如果在春、夏阳气旺盛之际，用生姜等摩擦手足，一方面借助夏季阳气生发，人体阳气随之旺盛，体内凝寒之气易解，可以扶阳祛寒；另一方面可以为秋、冬储备阳气，到冬天体内就有足够的阳气去对抗阴寒之气，从而达到调整阴阳、提高抗病能力的目的。

"冬病夏治"属于中医的内病外治法，其中使用最多的是敷贴疗法。通常采用药物在特定的穴位上进行敷贴，起到鼓舞正气、驱逐宿邪痰饮和瘀血、疏通经络、活血通脉、温经散寒等作用，使人体阳气充沛，抗寒能力增强，经络气血贯通。并可针对个体体质不同，通过益肺、健脾、补肾等药物扶助人体的阳气，纠正虚寒体质，使气血流通顺畅，水谷精微输布正常，从而达到治本的目的。

> **·四季养生小贴士·**
>
> "冬病夏治"是传统中医"治未病"的一种防治疗法，其根据是《素问·四气调神大论》中"春夏养阳，秋冬养阴"的原则。具体来说，对阳虚体征者，利用夏季气温升高，人体阳气上升，经络气血通达充沛之机，施以药物、灸法以鼓正气，助其体内阳气生长，祛除体内沉寒痼疾，从而达到"治未病"的目的。

◉ 顺天而调，收获季节的真"心"祝福

中国自古就有"女子伤春，男子悲秋"的说法，其实，这是非常有道理的。

春天是万物复苏的季节，经过一个冬天的蛰伏，万物开始萌发幼枝与新芽。这时候人也要保持向上的生机，保持愉快的心情，但很多女性却很容易"伤春"。春天时，女性的情绪就会变得很低落，对什么事情都提不起兴趣，看到柳树发芽、地气升腾，心中就莫名地升起淡淡的惆怅，这种状态会一直持续到夏日来临。古人说这是伤春，对此还有这样一种解释：万物复苏春来至，而春光短暂，女子希望在这短暂的青春时光嫁个期盼中的情郎，一年一年的春天，而女子可能没遇上，有点伤感，所以女子一到春天就特别抑郁。古人的解释很有意思，那么女性在春天为什么容易感伤呢？

《黄帝内经》里指出，女子属阴，春天是阳气生发、万物生长发育的季节，容易诱发女子对生育本能的冲动，其主要反应在肝肾，当这种欲望无法实现时，也就是阳盖过阴时，就会引起生理病变，继而诱发悲伤抑郁情绪。这就好比是住房，如果你住一个小平房，而包围着你的全是高楼大厦，在这样的环境下生活，不伤感才怪。

男子悲秋，在中医看来，男子属阳，比较容易跟秋、冬的阴气相感。秋天的时候，万物都结果实了，男人到这个时候还一无所成的话就会悲从心来，易于焦虑和烦躁。也正因如此，古时都是秋天的时候征兵，到边关打仗，让男子有建功立业的机会；或者给男子订婚，平息他不满的情绪。

由于女子伤春、男子悲秋是不容易靠药物来治疗的，于是聪明的古人便采取了自然疗法：在秋天的时候让男子订婚，男子一订婚，就相当于他的人生大业有了新的进展，他的不平之

"气"得到平复，就可以安心劳作，好好地秋收和冬藏了。古代的聘礼是用白茅包好大雁送到女方家里去。射大雁要有眼力和力气，这样就考察了男子的臂力、肺气、肝气、肾气。秋天订婚，喜气就冲淡了男子的悲伤情绪，冬天办喜事，第二年春天女子就差不多怀孕了，将要为人母的喜悦也会使伤春之情消失殆尽。

这两句发展到现在已经简化成了伤春悲秋，这就是我们所说的季节性心理。随着季节的更替人们产生相应的心理变化本来是正常的，如果这种心理变化过度强烈，就像林黛玉看到花落水流、树木凋零都会伤心，就会伤及五脏六腑了。因此，为了使这种季节性的心理变化不至于成为情志病，我们就要采取相应的措施来调整它。

到现在，上述古代的方法虽然不太适用了，但是这也启发我们可以通过转移患者的注意力来达到治疗心理疾病的目的。不过，我们要最大限度地避免不良情志对五脏六腑的伤害，在日常生活中就要注意"调神养生"，也就是精神养生，就是在"天人相应"整体观念的指导下，通过对心神的怡养、情志的调摄等方法，保持人的心理健康，达到形神的高度统一，以延年益寿。

1. 注重养神

注重调养精神，是养生的重要方面，因为神是生命活动的主宰，对生命的存亡有着十分重要的影响。关于养神的方法主要有：

（1）虚静养神：调神摄生，静养为首。经常保持思想清静，调摄精神，多练气功，可有效地增强机体的抗病能力，有益身心健康。

（2）安心养神：人生不会没有忧患，对于日常生活中所遇到的种种复杂问题及任何重大变故，都要保持稳定的心理状态和达观的处世态度，要养成理智与冷静的性情，凡事从容以对，冷静思考，才能正确处理各种难题。

2. 清心寡欲

清心寡欲是指减少私心杂念，降低对名利和物质的嗜欲。我国历代养生学家非常重视清心寡欲，认为这是调摄精神、益寿延年的重要方法。

3. 省思少虑

思虑过多会使机体气血失调，耗伤心神而损寿命。省思少虑、养心敛思这种自我调节方法，能使机体生理功能处于最佳状态。只有精神静谧，从容温和，排除杂念，省思少虑，专心致志，才能做到安静调和、心胸豁达、神清气和，使机体功能协调，生活规律，有利于养生，促进健康长寿。

4. 舒畅情志

舒畅情志是指舒调七情六欲，使其畅达，以利心神和调，五脏安定。每个人都有七情六欲，但七情过极对机体健康危害极大。舒畅情志的具体方法多种多样，古人论述颇多，可根据每个人的具体情况自行选择。如诗词歌赋、琴棋书画、花木鸟鱼、艺术欣赏、古物收藏、旅游垂钓等。这样一来，精神有所寄托，祛除烦恼，陶冶性情，抒情畅志，保持健康的心理状态，促进养生长寿。

·四季养生小贴士·

当下，很多人变得越来越复杂，利欲熏心，欲望膨胀得越来越难以满足。其实简约才是生活之道，才是解决心灵之痛的良方。所以，朋友们要把心放宽，该丢下的东西就要果断丢下，这样才能幸福快乐地生活。

◉ 养颜，也要顺应四季的"生长收藏"

《黄帝内经》中讲道："智者之养生也，必顺四时而适寒暑，和喜怒而安居处，节阴阳而调刚柔。"四季轮回、寒暑更替是人类赖以生存的必要条件。春生、夏长、秋收、冬藏是生物适应四季气象变化形成的普遍规律。人类在长期的进化过程中，获得了适应自然变化的能力，表现为"人与天地相应"。

所以，人的各种生理功能，有着与天地自然变化几近同步的节律性和适应外界变化做出自我调整的能力。简言之，就是要顺天法时，养颜亦是如此。违背了大自然的规律，不仅我们的身体会受惩罚，就连容颜也会受影响。就拿女性在冬天穿短裙来说，虽然漂亮，由于下肢受凉导致血行不畅，时间久了，不仅皮肤会长斑，脸色也会显得毫无生气，绝对得不偿失。所以，养颜也要顺应自然，遵守四季的"生长收藏"法则。

1. 春季养"生"，让容颜与万物一起复苏

春天是阳气生发的季节。首先，春天要晚睡早起，不要睡得太多，否则会阻碍身体内部气机的生发，肤质当然也包括在其中。春暖花开的季节应该多活动，节假日的时候可以去踏青游玩，一方面可以放松心情，另一方面可以唤醒冬季里沉睡的身体，还能呼吸天地之间的清气，是很快乐的体验。

春天是肝气最足、肝火最旺的时候。这时候人也容易上火。对此，肌肤也会有所反映，如长几颗痘痘等。那么如何解决呢？很简单，肝胆相表里，通过按摩胆经可以抒发肝之郁气，这样还会使肌肤更加光泽红润，痘痘的发生率也大大降低。

此外，早春天气，乍暖还寒，有时还会倒春寒，所以一定要注意增减衣服。所谓"春捂"，就是说早春要穿暖一点，不要急于脱冬衣，尤其是不能为了凸显身材和美丽，过早地穿裙装和露脚面的船鞋。

2. 夏季养"长"，适当宣泄体内瘀滞

夏季是天地万物生长、葱郁茂盛的时期。这时，大自然阳光充沛，热力充足，万物都借助这一自然趋势加速生长发育。人在这个季节也要多晒太阳多出汗，宣泄出体内的瘀滞，这样才能使气血通畅，为以后的收藏腾出地方。如果在夏天宣泄得不够，不仅到了秋、冬季节想进补的话根本就补不进来，脸上也很容易出现粉刺。

中医认为长夏（农历六月，阳历七八月间）属土，五脏中的脾也属土，长夏的气候特点是偏湿，"湿气通于脾"，也就是说湿气与脾的关系最大。如果体内湿气很重，肌肤也会有所反映，如痘痘、斑点及某些疹子。所以，夏季要养"长"，也是养脾的大好时机。

那么，我们在夏天应该怎样"养长"呢？

第一，要保证睡眠。中午的时候人们总是精神不振、昏昏欲睡，有条件的话可以增加午休的时间，以消除疲劳，保持精力充沛。

第二，要保证营养。夏季天热气压低，人体消耗大，这时候更应该注意养自己的身体，增加营养，多吃绿叶蔬菜和瓜果，早、晚时喝点粥或汤是大有好处的，尤其是绿豆汤或粥，既能生津止渴、清凉解暑，又能滋养身体。

第三，要及时补水。多喝凉白开水，不能用饮料代替开水。

第四，不能贪凉。《黄帝内经》里说，"防因暑取凉"，这是告诫人们在炎热的夏天，

解暑的同时一定要注意保护体内的阳气，因为天气炎热，出汗较多，毛孔处于开放的状态，这时机体最易受外邪侵袭。所以不能过于避热趋凉，如吃冷饮，穿露脐装，露天乘凉过夜，用凉水洗脚，这些都会导致中气内虚，令暑热和风寒等外邪乘虚而入。

第五，保持心静。夏天容易使人心烦，特别是在气温高、无风、早晚温度变化不明显时，就更容易使人心胸憋闷，产生烦躁和厌烦情绪，从而诱发精神疾病。所以夏天应该清心寡欲，闭目养神。

3. 秋季养"收"，应处处收敛不外泄

秋季的三个月，是万物收获的季节。此时秋风劲急，气温下降，地气内敛，外现清明，人们也应该早睡早起，收敛精神而不外散，以缓和秋季肃杀的伤伐，使神气安定。这是秋季养生的法则，如果违背了这个法则，就会伤损肺脏，不仅到了冬季会出现顽固不化的泄泻，供给冬季收藏的物质和能量减少，随之还会出现皮肤紧绷、干燥等肤质问题。

那么，我们应该如何在秋季进行"养收"呢？

第一，早睡早起。秋季，自然界的阳气由疏泄趋向收敛、闭藏，在起居方面要合理安排睡眠时间，早卧早起。晚上22点就睡觉，23点就能养肝胆之气，不然你的肝胆是养不好的。

在这里要特别提醒老年朋友，随着年龄的增加，老年人的气血阴阳俱亏，会出现昼不精、夜不瞑的少寐现象。古代养生专家说，老人宜"遇有睡意则就枕"，也就是说什么时候困了什么时候就睡，这是符合养生原则的。

第二，使志安宁。肾藏志，顺应了秋收之气，就能使肾经不妄动。所以在秋季的时候性生活要有所收敛，以养精气。

第三，饮食调养。秋天气候干燥，应防"秋燥"，膳食应贯彻"少辛增酸"原则，尽可能少食葱、姜、蒜、韭菜等辛味之品，多食酸味果蔬，如雪梨、鸭梨，生食可清火，煮熟可滋阴、润肺而防燥。

秋季易伤津液，故饮食还要以防燥护阴、滋阴润肺为基本准则。多食芝麻、核桃、糯米、蜂蜜、乳品等可以起到滋阴润肺、养血的作用。

第四，内心宁静。秋季日照减少，花木开始凋谢，特别是霜降之后，"无边落木萧萧下"，常使人触景生情，心中产生凄凉、忧郁、烦躁等情绪变化。因此，秋季养生就要注意精神情志方面的养生，培养乐观情绪，可以参加一些登山赏红叶等有意义的活动。我国古代民间就有重阳节登高赏景的习俗，登高远眺，饱览奇景，有心旷神怡之感，可使一切忧郁、惆怅顿然消失，又调剂生活，实为人间乐事。

4. 冬季养"藏"，养肾防寒是关键

冬季的主气为寒，寒为阴邪，易伤人体阳气，阴邪伤阳后，人体阳气虚弱，生理机能受到抑制，就会产生一派寒象，常见的症状有恶寒、脘腹冷痛等。另外，冬季是自然界万物闭藏的季节，人体的阳气也要潜藏于内，由于阳气的闭藏，人体新陈代谢水平相应降低。因而需要生命的原动力"肾"来发挥作用，以保证生命活动适应自然界的变化。人体能量和热量的总来源在肾，也就是人们常说的"火力"，"火力"旺说明肾脏机能强，生命力也强。这在肤质和气色上同样有反映。

《灵枢·天年》中黄帝问大医岐伯，有人不能寿终而死的原因。岐伯回答："薄脉少血，其肉不实，数中风寒……故中寿而尽也。"其中"数中风寒"便是早亡的一个重要原因。所

以我们要健康，要长寿，就要防寒。现在很多人，尤其是时尚女性，冬天的时候上身穿得厚厚的，下面却只穿条裙子。这样的装束虽然美丽，但对身体的伤害是无穷的。俗话说："风从颈后入，寒从脚下起。"虽然血总是热的，但很多人气血虚弱，或阳气不足，新鲜血液很难循环到脚上去，没有热血的抵挡，寒气便会乘虚从脚下侵入，所以为了您的健康请穿上棉鞋、厚袜子和暖裤吧。

冬季属阴属水，要藏得住才能保证春季的生发。因此，冬季一定要养好肾阴，要收敛，澡都要少洗，每周一到两次，但可以每天用热水泡脚。这样才能养住体内已经收敛的阳气，所谓"无扰乎阳"，强调的是一种御寒养阴的过程。衣服要穿暖，多晒太阳，冬天不宜洗冷水澡也不提倡冬泳，以免阳气耗损太大；多吃温补性食物，这些食物能温暖人身，祛除寒邪，温热性食物主要指温热及养阳性食物，如羊肉、牛肉、鸡肉、狗肉、鹿茸等，冬天以炖食最好。其中，羊肉和鸡是冬天温补的主要肉食品。羊肉的膻味可用花椒、料酒及大蒜去除。

另外，中医认为肾藏精，是人的生命之本。房事不节，会损伤肾精，久而久之，便会使肾气亏损，产生精神萎靡、耳目失聪、面容憔悴、皮肤干枯等未老先衰的症状。冬季与肾脏相应，因此这个季节应节制性生活，以保肾固精。

·四季养生小贴士·

一年四季，自然万物都随着季节的变更而变化，人的皮肤同样也随着季节的更换发生着微妙的变化。无论春、夏、秋、冬，爱美的女性都关注着自己的皮肤，不让美丽随着季节的变换而流逝。因此，我们要通过养生、调理，让美丽内外统一，这样的美，才是真正的美。

◉ 四季变迁，房事也应随之调节

一年四季的变化，不仅影响自然界的植物，而且影响人的房事。人的机体也是一个小天地，和自然界一样有四季的变化，而且受自然界变化的影响。人应该根据四季的变迁来调节自己的房事，以适应自然界春生、夏长、秋收、冬藏的变化规律。

春天，万物复苏，自然界充满生机，欣欣向荣，各种生物都处于生长繁殖的季节。在这百花齐放、鸟语花香的时节，人的生殖机能和内分泌机能也相对旺盛，性欲相对高涨，春天赋予人生发之气，适当的性生活有助人体气血调畅，是健康的。必须注意，性生活过分频密，势必损伤身体。

夏季，生物茂盛，花开结果。由于天气炎热，人体气血运行加速，新陈代谢加快，身体处于高消耗的状态。人应与其相应，保持心情愉快，情绪舒畅，避免过分激动，房事应适当减少。如果这时过度房事，无疑增加能量消耗，损伤阳气，不利于身体健康。

秋季，天高气爽，秋风劲急，万物肃杀。这一时期，减少房事，以保精固神，蓄养精气。

冬季，天气寒冷，冰封雪飘，万物闭藏，虫蛇冬眠，养精蓄锐，以待来年春天生长发育。人也不例外，冬季气温较低，人的新陈代谢也随之降低，与此相应，适当节制房事，以保养肾阳之气，使精气内守，避免耗伤精血。

《黄帝内经》里说："阴阳四时者，万物之始终也，死生之本也。逆之则灾害生，从之则苛疾不起，是为得道。"人的性生活，作为一种生命活动，一种自然界中的现象，当然不能例外。我们需要根据季节不同适当调整房事，这样对防止性功能障碍，保证身体健康有一定帮助。

◎ 最佳季节受孕，生出最健康的宝宝

在当今社会，不少年轻夫妇为了让孩子能按正常年龄上学，非要把孩子生在上半年，甚至不惜选择剖宫产。其实，适时结婚生子，不仅是人生的两个关键时刻，更是对我们生命的最大护佑。花到了时候会开，果子到了季节会结，人也要顺着自然的这一规律，该要孩子的时候就得要个孩子。那么，什么时候是最佳怀孕期呢？

中医认为，最适合女人怀孕的季节是春天和秋天。因为冬天的时候，人的气血都到里面来了，它以肾气为主。同时，冬天重在藏精，夏天的时候所有气血都到外面来了，里面的气血是最弱的。如果在夏天和冬天这两个季节里夫妻生活过多，对身体来讲是一种损害，所以在中国古代养生里面，讲究夏避三伏，冬避三九。

《黄帝内经》里还有一句话叫"冬不藏精，春必病温"。就是说这时候，正常的夫妻生活可以有，但是一定要注意节制。春天和秋天的时候，正好是气血最旺盛的时候，气血一个是从外面往里面走，一个是从里面向外面走，这时候整个自然界的气候，一个是春花之实，一个是秋收之实，这两个时间，是怀孕的最佳时间。

至于男女生育的最佳年龄，《黄帝内经》里讲女人在28岁的时候身体处于最佳时期，35岁以后身体状况开始衰退。这就是说女人在28岁左右生育是最好的，最晚不能超过35岁。男人在32岁的时候身体状况最好，40岁的时候身体素质开始下滑，所以男人最好在这一时期完成生育。

因早孕阶段最怕病毒感染，一旦孕妇感染病毒，畸胎率会显著增高，而初春是病毒多发及传播的季节，所以初春时期不宜怀孕。除此之外，下列几种情况下也是不宜怀孕的：

（1）大量吸烟饮酒后。

（2）在新婚蜜月、旅游期。

（3）心情不舒畅时。

（4）长期密切接触小动物，如猫、狗等。

（5）男女任何一方患急性传染病及女方患心、肝、肾等慢性疾病时。

（6）正在患病或大病初愈后，身体尚未恢复时。

（7）长期使用抗癌、抗癫痫等药物时。

（8）口服避孕药者，停药不足6个月的。

（9）刚刚接受放射治疗或接触有害物质。

总论

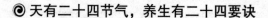 天有二十四节气，养生有二十四要诀

二十四节气是我国古代人民为适应"天时""地利"，取得良好的收成，在长期的农耕实践中，综合了天文与物候、农业气象的经验所创设。

从古人对节气最早的命名，如《尚书》记载的"日中""宵中"等，可知二十四节气的形成与太阳有着密切的关系。"节"的意思是段落，"气"是指气象物候。

每个节气的专名均含有气候变化、物候特点和农作物生长情况等意义。而同在蓝天下，人其实是和农作物一起生长的。所以，养生完全可以随着节气走。

立春（2月3～5日）——立春养生要注意保护阳气，保持心境愉悦的好心态。此时生活在北方地区的人不宜太早地脱去棉服，应多参加室外活动，克服倦怠思眠状态。

饮食调养方面宜食辛甘发散之品，不宜食酸收之味，有目的地选择大枣、豆豉、葱、香菜、花生等进食。

雨水（2月18～20日）——雨水节气着重强调"调养脾胃"。

饮食调节方面宜多吃新鲜蔬菜、多汁水果以补充人体水分，少食油腻之物，以免助阳外泄，应少酸多甜，以养脾脏之气。可选择韭菜、百合、豌豆苗、荠菜、春笋、山药、藕等。

惊蛰（3月5～7日）——惊蛰节气的养生要根据自然物候现象、自身体质差异进行合理的调养。

阴虚者：形体消瘦，手足心热，心中时烦，少眠，便干，尿黄，不耐春夏，多喜冷饮。饮食要保阴潜阳，多吃清淡食物，如糯米、芝麻、蜂蜜、乳品、豆腐、鱼等。太极拳是较为合适的运动项目。

阳虚者：多形体白胖，手足欠温，小便清长，大便时稀，怕寒喜暖。宜多食壮阳食品，如羊肉、狗肉、鸡肉、鹿肉等。散步、慢跑、太极拳、五禽戏及日光浴都是适合的锻炼项目。

春分（3月20～21日）——由于春分节气平分了昼夜、寒暑，人们在保健养生时应注意保持人体的阴阳平衡状态。

此时人体血液和激素水平也处于相对高峰期，易发非感染性疾病，如高血压、月经失调、痔疮及过敏性疾病等。饮食调养应保持机体功能协调平衡，禁忌偏热、偏寒、偏升、偏降的饮食误区，如在烹调鱼、虾、蟹等寒性食物时，必佐以葱、姜、酒等温性调料，以达到阴阳互补之目的。

清明（4月4～6日）——乃天清地明之意，是高血压的易发期。

在调摄过程中应当减轻和消除异常情志反应，保持心情舒畅，选择动作柔和、动中有静的太极拳作为首选锻炼方式；避免参加竞赛性质的活动和负重性活动。饮食应定时定量，形体肥胖者，应多食瓜果蔬菜。老年高血压者应特别强调低盐饮食。

谷雨（4月19～21日）——谷雨节气以后是神经痛的发病期，如肋间神经痛、坐骨神经痛、三叉神经痛，等等。肋间神经痛在治疗上离不开疏肝行气、活血通络的原则。坐骨神经痛病因不外乎风、寒、湿邪侵袭经络，应辨证施治，使营卫调和而弊病得解。三叉神经痛常突然发作，呈闪电样、刀割样难以忍受，针灸对此有较好的治疗效果。

立夏（5月5～7日）——在整个夏季的养生中要注重对心脏的特别养护。

立夏节气常常衣单被薄，即使体健之人也要谨防外感，一旦患病，不可轻易运用发汗之剂，以免汗多伤身。老年人更要注意避免气血瘀滞，以防心脏病的发作。故立夏之季，情宜开怀，

安闲自乐，切忌暴喜伤心。清晨可食葱头少许，晚饭宜饮红酒少量，以畅通气血。具体到膳食调养中，我们应以低脂、低盐、清淡为主。

小满（5月20～22日）——在小满节气的养生中，我们要特别提出"未病先防"的养生观点。小满节气是皮肤病的高发期，饮食调养宜以清爽、清淡的素食为主，常吃具有清热、利湿作用的食物，如赤小豆、绿豆、冬瓜、丝瓜、黄瓜、藕等；忌食膏粱厚味、甘肥滋腻、生湿助湿的食物，如动物脂肪、海腥鱼类等。

芒种（6月5～7日）——芒种节气里要注意增强体质，避免季节性疾病和传染病的发生，如中暑、腮腺炎、水痘等。起居方面要晚睡早起，适当地接受阳光照射（避开太阳直射，注意防暑），中午小憩可助消除疲劳，有利于健康。

夏至（6月21～22日）——养生要顺应夏季阳盛于外的特点，注意保护阳气。"心静自然凉"是夏季养生法中的精神调养原则。

小暑（7月6～8日）——小暑之季，气候炎热，人易心烦不安，疲倦乏力。

在自我养护和锻炼时，我们应按五脏主时，夏季为心所主而顾护心阳，平心静气，确保心脏机能的旺盛，故夏季养生重点突出"心静"二字就是这个道理。

大暑（7月22～24日）——大暑是一年中最热的节气。

大暑是养生保健"冬病夏治"的最佳治疗时机，如慢性支气管炎、肺气肿、支气管哮喘、腹泻等阳虚证。

立秋（8月7～9日）——秋内应于肺，肺在志为悲（忧），悲忧易伤肺，所以在进行自我调养时切不可背离自然规律。起居应开始"早卧早起，与鸡俱兴"。早卧以顺应阳气之收敛，早起为使肺气得以舒展。着衣不宜太多。

处暑（8月22～24日）——首先调整的就是睡眠时间。秋季养生之所以强调保证睡眠时间，是因为睡眠有很好的养生作用。

白露（9月7～9日）——白露节气中要避免鼻腔疾病、哮喘病和支气管病的发生。特别是对于那些因体质过敏而引发的上述疾病，在饮食调节上更要慎重。凡是因过敏引发的支气管哮喘的患者，平时应少吃或不吃鱼虾海鲜、生冷炙烩腌菜、辛辣酸咸甘肥的食物，最常见的有带鱼、螃蟹、虾类、韭菜花、黄花菜、胡椒等，宜食清淡、易消化且富含维生素的食物。

秋分（9月22～24日）——秋季九十天的中分点。养生中也应本着阴阳平衡的规律，使机体保持"阴平阳秘"的原则。精神调养最主要的是培养乐观情绪，收敛神气。九九重阳登高观景可使人心旷神怡，也是调节精神的一方良剂。

寒露（10月8～9日）——"金秋之时，燥气当令"，如果调养不当，人体会出现咽干、鼻燥、皮肤干燥等一系列的秋燥症状。所以暮秋时节的饮食调养应以滋阴润燥（肺）为宜，应多食用芝麻、糯米、粳米、蜂蜜、乳制品等柔润食物，少食辛辣之品。

霜降（10月23～24日）——霜降之时乃深秋之季，在五行中属金，五时中为秋，在人体五脏中属肺，根据中医养生学的观点，在四季五补中应以平补为原则。

立冬（11月7～8日）——冬季养生应顺应自然界闭藏之规律，以敛阴护阳为根本。在精神调养上力求其静，控制情志活动，保持精神情绪的安宁，使体内阳气得以潜藏。起居调养强调"养藏"，早睡晚起，日出而作，保证充足的睡眠，有利于阳气潜藏，阴精蓄积。饮食调养要少食生冷，但也不宜燥热，应有的放矢地食用一些滋阴潜阳、热量较高的膳食，同时也要多吃新鲜蔬菜以避免维生素的缺乏。

小雪（11月22～23日）——小雪节气前后，天气时常阴冷晦暗，此时人们的心情也会受其影响，特别是那些患有抑郁症的朋友更容易加重病情。抑郁症的发生多由内因即七情过激所致，七情包括喜、怒、忧、思、悲、恐、惊七种情志的变化，调神养生对患有抑郁症的朋友就显得格外重要。

大雪（12月6～8日）——大雪节气后，天气越来越凉。雪后的大风使气温骤降，咳嗽、感冒的人比平时多。有些疾病的发生与不注意保暖有很大关系，所以要注意保暖。

冬至（12月21～23日）——冬至是一年中白天最短的一天。中老年朋友尤其是中年人，静神少虑，应劳而勿过，节欲保精，欲不可纵。

小寒（1月5～7日）——人们在经过了春、夏、秋近一年的消耗后，脏腑的阴阳气血会有所偏衰，合理进补既可及时补充气血津液，抵御严寒侵袭，又能使来年少生疾病，从而达到事半功倍的养生目的。在冬令进补时应食补、药补相结合，以温补为宜。

大寒（1月20～21日）——大寒是一年中的最后一个节气。古有"大寒大寒，防风御寒。早喝人参黄芪酒，晚服杞菊地黄丸"之法。

> **·四季养生小贴士·**
>
> 　　二十四节气准确地反映了季节、气候等自然现象的变化。养生专家指出，人与自然界是统一的整体，一年二十四节气变化不一，会引起人的生理和心理机能不断地发生变化。所以，二十四节气不仅是指导农业生产的"圣经"，也是指导人们养生、保健的秘籍。针对每个节气的时令特点，分别从饮食、运动、精神、防病保健等方面全方位地保养自己，才能轻松颐养天年。

◉ 日出日落，跟着太阳去养"阳"

世间万物都离不开太阳，失去了太阳，一切生物就失去了生命力，人也一样。医学经典《黄帝内经》中就曾说道："阳气者，若天与日，失其所则折寿而不彰。"明代著名医学家张景岳注曰："生杀之道，阴阳而已。阳来则物生，阳去则物死。"也就是说，人的生命系于"阳气"，只有固护阳气，才能百病不生，人们才能拥有鲜活的生命力。而我们养生的重点就在于养护身体内的阳气。

人体内的阳气在中医里又叫"卫阳"或"卫气"，这里的"卫"就是保卫的意思，阳气是人体的卫士，它能够抵制外邪，保卫人体的安全。人生活在天地之间，"六淫邪气"即大自然中的风、寒、暑、湿、燥、火，时时都在威胁着我们的健康，为什么有的人爱生病，而有的人却安然无恙呢？区别就在于他们体内的阳气充足与否。爱生病的人体内总是阳气不足，病邪就很容易侵入人体，而体内阳气充足的人则能够抵挡外邪的入侵。所以，那些身患各种疑难杂病、重病或慢性病的人，基本上都是卫阳不固、腠理不密的，以致外来的各种邪气陆续占领人体日积月累而成。

导致疾病的原因除去自然界的"六淫邪气"，还有人体内部的七情。传统中医认为：大喜伤心，大怒伤肝，忧思伤脾，大悲伤肺，惊恐伤肾，也就是说情绪波动过大就会伤害五脏，导致病变。而人的情绪在阳气不足的情况下起伏最大，阳气充足的人通常比较乐观、通达，阳气不足的人则容易悲观、绝望。所以，养好阳气，人的情绪也会慢慢地好起来，整个人充满了精神与活力，由于七情过度而导致的病也就离我们远去了。

那么阳气要如何养呢？其实，天地之间最大的阳气就是太阳，太阳的变化直接影响着人体阳气的变化。长期待在写字楼里的人总是感觉没有活力，如果能每天抽时间晒晒太阳，就会觉得整个人都精神很多，这是太阳给予我们的力量。所以说：人只有跟着太阳走，才能找到内在的力量。

古人"日出而作，日落而息"是跟着太阳走的，但是现代人很难做到，每天要起很早去上班，晚上太阳早下山了，还得加班加点地工作，一天都见不到太阳的脸。古人"锄禾日当午"，夏天在太阳底下干活，虽然汗流浃背但是身体阳气充足，不会得这样那样的怪病，但是现代人却坐在空调屋里吃着冰西瓜，偶尔出门也要涂防晒霜、撑遮阳伞，恐怕被太阳晒到，身体里的阳气根本生发不起来。太阳是最好的养阳药，我们却利用不起来，这真是一种极大的损失与浪费。

为了养好阳气，建议大家经常抽出时间晒晒太阳，特别是在寒冷的冬季，晒太阳就是一种最好的养阳方式。阳光不仅养形，而且养神。养形，就是养骨头。用西医的说法就是：多晒太阳，可以促进骨骼中钙质的吸收。所以，多晒太阳就是老年人养骨的最好方式。对于养神来说，常处于黑暗中的人看事情容易倾向于负面消极，处于光明中的人看事情正面积极，晒太阳有助于修炼宽广的心胸。

> **·四季养生小贴士·**
>
> 晒太阳的时间不要太长，半小时左右就行，什么时候的太阳感觉最舒服就什么时候去晒。晒太阳时一定不要戴帽子，让阳光可以直射头顶的百会穴，阳气才能更好地进入体内。

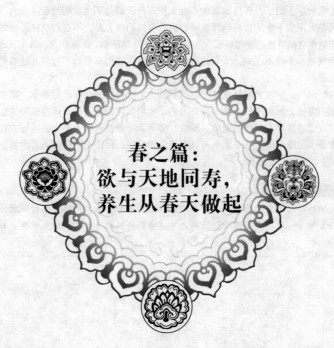

春之篇：
欲与天地同寿，
养生从春天做起

　　春季阳气生发、大地回春、万象更新、生机盎然，是一年中最好的季节，也是养生保健的重要时节。我们想要与天地同寿，必须从春天就开始保养自己的身体。在这个万物复苏的季节，人体的各个组织器官功能逐渐活跃，尤其肝脏最需要补充足够的养分，以适应全身活动、生发之需。因此，此季节养生应把握春主生发的特点，注意保养肝脏旺盛的生理机能，从而适应自然界生机勃发的变化。此外，春季"百草回芽，百病发作"，肝炎、风温病等季节性高发疾患更需要防治兼行。

第一章
立春到谷雨，春天送给人类的六份厚礼

几乎人人都知道，春季从立春开始，历经雨水、惊蛰、春分、清明、谷雨共6个节气。然而，却很少有人真正全面地了解它们。要知道，这6个节气并不是被偶然"冠名"的，它们的由来、各自的气象特点、养生和保健的宜忌等，都属于天地运行规律的一部分。掌握了它们的变化规律，选择顺应它们要求的保养方式，我们便可以轻松实现春季预防疾病、延年益寿的目的。

◉ 岁首开年春意满，立春养"生"最重要

立春是一年中的第一个节气，在每年的2月4日左右，"立"为开始之意，立春就是春天的开始，表明严冬已经过去，万物复苏的春季来临。立春过后，气温开始回升，白天渐长，降水也趋于增多。

在立春时节的养生，要着眼于"生"字。春季是一个万物复苏、充满生机和活力的季节，其实人的身体与大自然是相通的，春季也是人体阳气生发的季节，此时的养生重点就是养好人体的阳气，让它生发起来，使新陈代谢从冬天恢复过来，尽快适应春天的气候并得以正常运行。

另外，按自然界的属性，春属木，与肝相应。肝主疏泄，在志为怒，恶抑郁而喜条达。因此，在春季养生方面就要注意养肝，戒暴怒，忌忧郁，做到开朗乐观，心境平和，使肝气得以生发，达到养肝护肝之目的。

在生活习惯方面，立春是春季刚刚开始，寒冬已过，气温回升还需要一段时间，"春捂"非常重要，不要急于脱掉厚重的冬衣，以免疾病侵袭。《千金要方》主张春时衣着宜"下厚上薄"。《老老恒言》亦云："春冻半泮，下体宁过于暖，上体无妨略减，所以养阳之生气。"

在饮食方面，应考虑这一节气阳气初生的特点，多吃辛甘发散之品，不宜食酸收之味。因为在五脏与五味的关系中，酸味入肝，具收敛之性，不利于阳气的生发和肝气的疏泄，可以多选择大枣、豆豉、葱、香菜、花生等食品。

立春养生中的另一重要方面就是防病保健。初春时节，天气由寒转暖，各种致病细菌、病毒也随之生长繁殖，温热毒邪开始活动，流感、流脑、麻疹、猩红热、肺炎也在此时发生。为避免春季疾病的发生，首先要消灭传染源；其次是要常开窗，保持室内空气清新；还要加强锻炼，提高自身免疫力。

> **·四季养生小贴士·**
>
> 立春是春天的开始，对于已经适应了严冬环境的人体来说是从内到外的改变，人体自身要积极应对这种大环境的改变，做好有效防御措施，健康平稳地度过这一换季期。

◉ 春回地暖草如丝，雨水养生重"脾胃"

雨水是一年中的第二个节气，在每年的 2 月 18 日前后，雨水以后，冰雪开始融化，雨量开始增多，空气湿润，气温也逐渐回暖。

雨水时节，在养生方面最需要强调的是"调养脾胃"，中医认为，脾胃为"后天之本""气血生化之源"，脾胃的强弱对于人体健康长寿来说至关重要。为什么说雨水节气时要注意调养脾胃呢？这还得从中医的五行学说讲起。

在五行学说里面，肝属木，木性可曲可直，条顺畅达，有生发的特性，故肝喜条达而恶抑郁，有疏泄的功能。而脾（胃）属土，土性敦厚，有生化万物的特性，脾又有消化水谷，运送精微，营养五脏六腑、四肢百骸之功效，为气血生化之源。五脏在病理上是相互联系、相互影响的，按照五行的生克理论，木克土，即肝木旺克伐脾土，也就是说，如果肝木疏泄太过，脾胃就会气虚；若肝气郁结太甚，脾胃则因之气滞。所以，春季养生既要注意养护肝木的生发之机，又要注意不要生发太过而伤及脾胃。

调养脾胃最重要的就是要从调整日常生活习惯做起：春季气候转暖，又多风干燥，应多吃蔬菜水果以补充人体水分。比较适合春天的食物包括：韭菜、香椿、百合、豌豆苗、茼蒿、荠菜、春笋、山药、藕、芋头、萝卜、荸荠、甘蔗等。在起居方面，应该顺应自然，早睡早起，劳逸结合，保护生机，遵循自然变化的规律，使生命过程的节奏随着时间、空间和四时气候的改变而进行调整，以达到调养脾胃、延年益寿的目的。

> ·四季养生小贴士·
>
> 雨水的时候，保养应考虑脾胃升降生化机能，用生发阳气之法，调补脾胃。除了上文中的方法，也可以在遵医嘱的情况下，选择药物调养。如选用沙参、西洋参、决明子、白菊花、首乌粉及补中益气汤等。

◉ 神州大地待惊雷，惊蛰养生依体质

惊蛰，是一年中的第三个节气，在每年的 3 月 6 日左右。"蛰"是藏的意思，此时天气回暖，春雷开始震响，惊蛰的意思就是，春雷响起，蛰伏的动物感受到了春天的温暖，开始出来活动了。俗话说"春雷一响，惊醒万物"，就是这个意思。不过万物不是被春雷惊醒的，而是被温暖的春天唤醒的。

惊蛰时节，我国的大部分地区都已进入农耕期，有谚语云："雷打惊蛰谷米贱，惊蛰闻雷米如泥。"这是说惊蛰时节如果听到雷声，就预兆这一年风调雨顺，会是个好年景。

关于惊蛰时的养生，也要根据自然物候现象、自身体质差异进行合理调养。所谓"体质差异"，实际上是指体质养生中因人养生的一个方面。在生长发育和衰老过程中，人体由于受先天和后天等多种因素的影响，形成了各具特点的心理、生理功能上的相对稳定特征，这种特征往往又决定着机体对某些致病因素的易感性和病变过程中的倾向性，因此在养生中要视个人体质而定，不能一概而论。

但是，由于外界环境、自身生活状态是不断改变的，一个人的体质也不是一成不变的，只要采取正确的养生方法，保持健康的生活习惯，就可以逐渐纠正体质上的偏颇，获得健康长寿。

一般来说，在惊蛰节气，阴虚体质、阳虚体质、血瘀体质和痰湿体质四类人群应格外注意保养。

1. 阴虚体质

这种体质的特点为形体消瘦，手足心热，心中时烦，少眠，便干，尿黄，不耐春夏，多喜冷饮。

养生方法：阴虚体质多阴虚火旺，性情急躁，心烦易怒，这种类型的人应多修身养性，加强自我涵养，培养个人冷静沉着处事的能力。这种体质的人多畏热喜寒，炎热的夏天对他们来说是非常难熬的，所以建议有条件的人可以在夏季去一些凉爽怡人的地方游玩，应选择居住在环境安静、坐北朝南的房子里；在饮食上，阴虚体质的人应多吃清淡食物，如糯米、芝麻、蜂蜜、乳品、豆腐、鱼、蔬菜、甘蔗等，少食爆烈辛辣之品。

2. 阳虚体质

此种体质的人多形体白胖，或面色淡白，手足欠温，小便清长，大便时稀。

养生方法：阳气不足的人常情绪不佳，情绪波动也比较大，因此要善于调节自己的情绪，多参加有益的社交活动；阳虚体质的人畏寒喜暖，冬季要注意保暖，春夏则应多晒太阳，每次至少15分钟，以提高在冬季时的耐寒能力。阳气不足的人还应该在春夏季节加强体育锻炼，散步、慢跑、太极拳、五禽戏等都是比较适合的运动项目；在饮食方面，这种类型的人应多吃羊肉、狗肉、鸡肉、鹿肉等壮阳食物。

3. 血瘀体质

血瘀体质之人多面色晦滞，口唇色暗，肌肤干燥，眼眶黑暗。

养生方法：血瘀体质的人应多做有助气血运行的运动项目，如交谊舞、太极拳、保健按摩等。此种体质的人多有气郁之症，因此培养乐观情绪很重要，精神愉快则气血和畅，有利于血瘀体质的改变；在饮食方面，应多吃具有活血化瘀作用的食品，如桃仁、黑豆、油菜、慈姑、醋等，山楂粥和花生粥是很好的选择。

4. 痰湿体质

这类体质的人的特征是形体肥胖，肌肉松弛，嗜食肥甘，神倦身重。

养生方法：痰湿之人多形体肥胖，身重易倦，故应长期坚持散步、慢跑等活动，通过运动紧实皮肤；饮食方面应多食健脾利湿、化痰祛湿的食物，如白萝卜、扁豆、包菜、蚕豆、洋葱、紫菜、海蜇、荸荠、白果、枇杷、大枣、薏米、红小豆等，少食肥甘厚味、饮料、酒类之品，且每餐不宜过饱。

·四季养生小贴士·

体质不是一成不变的，无论何种体质的人，都应该通过适当的调养逐渐改善自己的体质，向着健康的方向发展，只要能够一直坚持下去，效果就会慢慢显现出来。

◉ 春来遍是桃花水，春分养生调阴阳

每年的 3 月 21 日左右就是二十四节气中的春分。春分日是春季九十天的中分点，这一天南北半球昼夜相等。春分一到，雨水明显增多，全国平均地温已稳达 0℃ 以上。此时，我国大部分地区的越冬作物已进入春季生长阶段，早稻也开始播种，正是春意融融的好季节。

由于春分节气平分了昼夜、寒暑，人们在这个节气的养生保健也要注意保持人体内部的阴阳平衡。

现代医学研究证明：人在生命活动的过程中，由于新陈代谢的不协调，可导致体内某些元素的不平衡状态出现，并因此导致早衰和疾病的发生。而一些非感染性疾病都与人体元素平衡失调有关。如心血管病和癌症的发生，都与体内物质交换平衡失调密切相关。平衡保健理论研究也认为，在人生不同的年龄段里，根据不同的生理特点，调整相应的饮食结构，补充必要的微量元素，维持体内各种元素的平衡，有益于我们的身体健康。

关于保持人体阴阳平衡的方法，《黄帝内经·素问》中说："调其阴阳，不足则补，有余则泻。"也就是说：虚则补，实则泻。如益气、养血、滋阴、助阳、填精、生津为补虚；解表、清热、利水、泻下、祛寒、祛风、燥湿等则可视为泻实。总之，无论补或泻，都应坚持调整阴阳、获得机体平衡的原则，以科学的方法进行养生保健，才能有效地强身健体，防止疾病。

> ·四季养生小贴士·
>
> 春分之时，天地阴阳交合，万物新生，人们可以适当地晚睡早起，在庭院散步，抒发情绪，保养生机。春季也是高血压等疾病的高发季节，所以人们应该继续秉承"春捂秋冻"的原则，不可骤减衣物，运动出汗后要及时回到室内，换下汗湿衣物。

◉ 清明时节桃李笑，此时养生"补"为道

每年的 4 月 5 日前后为清明节气。清明，乃天清地明之意，此时我国大部分地区的日均气温已升到 12℃ 以上。这个节气自古以来就是人们祭祖扫墓的日子，是中国人一个很重要的日子。

对于养生来说，清明时节基本上不会有寒流出现了，即使会出现几天的"倒春寒"现象，但气温的大趋势是在升高的。清明前后，比较显著的气候特点是多雨，天气比较阴凉，养生重点应该放在补肾、调节阴阳虚亢等方面。

清明时节比较常见的阴阳失调证型有：

（1）阴虚阳亢证，常见的症状有：头痛头晕，耳鸣眼花，失眠多梦，腰膝酸软，面色潮红，四肢麻木。

（2）肝肾阴虚证，常见的症状有：头晕眼花，目涩而干，耳鸣耳聋，腰酸腿软，足跟痛。

（3）阴阳两虚证，这是非常严重的情况，常见的症状有：头目昏花，面色苍白，间有烘热，心悸气短，腰膝酸软，夜尿频多，或有水肿。

◉ 谷雨青梅口中香，内外环境需统一

　　每年的 4 月 20 日前后为谷雨时节。谷雨，有"雨水生百谷"之意，是春季的最后一个节气。谷雨以后，气温回升速度加快，雨量开始增多，有利于谷类作物的生长，农业生产也进入繁忙时期。

　　谷雨以后，雨量开始增多，空气湿度逐渐增大。待空气潮湿到一定程度就会引起人体的不适反应。此时的养生重点要放在调节人体内部环境以适应外部环境方面，从而保持人体各脏腑功能的正常。

　　另外要注意的是，此时虽然气温回升较快，天气不再寒冷，由于雨量较多，早、晚还是较凉，因此，早、晚出门时要注意增减衣服，避免受寒感冒。

　　在饮食方面，这个节气应该多吃一些有滋阴养胃、降压降脂、抗菌消炎、清热解毒、祛除风湿、温补养血等功效的食物，例如菊花鳝鱼、草菇豆腐羹、生地黄鸭蛋汤等。

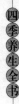

第二章
乍暖还寒，春季养生保肝为先

从生理学角度来讲，肝脏是人体的"生命塔"。我们的各种代谢和解毒、免疫功能都靠肝脏承担。因此，它也相当于人体的代谢核心和"排毒工厂"，既然是保护人体的忠臣，更需要进行呵护。中医里明确指出，肝属木，应于春，所以在乍暖还寒的春季，我们一定要先注意保护好自己的肝脏。这也是春季养生的重中之重。

◉ "肝者，将军之官，谋虑出焉"

《素问·灵兰秘典论》讲道："肝者，将军之官，谋虑出焉。"说得直白些，肝脏相当于一个国家的将军，将军主管军队，是力量的象征。清代医学家周学海在《读医随笔》中说："医者善于调肝，乃善治百病。"由此，我们可以看出肝对人体健康具有总领全局的重要意义。

肝脏的生理特征和功能归纳起来主要有以下三方面：

1. 肝主疏泄

疏泄，即传输、疏通、发泄。肝脏属木，主生发。它把人体内部的气机生发、疏泄出来，使气息畅通无阻。气机如果得不到疏泄，就是"气闭"，气闭就会引起很多的病理变化，譬如出现水肿、瘀血、女子闭经等。肝具有疏泄气机的功能。如果肝气郁结，就要疏肝理气。此外，肝还有疏泄情志的功能。人都有七情六欲、七情五志，也就是喜、怒、哀、乐这些情绪。这些情志的抒发也靠肝脏。肝还疏泄"水谷精微"，就是人们吃进去的食物变成营养物质，肝把它们传输到全身。

2. 肝藏血

肝脏有贮藏、调节全身血量的作用。当人体活动的时候，机体的血流量增加，肝脏就排出贮藏的血液，以供机体活动的需要；当人体在休息和睡眠时，机体需要血液量减少，多余的血液则贮藏于肝脏。故《黄帝内经》有"人卧血归肝"之说。肝藏血还表现在调整月经方面，血液除了供应机体营养的需要外，其余部分在女子则下注血海成为月经，因此女子月经正常与否，与肝藏血、司血海的功能密切相关。肝有"血海"之称，妇科有"女子以肝为先天"之说，若肝血不足，血液不能濡养筋膜则肢体麻木；血虚生风则头摇震颤；若藏血障碍，还可出现衄血、呕血、月经量过多等症。

3. 肝主筋膜

筋膜，就是人体上的韧带、肌腱、筋膜和关节。筋性坚韧刚劲，对骨节肌肉等运动器官有约束和保护作用。筋膜正常的屈伸运动，需要肝血的濡养。肝血充足则筋力强劲，使肢体的筋和筋膜得到充分的濡养，肢体关节才能运动灵活，强健有力；肝血虚衰亏损，不能供给筋和筋膜以充足的营养，那么筋的活动能力就会减退，筋力疲惫，屈伸困难。肝体阴而用阳，所以筋的功能与肝阴肝血的关系尤为密切。年老体衰的人，动作迟钝，运动失灵，就是因为肝血衰少，筋膜失其所养。许多筋的病变都与肝的功能有关。如肝血不足，血不养筋，或者热邪炽盛灼伤了肝的阴血，就会引起肝风内动，发生肢体麻木、屈伸不利、筋脉拘急，严重者会出现四肢抽搐、牙关紧闭、手足震颤、角弓反张等症状。

正是由于肝脏具有如此重要的作用，一旦出现问题，便严重影响人体其他器官的健康。我们发现，人体的许多常见疾病都与肝脏的功能失常有关：

（1）"肝开窍于目。"肝的精气充足，眼睛明亮，黑白清晰，炯炯有神，七八十岁目不眩花。如果肝火上延，可见双目肿赤；肝虚，则双目干涩、视物不清，重则患青光眼、白内障、视网膜脱落等症。

（2）"肝主筋，其华在爪。"肝的精气充足，方能养筋。筋壮，肢体灵活自如，指甲丰满，光洁，透明，呈粉色；肝虚，筋气不舒，活动迟钝，指甲脆弱，凹陷，不透明，缺少血色。

（3）"肝气条达，心平气和。"肝气条达顺畅，人的精力旺盛，心平气和，与人交往亲和友善。如果肝瘀气滞，则会易生怒火，目光凶灼，脸呈绛色，体内臭气鼓胀，不愿听人讲话。

（4）"肝阴足，血气旺。"肝阴，包括血液和全身筋与肌肉运动时所需要的润滑液。肝阴足，身体轻松，内心自信，不温不火；肝阴虚，则会头晕眼花，迎风流泪，腰膝酸软，筋张弛不利，失眠多梦，惊恐不安，烦躁，委屈爱哭，在女性则会表现为过早闭经或经血不止。

> **·四季养生小贴士·**
>
> 肝脏统领健康全局，肝脏出了问题其他器官就会跟着"倒霉"，所以我们必须要加强对肝脏的护养，尤其在春季。

◉ 春天生机焕发，五脏六腑养肝为先

肝在中医五行中属木，它的功能就像树木生长时的情形，春天草木萌发，焕发生机，正是肝气最足、肝火最旺的时候。这时候人最容易生气发火。如果再不注意休息，就会严重影响健康。另外，肝胆是相表里的，肝脏的火气要借助胆经的通道才能往外发，所以很多人会莫名其妙地感到嘴苦、肩膀酸痛、偏头痛、乳房及两肋胀痛、臀部及大腿外侧疼痛。这时你按摩一下肝经上的太冲穴，就可以达到止痛的效果。因为出现上述疼痛的地方就是胆经的循行路线，通过胆经来抒发肝之郁气，是最为顺畅的。

春天时，还容易有其他症状产生。有人经常会腿抽筋，有人经常会腹泻，有人经常困倦，这又是一种情形，就是"肝旺脾虚"。五行中肝属木，脾属土，二者是相克的关系。肝气过旺，气血过多地流注于肝经，脾经就会相对显得虚弱，脾主血，负责化生血液灌溉到周身，脾虚必生血不足，运血无力，造成以上诸般状状。这时可以服用红枣、山药薏米粥以健脾养血，脾血一足，肝脾之间就平和无偏了，这些症状也就能得到缓解。

此外，春天阳气萌生，肝火旺盛，人体的阳气开始不断地往外宣发，皮肤毛孔也舒展开，这时很容易感染风寒，很多人都会染上咳嗽病，尤其是夜里咳嗽不止。这是因为肺属金，正好可抑制肝火（肝属木）的宣发（金克木），但春天是木旺之时，肝气最强大，任谁也抑制不了，于是就出现了"木火刑金"的情形。此时肺脏外有风寒束表，宣发功能受阻，内有肝

火相逼，火气难发，只有借助咳嗽来排解内火和外寒。所以春天千万不要少穿，以免着凉，导致久咳不止。老百姓常说要"春捂秋冻"就是这个原因。

·四季养生小贴士·

《本草纲目》中记载了很多护肝的食物，其中有野生姜，性平，味甘，能"补肝明目"，常服有延年益寿的作用。用野生姜炖米汤就有很好的补养效果。

原料：野生姜（也叫老虎姜）两斤，蔓荆子一斤。

制法：共同九蒸九晒，研为细末。每服二钱，米汤送下。

此外，肝脏有解毒功能，一些对肝脏好的食品也是优秀的排毒食品。如绿豆、小米，各类富含维生素C的水果如猕猴桃、鲜枣等，蛋白、牛奶、鱼类平时也可多吃一些。

🌑 养肝即养人，食物滋养为上策

肝脏主管人体的生发，春气通于肝，所以春季最易使肝旺。这个季节，养护好肝脏，才能保养好身体。

在诸多养肝方法中，食物滋养最为普遍，也是上策。总体而言，此时最重要的是饮食要清淡，尽量少吃或不吃辛辣、刺激性食物，这些食物会损伤肝气，直接影响到肝。如生姜、辣椒这些东西要尽量少吃。要多吃新鲜蔬菜、水果。平时不暴饮暴食或饥饱不均，养成良好的饮食习惯。养肝血，则可以吃枸杞子、当归、阿胶等食品。

肝开窍于目，如果肝血不足，则易使两目干涩，视物昏花。中医有一句话："春令进补有诀窍，养肝明目是首要。"丹参黄豆汤是养肝的不错选择，即把丹参洗净放砂锅中，黄豆洗净用凉水浸泡 1 小时，捞出倒入锅内加水适量煲汤，至黄豆烂，拣出丹参，加蜂蜜调味更好。当然猪肝枸杞子汤和枸杞红枣鸡蛋汤效果也不错。

下面，具体向大家介绍一下春季养肝的几种方法。

1. 以脏补脏鸡为先

鸡肝味甘而温，补血养肝，为食补养肝之佳品，较其他动物肝脏补肝的作用更强，且可温胃。具体用法是：取新鲜鸡肝 3 具，大米 100 克，同煮为粥服食。可治中老年人肝血不足、饮食不佳、眼睛干涩或流泪。此外，老年人肢体麻木者，也可用鸡肝 5 具，天麻 20 克，两味同蒸服，每日一次，服用半月，便可见效。

2. 以味补肝首选醋

醋味酸而入肝，具有平肝散瘀、解毒抑菌等作用。肝阳偏亢的高血压老年患者，每日可食醋 40 毫升，加温水冲淡后饮用；也可用食醋泡鸡蛋或醋泡黄豆，食蛋或豆，疗效颇佳。平素因气闷而肝痛者，可用食醋 40 毫升、柴胡粉 10 克冲服，能迅速止痛。

3. 以血补肝食鸭血

鸭血性平，营养丰富，肝主藏血，以血补血是中医常用的治疗方法。取鸭血 100 克，鲫鱼 100 克，大米 100 克，同煮粥服食，可养肝血，辅治贫血，也是肝癌患者的保肝佳肴之一。

4. 疏肝养血菠菜佳

菠菜为春天的应时蔬菜，具有滋阴润燥、疏肝养血等作用，对肝气不舒及并发胃病的辅助治疗常有很好的疗效。

◉ 保肝救命，春天来杯三七花

三七花具有保肝明目、降血压、降血脂、生津止渴、提神补气之功效。食用方法简便，可用开水泡饮，或同茶共同泡饮，每次4～6朵；每天一杯三七花，不仅保肝，而且可治疗多种疾病。

（1）高血压病：将三七花、槐花、菊花各10克混匀，分3～5次放入瓷杯中，用沸水冲泡，温浸片刻，代茶饮用。

（2）急性咽喉炎：将三七花3克与青果5克盛入瓷杯中，冲入沸水泡至微冷时，可代茶饮，每日按此比例泡3次饮用。

（3）清热、平肝、降压：将三七花10克揉碎，用开水冲泡，代茶饮。

（4）眩晕：将三七花10克与鸡蛋2个同煮至熟，捞出蛋敲碎壳，再次放入煮30分钟，食蛋饮汤，可分两次食饮。

（5）耳鸣：将三七花5～10克与酒50克混匀，入锅中加水煮沸，待冷食用，连服1周为1个疗程。

三七花不仅可代茶饮，而且还能做成美味的食物。

三七花茄汁香蕉 ————————————————

原料：香蕉500克，干三七花末5克，番茄汁150克，全蛋淀粉、白糖、油、精盐、苏打粉、湿淀粉各适量。

制法：香蕉去皮，切成滚刀块，加全蛋淀粉、苏打粉、精盐沾裹均匀；干三七花末泡软备用。净锅加油，烧至六成热时，投入沾裹均匀的香蕉块，炸至外皮酥脆、色泽呈金黄时捞起，沥去余油。锅内留底油，下入番茄汁、白糖、泡软的三七花末翻炒，待白糖溶化后，用湿淀粉勾芡，然后投入炸好的香蕉块，拌匀起锅即可。

功效：清热平肝，消炎降压，润肺止咳，开胃滑肠。

三七花煮鹅肝汤 ————————————————

原料：三七花10克，鹅肝150克，绿菜心50克，姜葱汁30克，湿淀粉25克，高汤、香油、鸡精、胡椒粉、精盐各适量。

制法：鹅肝切成片，加精盐、胡椒粉、湿淀粉拌匀入味；绿菜心洗净备用。汤烧沸，下姜葱汁、精盐、三七花、鹅肝片，翻炒至鹅肝片断生时，下绿菜心、鸡精搅匀，起锅盛入汤碗内，淋上香油即可。上述方法也可以煮肉、煮鸡。

功效：食之可补肝平肝、清热明目、降压降脂。

三七花又称田七花，是三七全株中三七皂苷含量最高的部分，性味甘凉，具有清热、平肝、降压之功效，适用于头昏、目眩、耳鸣、高血压和急性咽喉炎等症，另可泡茶、炒肉、煲汤等。但在食疗及药膳的运用中，最好遵医嘱，以在保证安全性的前提下，发挥三七花的最佳功效。

◉ 家中不离蒜，肝脏安康百病休

说起大蒜，有人爱，有人恨。很多人，尤其是小孩子非常讨厌大蒜，吃过蒜后人的口腔内会有一股强烈刺鼻的味道，很多人说是"臭味"。但是，大蒜的刺鼻味道有很多方法可以去除，这并不能成为我们拒绝大蒜的理由，相反，大蒜有很好的保健作用，尤其是对肝脏有很好的保护作用。

大蒜能诱导肝细胞脱毒酶的活性，可以阻断亚硝胺致癌物质的合成，从而预防癌症的发生。同时大蒜中的锗和硒等元素还有良好的抑制癌瘤或抗癌作用；大蒜的有效成分具有明显的降血脂及预防冠心病和动脉硬化的作用，并可防止血栓的形成。

另外，紫皮大蒜挥发油中所含的大蒜辣素等具有明显的抗炎灭菌作用，尤其对上呼吸道和消化道感染、霉菌性角膜炎、隐孢子菌感染有显著的功效。另据研究表明，大蒜中含有一种叫硫化丙烯的辣素，其杀菌能力可达到青霉素的1/10，对病原菌和寄生虫都有良好的杀灭作用，可以起到预防流感、防止伤口感染、治疗感染性疾病和驱虫的功效。

从大蒜的诸多功效可以看出，长期食用大蒜对身体的保健是有很多益处的。所以，民间才会有"四季不离蒜，不用去医院"的说法。

当然，大蒜也不是没有坏处，《本草纲目》里记载：大蒜味辛性温，"辛能散气，热能助火，伤肺、损目、昏神、伐性"。《本草经疏》告诫人们："凡脾胃有热，肝肾有火，气虚血虚之人，切勿沾唇。"

春天吃蒜祛风寒，夏季食蒜解暑气，秋天吃蒜避时疫，冬天食蒜可以暖胃肠，长期坚持食蒜就会增强人体免疫力，减少生病机会，自然就可以少去医院了。

◉ 两个穴位藏大药，肝脏从此不血虚

健康的身体是每个人永远追求的目标，但现实生活中往往因某些原因，导致很多人无法实现这个梦想，其中最大的敌人便是肝血虚。一旦肝血虚，随之而来的便是面容憔悴、头昏眼花、心悸失眠、手足发麻、脉细无力等，如不及时治疗，还会让疾病乘虚而入，引发各种肝胆上的大病，威胁身体健康。

那么，如何不用吃药就能补血呢？血海和足三里是首选。

血海穴属足太阴脾经，屈膝时位于大腿内侧，髌底内侧上2寸，股四头肌内侧头的隆起处，是治疗血症的要穴，具有活血化瘀、补血养血、引血归经之功。

每天上午9～11点刺激血海穴最好，这个时间段是脾经最旺盛的时候，人体阳气处于上升趋势，直接按揉就可以了；每侧3分钟，力量不要太大，能感到穴位处有酸胀感即可，要以轻揉为原则，夜间21～23点再对该穴位进行艾灸。

足三里是人体的重要穴位。它位于小腿外侧，膝眼下四横指处。常言道："常按足三里，胜吃老母鸡。"刺激足三里穴，可补益气血，培补元气，是保证肝血充足的首选保健穴位。具体方法是：用大拇指或中指按揉足三里3～5分钟，或者用按摩锤之类的东西敲打，使该穴有酸胀、发热的感觉即可。

只要按照正确的方法刺激这两个穴位，就可以使肝脏祥和，气血生辉。如果能长期坚持，你的肝脏就不会出现大问题，不但气血充足，而且肝上的病症可以得到缓解和好转。

·四季养生小贴士·

对于肝脏血虚，除穴位疗法外，在饮食上要多吃具有补血、养血功效的食物，如桑葚、黑木耳、菠菜、胡萝卜、猪肉、羊肉、牛肝、羊肝等。另外，还要适当参加体育锻炼，经常去郊外踏青，既能呼吸新鲜空气，又能活动筋骨。

◉ 养肝，切忌乱发脾气

生活中，我们总能遇到一些脾气大的人，动不动就大发雷霆，即使是鸡毛蒜皮的小事。殊不知，从养生保健角度来讲，快乐可以增加肝血流量，活化肝细胞。而怒气不仅伤肝，也是古代养生家最忌讳的一种情绪。

中医里明确指出，"怒气一发，则气逆而不顺"。肝为"将军之官"，而将军动怒肯定不是什么好事，因此，想要养肝，在平时应尽量保持稳定的情绪。

一般来说，动不动就想发脾气的人，在中医里被归类为"肝火上炎"，意指肝管辖范围的自律神经出了问题。在治疗上，一般采用龙胆泻肝汤来平肝熄火。通过发泄和转移，也可使怒气消除，保持精神愉快。新的科学研究显示，光是想到一些好玩的、有趣的事，这样的念头，也会使脑内分泌更多令身心愉悦的化学物质。

肝疏泄气机、疏泄情志。如果一个人经常发怒，肯定会影响到肝。当肝气郁结时，人就容易感觉郁闷，忧郁症就会接踵而至。平时应该注意保持情绪稳定，遇事不要太激动，尤其不能动怒，否则对肝脏损伤会很大。因此，保持情绪的稳定是养肝的重中之重。

·四季养生小贴士·

肝气过旺的话，容易诱发高血压病。高血压病患者一定要注意保养肝气，保持情绪稳定，保持一种平和的心态。心脑血管疾病患者，平时应注重保养肝气，如果好激动，爱发火，就很容易诱发脑卒中、脑梗死。如果情绪不稳定又有肝气虚的情况，就会引起虚脱。

过度疲劳，肝脏最受累

在如今这个竞争压力十足的快节奏社会，经常熬夜加班、过度娱乐等，在我们的生活中可谓是司空见惯了。为此，也有很多人想利用周末再进行补觉，然而却感觉自己怎么都睡不够，殊不知那是我们的身体发出"过劳"的抗议信号。

"过劳"究竟是怎么回事呢？如何去衡量呢？日本研究者认为：在以下 27 项症状和因素中占有 7 项以上，即是过度疲劳危险者，占 10 项以上就可能在任何时候发生"过劳死"。在第 1 项到第 9 项中占 2 项以上或者在第 10 项到 18 项中占 3 项以上者也要特别注意。

（1）经常感到疲倦，忘性大。

（2）酒量突然下降，即使饮酒也没味道。

（3）突然有衰老感。

（4）肩部和颈部发木发僵。

（5）因为疲劳和苦闷而失眠。

（6）为一点小事也会烦躁、生气。

（7）经常头痛和胸闷。

（8）发生高血压、糖尿病，心电图测试结果不正常。

（9）体重突然变化大，出现"将军肚"。

（10）几乎每天晚上聚餐饮酒。

（11）一天喝 5 杯以上咖啡。

（12）经常不吃早饭或吃饭时间不固定。

（13）喜欢吃油炸食品。

（14）一天吸烟 30 支以上。

（15）晚上 10 时也不回家或者 12 时以后回家占一半以上。

（16）上下班单程 2 小时以上。

（17）最近几年参加体育运动也不流汗。

（18）自我感觉身体良好而不体检。

（19）每天工作 10 小时以上。

（20）星期天也上班。

（21）经常出差，每周只在家住两三天。

（22）夜班多，工作时间无规律。

（23）最近有工作调动或工作变化。

（24）升职或者工作量增多。

（25）最近加班时间突然增加。

（26）人际关系突然变坏。

（27）最近工作失误或者与同事关系不和。

要知道，疲劳其实是我们身体发出的正常警告，适度的疲劳是在提醒你晚上应该舒舒服服地躺到床上，好好睡一觉以储备明天的能量。至于较长期的疲劳感，睡很久还是觉得全身乏力。更需要注意的是，过度疲劳还会使肝脏受到损伤。

所以，对于终日劳碌的我们，肝脏的保养刻不容缓。这就要求我们从日常作息以及生活态度着手，避免因过度疲劳而带来身体上的伤害。

（1）睡眠一定要充足，每天至少保证 8 小时的睡眠。

（2）调整工作心态，不要过度追求完美，量力而行地制订工作计划。

（3）积极进行体育锻炼，学会释放压力，培养多种兴趣爱好。

（4）保持良好的人际关系，多与朋友、家人交流、沟通。

（5）适时补充一些益于肝脏健康的食物。

◉ 为肝脏排毒减负，解酒有门道

中医认为，吸烟、喝酒会损害肝脏健康。肝脏是我们人体内最大的化工厂，摄入到体内的酒精有 90% 以上要通过肝脏代谢。在平时，少量饮酒对健康是有好处的，因为少量饮酒可以起到活血、化瘀、通经、生发阳气的作用，酒精也可以被肝脏分解、解毒和排泄。如果大量饮酒（每天饮用量大于 80 毫升），就超过了肝脏的解毒能力，人就容易酒精中毒，甚至引发酒精性肝病。

酒精中的乙醇对肝脏的伤害是最直接，也是最大的。它能使肝细胞发生变性和坏死，一次大量饮酒，会杀伤大量的肝细胞，引起转氨酶急剧升高。如果长期过量饮酒，就会导致酒精性脂肪肝、酒精性肝炎，甚至酒精性肝硬化。

因为过量饮酒而引起的肝病，是一个逐步发展的过程。在多数情况下，人们并不知道自己患上了酒精性肝病，等到出现如肝区疼痛、全身无力、消化不良、食欲不振、恶心呕吐、腹胀等症状时，再到医院检查，就会发现肝功能已经出现异常，如转氨酶、转肽酶升高，这已是酒精性肝炎。如果不及时治疗则很容易发展成为酒精性肝纤维化和酒精性肝硬化，甚至危及生命。

所以，我们在平时饮酒一定要适量，如果出现酒精性肝病的症状，最好是马上戒酒并及时进行治疗。

对于平时喝酒，其实也是有技巧的。你一定很想知道，经常有应酬，如何做到既喝了酒还护了肝呢？下面就是最好的答案。

法宝一：按理想速度饮酒

理想速度，即不超过肝脏处理能力的饮酒速度。肝脏分解酒精的速度是每小时约 10 毫升，酒中所含的纯酒精（乙醇）的量，可以通过酒瓶标签上标示的度数计算出来。举个例子，酒精度数为 16% 的 250 毫升酒，用 250 × 0.16 = 40 毫升，那么酒精的量就是 40 毫升。

如果一个人花 4 个小时喝完，那么平均每小时摄入的酒精量是 10 毫升，刚刚符合肝脏的处理速度。

法宝二：喝清水

酒精有改变机体细胞内外水分平衡的作用。通常情况下，体内水分的 2/3 都在细胞内，血液中酒精增加后，细胞内的水分会渗透到血管中，虽然整个身体的水分不变，但因细胞内的水分减少了，也会觉得干渴。"醒酒水"是缓解酒后不适的方法之一。在满满的一杯水中加入三小撮盐并一口喝下去，会刺激胃使食物易吐出。

法宝三：饮用运动型饮料和果汁

若是前一天过量饮酒，第二天早上醒来嗓子常常感觉很干渴，此时体内残留有酒精和有害物质乙醛，应想办法尽早将其排出体外。

含无机盐和糖分的饮料，除了有水分补给作用之外，还有消除体内酒精的作用。运动型饮料和果汁效果就很好，特别是运动型饮料，其成分构成接近人的体液，易被人体吸收，不仅对宿醉有效，饮酒时如果一起喝，也可防止醉得太厉害。

此外，用含有茶多酚和维生素 C 的茶，或者用柠檬和蜂蜜做成的蜜汁柠檬水，对于宿醉也很有效。但要注意饮料不要喝冰凉的，而要喝温热的。

法宝四：吃柿子

柿子是富含果糖和维生素 C 的水果，古时即被用作防止醉酒和消除宿醉的有效食品。甜柿中所含的涩味成分，可以分解酒精；所含的钾有利尿作用。

柿子叶也含有相当于柑橘数十倍的维生素 C，其鲜嫩的幼芽可以炸着吃，或者干燥后做柿叶茶喝。

法宝五：多食贝类

以蚬贝为例，它的营养成分中，蛋白质的含量可以与鸡蛋相提并论，由于它含有人体所必需的氨基酸，不会对肝脏造成负担，能够促使肝脏恢复功能。

贝类食物通常含有丰富的维生素 B_{12}、牛磺酸和糖原。维生素 B_{12} 和糖原对于促进肝脏的功能也发挥着重要作用。而氨基酸中的牛磺酸与胆汁酸结合后，可以活化肝脏、增加肝脏的解毒作用。

法宝六：喝芦荟汁

芦荟带刺的绿色部分和其内部的胶质中含有多糖体、糖蛋白等物质，能降低酒精分解后产生的有害物质乙醛在血液中的浓度。因此，在饮酒之前，喝些芦荟汁，对预防酒后头痛和恶心、脸红等症状很有效。

此外，芦荟中的苦味成分芦荟素有健胃作用，可治疗宿醉引起的反胃和恶心等。

法宝七：吃富含蛋白质的食物

蛋白质和脂肪在胃内停留的时间最长，所以最适合作为下酒菜。为避免摄入过多高脂肪食物导致发胖，最好选择鱼贝、瘦肉、鸡肉、豆制品、蛋、奶酪等。含有优质蛋白质的牛奶和奶酪等乳制品、鸡蛋、豆腐、扇贝，以及用这些食物制成的汤，对保护肝脏功能有益，且不会对胃造成负担。

有人喝酒后喜欢吃口味重的食物，如油分多的拉面，这些食物会给胃肠带来负担，延长醉酒的不适感。因此，应选择水果、加蜂蜜的牛奶、酸奶、鸡蛋等易消化且能提高肝脏解毒功能的食品。

◉ 远离肥胖，远离脂肪肝

正常人在摄入结构合理的膳食时，肝脏的脂肪含量约占肝脏重量的3%～5%，但在某些异常情况下，肝脏的脂肪量则明显增加。当肝脏的脂肪含量超过肝脏重量10%时，就称脂肪肝。肥胖是造成脂肪肝的重要原因，营养素摄入不足也会引起脂肪肝，还包括酗酒、糖尿病、肝炎患者吃糖过多等原因。脂肪肝前期症状很隐蔽，往往在体检时因无触痛性肝大而被发现，也可因右上腹痛、触痛及黄疸而被发现。常有肝区疼痛或不适，食欲减退，脘腹痞胀，便溏，少数可有轻度的黄疸。

1. 预防

预防脂肪肝的食物在我们生活中比比皆是，只要稍加注意，应用于饮食之中，就能起到预防脂肪肝的极佳效果。多饮茶可降低血脂和胆固醇水平，增强微血管壁的韧性，抑制动脉粥样硬化。洋葱含前列腺素，有舒张血管、降低血压的功能，还可预防动脉粥样硬化。大蒜能降脂并减少血中胆固醇，阻止血栓形成，有助于增加高密度脂蛋白，保护心脏动脉。每天吃3个以上苹果，即能维持血压正常。此外，牛奶、燕麦、玉米、鱼类、菊花茶等也能很好地预防脂肪肝生成。

2. 治疗

脂肪肝多与进食不当有关，如摄取过多脂肪、胆固醇或甜食以及长期饮酒等。

（1）供给适当热量，控制热量会使体重逐渐下降，有利于肝功能恢复。忌用肉汤、鱼汤、鸡汤等。

（2）高蛋白可保护肝组织并促进已损害肝细胞的再生，防止脂肪浸润。控制碳水化合物摄入比减少脂肪更有利于减轻体重和治疗脂肪肝。特别要控制进食蔗糖、果糖、葡萄糖和含糖多的糕点等。

（3）饮食不宜过分精细，主食应粗细粮搭配，多吃蔬菜、水果及菌藻类，以保证摄入足够数量的食物纤维。这样既可增加维生素、矿物质供给，又有利于代谢废物的排出，对调节血脂、稳定血糖水平都有良好作用。

这里，再给脂肪肝患者推荐两款营养食谱。

鲤鱼炖豆腐 —————————————————————————
原料：豆腐100克，鲤鱼半条（约250克），姜、葱、食盐适量。
制法：豆腐切小块，鲤鱼去鳞洗净，入水煮汤，加姜、葱、食盐调味，分2次食完。
功效：舒和肝气，有利于肝脏早日康复。

乌龙山楂茶 —————————————————————————
原料：乌龙茶3克，冬瓜皮10克，山楂10克。

制法：将山楂和冬瓜皮煎汤，去渣，用汤冲泡乌龙茶饮用。

功效：消脂减肥，适用于肥胖型脂肪肝患者。

> **·四季养生小贴士·**
>
> 春季养肝有一个绝妙的办法就是按揉太冲、鱼际和太溪3个穴位。具体步骤是：早晨起床后先按揉肝经上的太冲穴、肺经上的鱼际穴和肾经上的太溪穴各3分钟；晚睡前用热水泡脚，然后依次按揉鱼际、太冲和太溪，每次每穴3分钟，再加按肺经上的尺泽穴。

◎ 营养你的肝，让它不再硬化

肝硬化通常由一种或几种病因长期或反复作用而引起的，是一种常见的慢性、进行性、弥漫性的肝病。主要特点表现为肝细胞变性坏死、肝细胞结节性再生、结缔组织增生及纤维化，导致正常肝小叶结构破坏和假小叶形成，肝逐渐变形，变硬而发展为肝硬化。晚期常出现消化道出血、肝性脑病、继发感染等严重并发症。

20～50岁的男性为肝硬化的高发人群，发病多与病毒性肝炎、嗜酒、某些寄生虫感染有关。传染性肝炎是形成肝硬化的重要原因。肝硬化患者常有肝区不适、疼痛、全身虚弱、倦怠和体重减轻等症状，也可以多年无症状显示。还会引起黄疸、厌食等并发症状。

1. 预防

肝硬化多由肝炎等轻度肝脏疾病发展所致。要预防肝硬化，人们要注意补充蛋白质，多进食蛋、奶、鱼、瘦肉和豆制品。还要多吃含糖食物和水果补充糖类物质。也要多食新鲜蔬菜、水果和动物肝类补充维生素，特别注意要补充 B 族维生素、维生素 A 和维生素 C。

2. 治疗

伴随肝硬化疼痛还时常有全身虚弱、厌食、倦怠和体重减轻等症状，这些主要通过饮食来调节。以低脂肪、高蛋白、高维生素和易于消化饮食为宜。做到定时、定量、有节制。早期可多吃豆制品、水果、新鲜蔬菜，适当进食糖类、鸡蛋、鱼类、瘦肉。当肝功能显著减退并有肝昏迷先兆时，应对蛋白质摄入适当控制，提倡低盐饮食或忌盐饮食。食盐每日摄入量不超过 1～1.5 克，饮水量在 2000 毫升内。严重腹水时，食盐摄入量应控制在 500 毫克以内，水摄入量在 1000 毫升以内。

3. 忌吃食物

忌进食酒、坚硬生冷和刺激性食物，也不宜进食过热食物以防并发性出血；胆汁性肝硬化应禁食肥腻多脂和高胆固醇食物；有腹水时应忌盐或低盐饮食；肝昏迷时，应禁蛋白质；食道静脉曲张时应忌硬食，给流质或半流质食物为主；消化道出血时应暂时禁食，以静脉注射补充营养。

这里，给肝硬化患者推荐两款营养食谱。

软肝药鳖 ————————

原料：鳖 1 只，枸杞子 50 克，怀山药 50 克，女贞子 15 克，熟地黄 15 克，陈皮 15 克。

制法：将众多食材一并放入锅中，加水煎汤，鳖熟后去药渣，加调料食用即可。

功效：适用于慢性肝炎、肝硬化。

牛肉小豆汤 ————————————————————————————————————

原料：牛肉 250 克，赤小豆 200 克，花生仁 50 克，大蒜 100 克。

制法：将以上食材混合加水煮烂，空腹温服，分两天服完，连服 20 ～ 30 天。

功效：滋养，利水，除湿，消肿解毒。治疗早期肝硬化。

◉ 养生重在平时，养肝贵在坚持

养护肝脏重在平时，贵在坚持。那么，日常生活中我们应该注意什么呢？

1. 生活要有规律

生活要有规律，不饮酒、不过劳、不乱服药，同时使用控制或减少病毒复制的药物，能减轻肝脏病变，降低肝癌发生概率。

2. 舒缓焦虑情绪

情绪紧张对肝脏和心脏都非常不利。为了舒缓紧张的情绪，可以去郊外逛逛，置身于大自然绿意盎然的环境之中。如若工作期间突如其来感到焦虑不安，可暂时放下手上的工作，缓慢地深呼吸 3 ～ 5 下。

3. 用好草本精华

草本精华对滋补内脏有一定的作用：菊科植物大蓟、起绒草能舒缓和强化肝脏；迷迭香可以令肝脏恢复活力，同时消除胆囊的囊泡，因为它能够增加胆汁的分泌，同时祛除全部不洁物。

4. 不要滥饮滥食

不吃或少吃巧克力、酒精及动物脂肪。避免吃过酸的东西，以免过度刺激胃酸分泌。酸性植物、醋和柑橘类水果如柠檬等都要限量食用。多吃对肝脏有益的食品，如朝鲜蓟、紫皮萝卜和包心菜等。

5. 学会舒缓眼肿

当肝脏运作缓慢时，眼部会有明显的疲累感，容易出现肿胀。要想减轻眼肿，可以合掌互相摩擦，直至你感觉到灼热的能量涌向掌心，然后将手掌及手指轻轻地在闭着的双眼上滑动，由鼻子的上端一直按向太阳穴，之后轻按紧闭的眼球。

> **·四季养生小贴士·**
>
> 专家建议，春天养肝可多吃点野菜。每年的三四月，是盛产野菜的季节。吃腻了大鱼大肉的都市人，多吃一点野菜对身体有好处。例如，苦菜花有清热消肿、化瘀解毒的作用，蒜苔拌苦菜、酱焖苦菜、苦菜烧猪肝都是很美味的吃法；野蕨菜有清热、利尿安神的作用，干蕨菜或用盐腌过的蕨菜在吃前最好用水泡一下，常见的吃法有滑炒脊丝蕨菜、蕨菜扣肉、凉拌蕨菜等；水芹菜能够降血压，常见的吃法有猪肉炒水芹、水芹羊肉饺和水芹拌花生仁。

"肝胆相照"，养肝别忘保胆

"肝胆相照"这一成语，比喻以真心相见，其实这在中医里也很有讲究。《黄帝内经》中说："肝者，将军之官，谋虑出焉。胆者，中正之官，决断出焉。"足厥阴肝经在里，负责谋虑；足少阳胆经在表，负责决断。只有肝经和胆经相表里，肝胆相照，一个人的健康才有保证。打个比方，一个民族要想兴旺发达，也需要"肝"（谋略之才）和"胆"（决断之才）相表里，肝胆相照。历史上"房谋杜断"的故事就证明了这一点，房玄龄好比是大唐的肝，他善谋略，精于管理日常政务；杜如晦好比是大唐的胆，他临危有方，善于决断。正是房、杜二人的肝胆相照，才成就了"贞观之治"。

虽然负责谋略和决断的是心，但心是"君主之官"，负责全局，具体的工作则交给肝和胆。肝和胆的谋虑和决断又不同于心。中医的心包括心和脑，心和脑的谋虑和决断主要在思维和意识之中，它是理性的；肝与胆的谋虑和决断主要在潜意识中，它是感性的，是本能的。一个人胆小就是胆小，你很难让他通过理性思考变得胆大起来。如果你让他的肝和胆发生一点变化，他的胆子就会本能地大起来。

胆在人体中极为重要，其消毒功能类似电脑的杀毒系统，但实际的功能，所起的作用比我们想象得还要多。

胆能贮藏和排泄胆汁，帮助脾胃进行正常消化。

胆有判断事物并使其做出决定的功能。胆的决断功能，对于预防和消除某些精神刺激（如遭受强烈的刺激或惊恐等）的不良影响，调节和控制气血的正常运行，维持脏腑之间的协调关系有着重要的作用。

胆的功能失调一般表现在胆汁的分泌排泄障碍。胆功能失调通常是由于情志所伤，肝失疏泄而引起，肝胆燥热火重，使胆汁排泄失调。

胆气上逆会形成口苦；肝胆气流不畅，经脉阻滞，气血流通不利，则会有胁痛症状；胆液逆流于血脉，泛溢于肌肤则形成黄疸。

常言道"酒壮人胆"，酒精进入人体之后，首先影响的是肝，肝与胆相表里，肝又影响到胆，肝与胆发生了变化，人的谋虑和决断自然会发生变化。改变肝胆会影响人的谋虑和决断，反之，人的谋虑和决断也会对肝和胆造成影响。一个人长期谋虑不决，就会使肝胆受损，这也成为某些疾病的诱因。

胆通过贮存和排泄胆汁来帮助肠胃消化、吸收营养，所以养好胆非常重要。养护胆的具体方法有：

（1）保持心情舒畅，有利于疏肝利胆。

（2）可食用一些疏肝利胆的食物，如萝卜、青菜、水果等，少吃油腻食物，中药中的加味逍遥丸也有很好的疏肝利胆作用。

（3）可做一些肝胆拍打动作，肝胆均位于右肋下，早、晚用手掌同时拍打两肋下30次有养肝胆的作用。

> ·四季养生小贴士·
>
> 日常生活中，按摩日月穴和风池穴对疏肝利胆很有好处。日月穴在乳头之下，人的第7根肋骨间隙，它位于胆经上，足少阴经、足太阴经在这里交会，按摩它可起到疏肝利胆的功效。风池穴在颈部耳后发际下凹窝内，它是足少阳经与阳维脉的交会穴，按摩它可以疏风清热、明目开窍。

第三章
阳春三月补好身体，全年都健康

人们常说，"民以食为天"。如果饮食有方，就如同有了一位保健医生，时刻帮助你调养身体，抵御外界的各种疾病。阳春三月，饮食的调整可谓是养生的一个重要课题。有些人很好奇，中医主张饮食要应季，可春天虽然万物萌生，粮食却往往到了秋天才成熟，吃什么好呢？很简单——吃种子等有生发之气的食物！这些能够带给身体生机的食物，在春季可以为我们打下全年健康的坚实基础。

◉ 春季饮食讲原则，全年营养充沛

中医认为，春天是阳气生发的季节，人应该顺应天时的变化，通过饮食调养阳气以保持身体健康，总的饮食养生原则是：

（1）主食中选择高热量的食物：除米面杂粮外，适量加入豆类、花生等热量较高的食物。

（2）保证充足的优质蛋白质：多食用奶类、蛋类、鱼肉、禽肉、猪牛羊瘦肉等。

（3）保证充足的维生素：青菜及水果的维生素含量较高，如西红柿、青椒等含有较多的维生素C，是增强体质、抵御疾病的重要物质。

根据气候特征等，春季大致可分为早春时期、春季中期和春季晚期3个阶段。一般来说，三春虽然统属于春季，但饮食还是各有侧重的。

1. 早春时期

为冬、春交接之时，天气仍然寒冷，人体内消耗的热量较多，宜进食偏于温热的食物。饮食原则为选择热量较高的主食，并注意补充足够的蛋白质。饮食除米面杂粮之外，可增加一些豆类、花生、乳制品等。

早餐：牛奶1袋（250毫升左右），主食100克，小菜适量。

午餐：主食150克，猪牛羊瘦肉（或豆制品）50克，青菜200克，蛋汤或肉汤适量。

晚餐：主食100克，蛋鱼肉类（或豆制品）50克，青菜200克，豆粥1碗。

2. 春季中期

这一时期，气温骤高骤低，变化较大，可以参照早春时期的饮食进行调养。在气温较高时可增加青菜的量，减少肉类的食用。

3. 春季晚期

春、夏交接之时，气温偏高，宜于进食清淡的食物。饮食原则为选择清淡的食物，并注意补充足够的维生素，如饮食中应适当增加青菜。

早餐：豆浆250毫升，主食100克，小菜适量。

午餐：主食150克，蛋鱼肉类（或豆制品）50克，青菜250克，菜汤适量。

晚餐：主食100克，青菜200克，米粥1碗。

此外，饮食的宜忌历来被人们养生所重视，春季同样也不例外。

（1）山药："温补而不骤，微香而不燥"，具有健脾补胃、补虚弱的作用。

（2）春笋：除了富含蛋白质外，还含有丰富的矿物质，如钙、磷、铁和多种维生素。

（3）豌豆苗：时令性蔬菜，对高血压、糖尿病患者来说，榨取鲜汁饮用，最为适宜。

（4）韭菜：温中行气，温肾暖阳，对腰膝酸软、阳痿、遗精有较好的功效。韭菜温而益人，以初春早韭和即将下市的韭菜最好。

（5）香椿叶：具有消风、解毒、健胃理气之功。春令时菜，食其嫩叶，入馔甚香，常做凉拌豆腐、炒鸡蛋食用。然而香椿叶又是"发物"，有宿疾者勿食。

其他如扁豆、菠菜、菜花、芫荽、大枣、蜂蜜、豆制品、奶制品、禽蛋、瘦肉及水果均适宜春季食用。

依据中医理论，春季也有些应忌食的食品，如春三月忌吃羊肉、狗肉、鹌鹑、荞麦、炒花生、炒瓜子、海鱼、虾及辛辣物等。

> **·四季养生小贴士·**
>
> 春季每日除三餐之外，还要多吃一些水果，因为水果中所含的维生素和矿物质对增强体质有益。春季饮食忌生冷油腻之品，传统医学还认为春为肝气旺盛之时，多食酸味食品会使肝气过盛而损害脾胃，所以应少食酸味食品。

◉ 春天多吃甘味食物，滋养肝脾两脏

按照中医"四季侧重"的养生原则，春季应以养肝益脾为先。《千金要方》中也说："当春之时，食宜省酸增甘，以养脾气。"

春季肝气当令，肝主阳气。根据五行学说，肝属木，脾属土，木能克土，所以肝气过旺会影响脾脏的运化功能。同时，脾又与胃密切相关，故脾弱则妨碍胃对食物的消化吸收。甘味入脾，最宜补益脾气，脾健又辅助于肝气。故春季进补应少吃酸味多吃甘味的食物，以滋养肝脾两脏，对防病保健大有裨益。

性温味甘的食物首选谷类，如糯米、黑米、高粱、黍米、燕麦；蔬果类，如刀豆、南瓜、扁豆、红枣、桂圆、核桃、栗子等。

很多肉类鱼类也属甘性，如牛肉、猪肚、鲫鱼、花鲤、鲈鱼、草鱼、黄鳝等。人体从这些食物中吸取丰富营养素，可使养肝与健脾相得益彰。

此外，春日里暖风或晚春暴热袭人，易引动体内郁热而生肝火，或致体内津液外泄，可适当配吃些清解里热、滋养肝脏的食物，如荞麦、薏米、荠菜、菠菜、蕹菜、芹菜、菊花苗、莴笋、茄子、荸荠、黄瓜、蘑菇等。这类食物均性凉味甘，可清解里热，润肝明目。

> **·四季养生小贴士·**
>
> 新鲜水果虽有清热生津解渴作用，但大多味酸而不宜在春天多食。若需解里热，以吃甘凉的香蕉、生梨、甘蔗或干果柿饼之类为好。

◉ 春季补血，就选"红嘴绿鹦哥"

"红嘴绿鹦哥"是指哪种蔬菜呢？有经验的读者肯定知道，指的就是红色根、绿色叶子的菠菜。菠菜的根是红色的，所以又叫赤根菜。菠菜是一年四季都有的蔬菜，以春季为佳，此时食用菠菜，最具养血之功。

中医学认为，菠菜有养血、止血、润燥之功。《本草纲目》中就有"菠菜通血脉，开胸膈，下气调中，止渴润燥。"的记载。

春季要养肝，而菠菜可养血滋阴，对春季里因为肝阴不足引起的高血压、头痛目眩、糖尿病和贫血等都有较好的治疗作用，并且有明目的作用。这里介绍几款食疗方。

凉拌菠菜

原料：菠菜 200 克，麻油适量。

制法：将新鲜菠菜用开水烫 3 分钟，捞起后加麻油拌食。每日可食 2 次。

功效：对高血压、头痛、目眩、便秘均有疗效。

菠菜拌藕片

原料：菠菜 100 克，藕 200 克，盐、麻油、味精适量。

制法：将菠菜入沸水中稍焯；鲜藕去皮切片，入开水余断生，加入盐、麻油、味精拌匀即可。

功效：本品清肝明目，能够缓解视物不清、头昏肢颤等症。

菠菜羊肝汤

原料：菠菜 100 克，羊肝 100 克，盐、麻油、味精适量。

制法：将水烧沸后入羊肝，稍滚后下菠菜，并加适量盐、麻油、味精，滚后即可出锅。

功效：此汤养肝明目，对视力模糊、两目干涩有疗效。

菠菜猪血汤

原料：菠菜 100 克，猪血 100 克，肉汤、料酒、盐、胡椒粉适量。

制法：先将猪血煸炒，烹入料酒，至水干时加入肉汤、盐、胡椒粉、菠菜，煮沸后，盛入汤盆即可。

功效：此汤对缺铁性贫血、衄血、便血等有疗效。

> **·四季养生小贴士·**
>
> 菠菜虽好，也不能多食。因其含草酸较多，有碍机体对钙的吸收，故吃菠菜时宜先用沸水烫软，捞出再炒。患有肺结核、软骨病、肾结石、腹泻的人，则应少吃或忌食菠菜。

◉ 春天吃韭菜，助你阳气生发

韭菜的味道以春天时最美，自古以来，赞扬春韭者不计其数。"夜雨剪春韭，新炊间黄粱。"这是唐朝大诗人杜甫的名句。《山家清供》中记载，六朝的周颙，清贫寡欲，终年常蔬食。文惠太子问他蔬食何味最胜？他答曰："春初早韭，秋末晚菘。"《本草纲目》也记载"正月葱，二月韭"，就是说，农历二月生长的韭菜最利于人体健康。

韭菜又名起阳菜、壮阳菜，是我国传统蔬菜，它颜色碧绿、味道浓郁，自古就享有"春菜第一美食"的美称。这是因为春天气候渐暖，人体内的阳气开始生发，需要保护阳气，而韭菜性温，可祛阴散寒，是养阳的佳蔬良药，所以春天一定要多吃韭菜。

韭菜性温，味甘、辛，具有补肾壮阳、温中开胃、散瘀活血之功效。《食用本草》中说"韭菜性温，味辛、微甘，补肾益胃，散瘀行滞，止汗固涩"。现代医学证明，韭菜有扩张血管、降低血脂、预防心肌梗死的作用。韭菜中含有硫化物和挥发性油，有增进食欲和消毒灭菌的功效。韭菜中含膳食纤维较多，有预防便秘和肠癌的作用，所含 α-胡萝卜素、β-胡萝卜素可预防上皮细胞癌变，所含维生素 C 和维生素 E 均能抗氧化，帮助清除氧自由基，既可提高人体的免疫功能，又可增强人体的性功能，并有抗衰老的作用。

韭菜性温，一般人都可食用，比较适合阳痿、早泄、遗精、遗尿、高脂血患者食用。妇女痛经、不孕及产后乳汁不通者也比较适合食用。但是，凡阴虚火旺、疮疡、目疾等患者及孕妇忌食。另外，夏季不宜过多食用韭菜，这个时期韭菜已老化，纤维多而粗糙，不易被吸收，多食易引起腹胀、腹泻。韭菜也不可与白酒、蜂蜜、牛肉、菠菜同食。

下面，为大家推荐一款贴心药膳。

虾仁韭菜 ————————————

原料：虾仁 30 克，韭菜 250 克，鸡蛋 1 个，食盐、淀粉、植物油、麻油各适量。

制法：先将虾仁洗净水发涨，约 20 分钟后捞出沥干水分待用。韭菜择洗干净，切 3 厘米长段备用；鸡蛋打破盛入碗内，搅拌均匀，加入淀粉、麻油调成蛋糊，把虾仁倒入拌匀待用。炒锅烧热倒入植物油，待油热后下虾仁翻炒，待蛋糊凝住虾仁后放入韭菜同炒，待韭菜炒熟，放食盐，淋麻油，搅拌均匀起锅即可。

功效：补肾阳，固肾气，通乳汁。

> **· 四季养生小贴士 ·**
>
> 春天人体肝气易偏旺，从而影响到脾胃消化吸收功能，此时多吃韭菜可增强人体的脾胃之气，对肝功能也有益处。《诗经·国风·豳风》里有"四之日其蚤，献羔祭韭"的语句，说明在几千年前，我国已经开始食用韭菜，它还是祭品，在菜蔬中地位很高。《礼记》也说，庶人春荐韭，配以"卵"，大概是用鸡蛋与韭黄同煮祭祖之意。

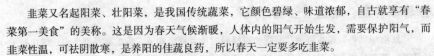 春天吃油菜，解燥祛火真管用

春季，天气干燥，很容易上火，要经常食用一些富含维生素的蔬菜，如早春的油菜，有清热解毒的功效，可防治春天里易发生的口角炎、口腔溃疡及牙龈出血等疾病。

油菜含有钙、铁、维生素 C 及胡萝卜素等多种营养素，其中所含钙量在绿叶蔬菜中为最高，维生素 C 比大白菜多 1 倍，有助于增强机体免疫能力，且有抵御皮肤过度角化的作用，适合女性作为美容食品食用。油菜还含有能促进眼睛视紫质合成的物质，起到明目的作用。

油菜为低脂肪蔬菜，膳食纤维丰富，能与胆酸盐和食物中的胆固醇及甘油三酯结合，并从粪便排出，从而减少脂类的吸收，可以降血脂。油菜中所含的植物激素，能够增加酶的形成，

从而吸附分解某些致癌物质。此外，油菜还能增强肝脏的排毒机制，对上焦热盛引起的口腔溃疡、牙龈出血也有调养作用。油菜中含有大量的植物纤维素，能促进肠道蠕动，增加粪便的体积，缩短粪便在肠腔停留的时间，从而治疗多种便秘，预防肠道肿瘤。

油菜的食用方法较多，可炒、烧、焐、扒等，油菜心可做配料。在这里给大家推荐几款食谱。

香菇油菜

原料：小油菜、香菇各150克，盐、酱油、白糖、食用油、水淀粉、味精各适量。

制法：小油菜择洗干净，控水备用；香菇用温水泡发，去蒂，挤干水分，切成小丁备用。炒锅倒入油烧热，放入小油菜，加一点儿盐，炒熟后盛出。炒锅再次烧热，放入油烧至五成热，放入香菇丁，勤翻炒，加盐、酱油、白糖翻炒至熟，待闻到香菇特有的香气后，加入水淀粉勾芡，再放入味精调味，最后放入炒过的油菜翻炒均匀即可。

功效：解毒消肿，活血化瘀。

凉拌油菜

原料：油菜300克，盐、味精、花椒、食用油各适量。

制法：嫩油菜择洗干净，坡刀片成片，先用开水烫一下，再用凉水过凉，控净水分，放在盘内。炒锅烧热，食用油、花椒放入锅内，待油热且花椒炸出香味时捞出花椒，把油浇在油菜上，加入盐、味精，拌匀即成。

功效：宽肠通便，降脂降糖。

油菜炒虾肉

原料：虾肉50克，油菜200克，酱油、料酒、淀粉、食用油、盐、姜、葱各适量。

制法：将虾肉洗净切成薄片，虾片用酱油、料酒、淀粉拌好，油菜梗叶分开，洗净后切段，姜切丝，葱切末。锅中放油，烧热后先下虾片煸几下即盛出。再把油锅烧热，加盐，先煸炒油菜梗，再煸油菜叶，至半熟时倒入虾片、姜丝、葱末，用旺火快炒几下即可起锅装盘。

功效：提高机体抵抗力。

此外，食用油菜时要现做现切，并用旺火爆炒，这样既可保持鲜脆，又可使其营养成分不被破坏。

- 四季养生小贴士 -

食用油菜要注意以下两点：

一方面，油菜在多种本草书上均称为发物，因此疮痘、孕早期妇女、眼疾、小儿麻疹后期、疥疮、狐臭等慢性病患者要少食。

另一方面，熟油菜过夜后不宜再吃。绿叶蔬菜里含有较多的硝酸盐，储存一段时间后，由于酶和细菌的作用，会变成亚硝酸盐，亚硝酸盐是导致胃癌的有害物质。

◎ "千金难买春来泄"，祛湿排毒正当时

民间有句老话，叫"千金难买春来泄"。这句话通俗地解释了一个重要的中医理论。因为春天天气湿润，身体易积聚水分，很容易将湿气和寒气郁结在体内。同时冬天吃了不少丰脂食物，也在体内积存。这些东西瘀滞在人的体内，就会给五脏六腑带来负担，只有

把这些湿气和毒素都泄去了，让我们的身体重新温暖起来，才是"千金难买"的健康生活之道。

《本草纲目》中记载了很多可以祛湿的食物。首先说米酒，《本草纲目》说它"行药势，通血脉，润皮肤，散湿气，除风下气"，而且米酒味道香浓，晚饭前喝一碗米酒既能调节胃口，又能散去体内湿气。然后是水牛肉，《本草纲目》说水牛肉"安中益气，健强筋骨，消水肿，除湿气"，如果你发现自己的身体水肿，不妨也多吃一点水牛肉。

除了这两种食物以外，祛湿排毒的办法还有很多。首先你得多喝水。很多人会奇怪，不是要把体内的湿气给排出去吗，怎么还能喝水呢？实际上水是最好的排毒载体。不要以为春天湿润，就不需要补充水分。身体里没有了水分的话，连厕所都不用去了，还怎么排毒？喝水是最简单有效的排毒办法。早上喝一杯水养生的方法大家都知道，不过不能喝凉水，以温开水为宜。因为早上阳气刚刚生发，这个时候灌下一大杯凉水，就会遏制身体的阳气。

而要温暖身体，就不能少了生姜。据统计，200种传统中药方中，75%都使用到生姜，因此说"没有生姜就不称其为中药"并不过分。《本草纲目》解读：姜能够治"脾胃聚痰，发为寒热"，对"大便不通、寒热痰嗽"都有疗效。吃过生姜后，人会有身体发热的感觉，这是因为它能使血管扩张，血液循环加快，促使身上的毛孔张开，这样能把多余的热带走，同时还能把体内的寒气一同带出。所以，当身体吃了寒凉之物，或受了雨淋，或在空调房间里待久后，吃生姜就能及时排出寒气，消除因机体寒重造成的各种不适。

而红茶具有高效加温、强力杀菌的作用，生姜和红茶相结合，就成了祛寒祛湿的姜红茶。此外，冲泡时还可加点红糖和蜂蜜。患有痔疮或其他忌辛辣的病症，可不放或少放姜，只喝放了红糖和蜂蜜的红茶，效果也不错。

下面，再为大家介绍一款"姜红茶"，对于祛除体内寒湿极有效。

原料：生姜适量，红茶1茶匙，红糖或蜂蜜适量。

制法：将生姜捣成泥，放入预热好的茶杯里，然后把滚红茶注入茶杯中，再加入红糖或蜂蜜即可。生姜、红糖、蜂蜜的量可根据个人口味的不同适当加入。

人体需要的能量来自饮食，饮食与人体的体温关系密切，葱类蔬菜能净化血液，促进血液循环，使身体变暖，有提高体温的作用。常见的韭菜、葱、洋葱、大蒜都属于葱类蔬菜，它们都有化瘀血和提高体温的作用。

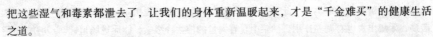

·四季养生小贴士·

这里，再给大家介绍两种祛湿排毒的食疗方。

（1）海带绿豆汤：海带中的胶质成分能促进体内有毒物质的排出。绿豆性寒凉，可清热解毒。经常饮用海带绿豆汤，毒素自然会随着大小便排出。另外，薏米也是很好的祛湿食物，加在一起煲汤，又增加了祛湿的功效。

（2）苹果和鲜奶：简单的苹果和鲜奶，已经有排毒的功效了。试试早上起来喝一杯鲜奶，吃一个苹果，温和有益，又有排毒的效果。其他的水果，如草莓、樱桃、葡萄也有不错的排毒功效。

春养阳气，良药十分不如荠菜三分

荠菜，广东叫菱角菜，贵州称为地米菜，中药名叫荠菜花。荠菜是最早报春的时鲜野菜，古诗云："城中桃李愁风雨，春到溪头荠菜花。"李时珍说："（荠菜）冬至后生苗，二三月起茎五六寸，开细白花，整整如一。"荠菜清香可口，可炒食、凉拌、做菜馅、菜羹，食用方法多样，风味特殊。目前市场上有两种荠菜，一种菜叶矮小，有奇香，止血效果好；另一种为人工种植的，菜叶宽大，不太香，药效较差。

在我国，吃荠菜的历史可谓是源远流长，《诗经》里有"甘之如荠"之句，可见大约在春秋战国时期，古人就知道荠菜味道之美了；到了唐朝，人们用荠菜做春饼，有在立春这天吃荠菜春饼的风俗。许多文人名士也对荠菜情有独钟。杜甫因为家贫，就常靠"墙阴老春荠"来糊口。范仲淹也曾在《荠赋》中写道："陶家瓮内，腌成碧绿青黄，措大口中，嚼出宫商角徵。"苏东坡喜欢用荠菜、萝卜、米做羹，命名为"东坡羹"。

为什么说春天要多吃荠菜呢？这与民谚"春捂秋冻"有关系。冬天结束，春季到来，天气转暖，但是春寒料峭，"春捂"就是要人们不要急于脱下厚重的冬衣，以免受风着凉。按照中医的观点，春季阳气生发，阳气是人的生命之本，"捂"就是要阳气不外露。春天多吃荠菜也是一样的道理，荠菜性平温补，能养阳气，又是在春季生长，春天吃荠菜也符合中医顺时养生的基本原则。

荠菜的药用价值很高，《本草纲目》记载其"性平，味甘、淡；健脾利水、止血、解毒、降压、明目。"荠菜全株可以入药，具有明目、清凉、解热、利尿、治痢等药效。其花与籽可以止血，治疗血尿、肾炎、高血压、咯血、痢疾、麻疹、头昏目痛等症。荠菜临床上常被用来治疗多种出血性疾病，如血尿、妇女功能性子宫出血、高血压患者眼底出血、牙龈出血等，其良好的止血作用主要是其含有荠菜酸所致。

下面，向大家推荐两款有关荠菜的贴心药膳。

荠菜粥
原料：粳米150克，鲜荠菜250克（或干荠菜90克）。

制法：粳米淘洗净，荠菜洗净切碎。锅内加水烧沸后米、菜同入锅煮成粥。

功效：对血尿症有食疗作用。

荠菜饺子
原料：面团、荠菜各500克，猪肉馅400克，绍酒1大匙，葱末、姜末、盐、香油各适量。

制法：荠菜择除老叶及根，洗净后放入加有少许盐的开水内氽烫，捞出后马上用冷水浸泡。猪肉馅剁细，拌入所有调味料后，放入加了油的热锅中煸炒至八分熟。沥干水分的荠菜切碎，放入晾凉的肉馅中拌匀，加入香油。饺子皮做好后包入适量的馅料并捏好形状。水开后下饺子，煮至浮起时，反复点水两次即可捞出食用。

功效：柔肝养肺。

·四季养生小贴士·

荠菜性平，一般人都可食用，比较适合冠心病、肥胖症、糖尿病、肠癌等患者食用。但荠菜有宽肠通便的作用，便溏泄泻者慎食。另因荠菜有止血作用，不宜与抗凝血药物一起食用，而且荠菜中含有草酸，吃的时候用热水焯一下对身体比较有益。

🍃 香椿，让你的身心随风飞扬

香椿又名香椿芽。椿芽是椿树在早春枝头上生长出来的带红色的嫩枝芽，因其清香浓郁，故名香椿。《尚书》中称香椿为"杻"，《山海经》中称"櫄"，《唐本草》中称"椿"。我国栽培、食用香椿已有几千年的历史。早在汉朝，就已普遍食用香椿了，从唐代起，它就和荔枝一样成为南北两大贡品，深受皇帝和宫廷贵人们的喜爱。

宋代苏武曾作《春菜》："岂如吾蜀富冬蔬，霜叶露芽寒更苗。"盛赞："椿木实而叶香可啖。"清代人有春天吃椿芽的习俗，谓之"吃春"，寓有迎新之意。民间有"门前一株椿，春菜常不断"之谚和"雨前椿芽嫩无丝"之说。

曲黎敏教授认为，凡是向上的、生发的东西都是阳，那么春季要吃香椿的道理就不难理解了。香椿长在椿树的枝头，又在早春就开始生长，这表明它自身有很强的生长力，代表着蓬勃向上的一种状态。春天要养阳，香椿绝对是一个很好的选择。那种浓郁的带有自然气息的香味，会让你的身心一起飞扬。

关于香椿的药用功能，据《本草纲目》和《食疗本草》记载，香椿具有清热利湿、利尿解毒之功效，可清热解毒、涩肠、止血、健脾理气、杀虫及固精。现代医学研究表明，香椿含有维生素 E 和性激素物质，有抗衰老和补阳滋阴的作用，故有"助孕素"的美称；香椿是辅助治疗肠炎、痢疾、泌尿系统感染的良药；香椿的挥发气味能透过蛔虫的表皮，使蛔虫不能附着在肠壁上而被排出体外，可治蛔虫病；香椿含有丰富的维生素 C、胡萝卜素等，有助于增强机体免疫功能，并有润滑肌肤的作用，是保健美容的佳品。

下面，为大家推荐两款关于香椿的贴心药膳。

香椿拌豆腐

原料：豆腐 500 克，嫩香椿 50 克，盐、味精、麻油各适量。

制法：豆腐切块，放锅中加清水煮沸沥水，切小丁装盘中。将香椿洗净，稍焯，切成碎末，放入碗内，加盐、味精、麻油，拌匀后浇在豆腐上，吃时用筷子拌匀。

功效：润肤明目，益气和中，生津润燥。适用于心烦口渴、胃脘痞满、目赤、口舌生疮等病症。

香椿炒鸡蛋

原料：香椿 250 克，鸡蛋 5 个，油、盐各适量。

制法：将香椿洗净，下沸水稍焯，捞出切碎；鸡蛋磕入碗内搅匀。油锅烧热，倒入鸡蛋炒至成块，投入香椿炒匀，加入精盐，炒至鸡蛋熟而入味，即可出锅。

功效：滋阴润燥，泽肤健美。适用于虚劳吐血、目赤、营养不良、白秃等病症。

> **·四季养生小贴士·**
>
> 香椿为发物，多食易诱使痼疾复发，故慢性疾病患者应少食或不食。同时，两种人不宜吃香椿：一是过敏体质的人，比如得过敏性紫癜的病人；二是患有大病的人，比如患有肾衰竭的病人。

🍃 养肝护脾胃，春季常喝粥

传统医学认为，春季肝气旺，容易损伤脾胃，因此养生要顾肝护脾胃，在饮食上宜清淡，忌油炸肥腻及生冷食物，所以最好经常喝粥。适合春天食用的药粥有：

（1）芹菜粥：取大米250克，加适量清水，煮至半熟，加入洗净切碎的连根芹菜120克，煮熟即可食用。春季肝火旺，是头痛和高血压病的多发时期，食用芹菜粥可以清肝火、降血压、止头晕。

（2）芝麻粳米粥：芝麻50克炒熟研末，将粳米100克煮成粥后，拌入芝麻末同食。此粥对肝肾功能不足、习惯性便秘等症有良好疗效。

（3）韭菜粳米粥：先将韭菜50克洗净切碎待用，再将粳米100克淘净煮沸，加入韭菜同煮至烂，早晚食用。此粥辛辣，温胃助阳，阴虚体质、身患疮疡者不宜食用。

（4）莲子木耳羹：莲子肉30克，白木耳20克，加入清水适量，文火煮烂，放冰糖少许，每日清晨食之。莲子肉能补脾胃之虚，白木耳能滋养肺肾之阴，常食此粥，气阴双补。

（5）枸杞粥：取枸杞子50克，粳米100克，水适量，同煮成粥，早、晚随量食用。枸杞子性味甘平，是滋补肝肾的药食两用之品。此粥可以补肝肾不足。

（6）荠菜粳米粥：先将粳米100克入锅内加水煮沸，再放入荠菜100克同煮成粥，可预防春季常见病。

·四季养生小贴士·

春天的季节，吃些番薯粥可以养胃、化食、祛积、清热等。做法很简单：珍珠米两小把、黄心番薯两个、红枣几颗；先煲开米粥，再下番薯和红枣一起小火煲30分钟左右即可。当然，喜欢吃甜的可加点冰糖。番薯不可多吃，容易造成胀气、胃反酸等。

◉ 全面着手，为自己清火排毒

春天的气候干燥，风多雨少，要保持新陈代谢的平衡和稳定对于人体来讲很难，从而容易导致生理机能失调而致使人体"总管家"——大脑指挥失灵，引起"上火"症候，具体表现为咽喉干燥疼痛、眼睛红赤干涩、鼻腔热烘火辣、嘴唇干裂、食欲不振、大便干燥、小便发黄等。

那么，怎样做才能防止春天上火，为自己的身体清火排毒呢？中医认为可以通过以下方法把身体中的毒素排出体外。

（1）多喝水：排泄是人体排毒的重要方法之一。每天喝够两升水，可以冲洗体内的毒素，减轻肾脏的负担，是排毒最简便的方法。

（2）改变饮食习惯：以天然食品取代精加工食物。新鲜水果是强力净化食物，菠萝、木瓜、奇异果、梨都是不错的选择。如果平时多吃富含纤维的食物，比如糙米、蔬菜、水果等，都能增加肠道蠕动，减少便秘的发生。多吃蔬菜、水果，忌吃辛辣食物，多饮水或喝清热饮料，促进体内"致热物质"从尿、汗中排泄，从而清火排毒。

（3）定期去除角质：肌肤表面的老化角质会阻碍毛细孔代谢毒素，定期去除角质，可帮助肌肤的代谢机能维持正常运作。

（4）蒸桑拿：每周进行1次蒸汽浴或桑拿也能帮助加快新陈代谢，排毒养颜。蒸桑拿时要注意饮水。浴前喝1杯水可帮助加速排毒，浴后喝1杯水补充水分，同时排出剩下的毒素。

◉ 乏力了，快煲一碗药膳靓汤

　　在春季，许多人都有疲乏无力的感觉，要消除这种感觉，除了早睡早起、多做户外运动外，我们可以着重健脾祛湿，进行饮食调理。不妨为自己做碗药膳靓汤，既美味，又可消除疲乏。

怀山药芡实煲

原料：怀山药、芡实各50克，笋壳鱼1斤，生姜3片。

制法：笋壳鱼文火煎至微黄，加水及怀山药、芡实大火煲滚后慢火继续煲1小时。

功效：笋壳鱼有健脾、益气、祛湿之功效。

芡实煲老鸭

原料：芡实100～120克，老鸭1只。

制法：老鸭宰净，芡实放鸭腹内加水大火煲滚后，慢火继续煲2小时，加少许盐调味即可。

功效：可滋阴养胃，健脾利水。

眉豆芡实煲鸡脚

原料：眉豆80克，芡实60克，鸡脚4对，冬菇8个，猪瘦肉100克，生姜3片。

制法：配料洗净，冬菇去蒂；鸡脚洗净，对切开；瘦肉洗净，同所有食材一起放进瓦煲内，大火煲滚后，改慢火煲约2小时。

功效：具有健脾化湿、强筋健骨的效用。

陈皮白术猪肚汤

原料：陈皮6克，白术30克，鲜猪肚半个，砂仁6克，生姜5片。

制法：先将猪肚去除肥油，放入开水中去除腥味，并刮去白膜。配料洗净，然后将全部食材放入瓦煲内，煲滚后用慢火煲2小时即可。

功效：可健脾开胃，促进食欲。

粉葛煲甲鱼

原料：粉葛2斤左右，甲鱼1斤左右，姜100克，云苓50克，白术50克。

制法：买甲鱼时让卖家收拾干净，回家再滚水略烫，剥去甲鱼表面的薄膜。粉葛去皮斩块，加水和云苓、白术、老姜，大火煲滚后，去除泡沫，改慢火约4小时。

功效：可健脾祛湿，止腰酸背痛。适宜于春湿时的风湿患者。

第四章
阳气初生，生活起居追随"春"的旋律

春暖花开的季节，人体阳气初生。然而，有些人总是春困，但又越睡越不清醒；有些人以为春捂好，可是越捂越出毛病；有些人上了岁数，非常注意保养却还是经常生病；有些人初春就开始全屋大扫除，可就是对蟑螂头痛不已……知道吗？春季养生，我们不仅应关注饮食营养的摄取和调剂，还应对生活起居予以足够的重视。

◉ 春天来了，让阳气轰轰烈烈地生发吧

春季天气转暖，自然界阳气开始生发，同时，人体阳气也开始生发。因此，春天养生应注意保护阳气，使之不断充沛，逐渐旺盛起来，凡有耗伤阳气及阻碍阳气的情况皆应避免。

在精神上，暴怒和忧郁都会伤身，因此要保持心胸开阔、乐观向上、恬淡平静的好心态。在饮食上，最好多吃些扶助阳气的食物，比如面粉、红枣、花生等食物；新鲜蔬菜如春笋、菠菜等可以补充维生素；酸性食物要少吃，油腻、生冷、黏硬食物最好不吃。体质过敏，易患花粉过敏、荨麻疹、皮肤病者，应禁食如羊肉、蟹之类易致敏的食品。

除了食补养阳以外，春季要保持阳气生发，就要注意时刻保暖。俗话说"春捂秋冻"。"春捂"怎么"捂"，一直没有明确的概念。"二月休把棉衣撇，三月还有梨花雪""吃了端午粽，再把棉衣送"，这些说法对于养生保健来说，并不够具体。

首先，要把握时机。医疗气象学家发现，许多疾病的发病高峰与冷空气南下、降温持续的时间密切相关。比如感冒、消化不良，在冷空气到来之前便捷足先登；青光眼、心肌梗死、中风等，在冷空气突袭时也会骤然增加。因此，捂的最佳时机，应该在气象台预报的冷空气到来之前 24～48 小时内。

注意这样一个温度临界点——15℃。研究表明，对于多数老年人或体弱多病而需要春捂者来说，15℃可以视为捂与不捂的临界温度。也就是说，当气温持续在 15℃以上且相对稳定时，则春捂可以结束了。

其次，需要注意温差，当昼夜温差大于 8℃时，春捂就是必不可少的。春天的气温，前一天还是春风和煦、春暖花开，转眼间就有可能寒流涌动，让你回味冬日的肃杀。面对天气多变，你就得随天气变化加减衣服。那么，何时加衣呢？专业人士认为，昼夜温差大于 8℃是该捂的信号。

而捂着的衣衫，随着气温回升总要减下来，但若减得太快，就可能出现"一向单衫耐得冻，乍脱棉衣冻成病"的情况。因为你没捂到位。怎样才算捂到位？养生专家发现，天气转冷需要加衣御寒，即使此后气温回升了，也得再捂 7 天左右，减得过快有可能冻出病来。所以，春捂 7～14 天比较合适。

春天暖洋洋的阳光让人特别想睡觉，特别是下午，工作或学习时间长了，人就会感到疲乏。这时候伸个懒腰，就会觉得全身舒服。人体解剖学、生理学告诉我们，人脑的重量虽然只占全身体重的1/50，而脑的耗氧量却占全身耗氧量的1/4。人类由于直立行走等因素，身体上部和大脑较易缺乏充分的血液和氧气的供应。久坐不动，加上大量用脑工作容易引起大脑缺血、缺氧症状，头昏眼花，腿麻腰酸，所以经常伸伸懒腰，活动活动四肢，对消除疲劳是绝对有好处的。

◎ "春捂"很重要，但千万别盲目

从古至今许多养生者都十分重视"春捂秋冻"，就是说，早春季节不要急忙把棉衣脱掉，以免感受风寒；初秋来临，也不要一下子穿得太多，以免气候乍冷乍暖，反而易受凉。

由于初春气候多变，乍暖还寒，早晚温差较大，且常有寒潮来袭，加上此时人体代谢功能较弱，不能迅速调节体温，对外界抵抗能力较弱；如果衣着单薄，极易感受风寒。特别是老年人，抗病力差，稍受风寒，就会血管痉挛、血液黏稠、血流速度减慢，引起脏器缺血，易发生感冒、肺炎、气管炎、哮喘、中风、冠心病等疾患，危及健康。唐代医家孙思邈就主张"春天不可薄衣，令人伤寒、食不消、头痛"，穿衣宜"下厚上薄"，以养阳收阴。这种防寒保暖方法，能够维护人体正气，抵御邪气。

初春时节，人们应做好防风御寒准备，不要顿减衣物，被褥也不可马上减薄，应时备夹衣，根据气候寒热变化，随时添减，以安度早春。

人体下部的血液循环要比上部差，容易遭到风寒侵袭，衣裤鞋袜不能穿得过于单薄，尤其是老人不要把下身衣服减得太多，还有女性不要过早穿短裙。寒风刺骨入下肢，容易生病。

春捂重下肢，还要加强下身的锻炼，以促进血液循环。可以采取干洗脚等方法进行锻炼，具体为双手紧抱一侧大腿根，稍用力从大腿根向下按摩直到足踝，再从足踝往回按摩至大腿根。用同样的方法再按摩另一条腿，重复10～20遍。还可采用甩腿、揉腿肚、扭膝、搓脚、暖足、蹬腿等方法来活动下肢以增强抵抗力。

春季早晨天气比较冷，到中午温度升高时，不能马上将孩子的衣服脱掉。当孩子玩得满身出汗时，也不要立刻给孩子脱衣服，应该用毛巾把他（她）胸背上的汗水擦干，让孩子安静下来，待汗水完全消失后再脱外衣。

◎ 春眠不觉晓，安睡不宜早

春天是人们最好的睡眠时节，因此人们常说"春眠不觉晓"，又有"春困"之说。一般来说，春天的睡眠质量比较高，也正适合进行调养。但是，还是有些人会因种种睡眠障碍而不得眠。

那么，春季要如何睡眠呢？

首先，应该"夜卧早起"。一日之计在于晨，早在《黄帝内经》中就有精辟论断，"夜卧早起，广步于庭，被毛缓行，以使志生"。就是讲，人要适应自然界的变化，要适当晚睡早起，到户外散步，悠然自得地舒展肢体，使精神活动寄望于大自然中。饭后、睡前闲庭漫步，不仅可消食化气，还可无思无虑，心身得以休养，神清气爽。春季睡眠，宜按时入睡；午睡一刻钟，能夜补一小时；体脑并用，形与神俱，精神乃治。

其次，也应注意，春木当令，性情亢奋的人易旧病复发。俗话说："菜花黄，疯子忙。"这种情况可通过适当增加睡眠，静心修养，辨证治疗，从而缓解病情发展。春暖花开季节，也是花粉过敏病高发时期，适当远离花粉地带，能起到预防作用。同时，也应注意到，春季睡眠与养生要和运动调养相结合。所谓"闻鸡起舞"，顺应生物节律性，经过一夜睡眠，伸展疲倦的身躯，在空气清新的室外，选择适合自己锻炼的项目，吸收大自然活力，调养精神，炼气保精，增强抗病能力，使自己充满春天般的活力。

再次，食疗可助眠。春季睡眠不好，可参照以下食疗方案进行治疗。

葱枣汤：大红枣 20 克，葱白 7 根。将红枣洗净，用水泡 1 天，将葱白洗净备用。将红枣放入锅内，加水适量，用武火煮沸约 20 分钟，加葱白，再用文火煎 10 分钟，服用时吃枣喝汤。

枣麦桂圆汤：小麦 60 克，大枣 14 枚，去壳核桂圆肉 7 个，洗净后加水共煮，待枣麦熟后即可食用，每日 1～2 次。

五味子糕：将五味子碾成粉过筛备用，每次取 10 克，再用糯米粉 100 克，把药粉加入拌匀，置笼上蒸熟，睡前趁热食用，每日 1 次。此方对遗精多梦、心悸失眠较有疗效。

莲心茶：取莲子心、生甘草各 3 克，开水冲泡当茶饮用，每日数次，具有清心、安神、降压之功效。此方对患有高血压病、经常失眠的患者疗效较好。

百合汤：鲜百合 100 克，加水 500 毫升，文火煎煮烂后，分两次食用。此方适用于有肺结核病史的失眠患者。

◉ 远离寒湿，阳气十足身体暖

我们经常会听到这样的说法——阳气是生命的根本。那么，什么是阳气呢？所谓阳气，一方面来自先天，与父母和个人的先天体质有关。另一方面来自后天，是人呼吸的气和脾胃消化的食物结合而成的。它的作用就是温养全身组织，维护脏腑功能。阳气虚就会出现生理活动减弱和衰退，导致身体御寒能力下降。

中医认为万物之生由乎阳，万物之死亦由乎阳。人之生长壮老，皆由阳气为之主；精血津液之生成，皆由阳气为之化。阳气就像天上的太阳一样，给大自然以光明和温暖，失去阳气，万物便不能生存。人体没有阳气，体内就失去了新陈代谢的活力，不能供给能量和热量，生命就要停止。寒湿会阻滞阳气的运行，使血流不畅、肌肉疼痛、关节痉挛等。湿困脾胃，损伤脾阳，或患者平时脾肾阳虚而致水饮内停，多表现为畏寒肢冷、腹胀、泄泻或水肿等。所以，寒湿是最损伤人体阳气的。

怎样判断身体内是否有湿呢？方法很简单，观察自己的大便情况，一看便知。长期便溏，大便不成形，很有可能就是身体蕴涵了太多的湿气。长期便秘，则代表着体内的湿气已经很重了。因为湿气有黏腻性，过多的湿气就容易把粪便困在肠道内。

祛除寒湿最好的办法就是让身体温暖起来，因此，健康与温度有着密切的关系。众所周知，掌握人体生杀大权的是气血，而气血只有在温暖的环境里，才能在全身顺畅地流通。如果温度降低、血流减慢，就会出现滞涩、瘀堵，甚至血液会凝固，人就将面临死亡；如果人的体温上升，不仅会增强人体的免疫力，还能在正常细胞不受影响的情况下大量杀死癌细胞。此外，温度过低，会使体内的寒湿加重，外在表现就是上火。所以，要涵养我们身体内的阳气，就要远离寒湿，温暖身体。

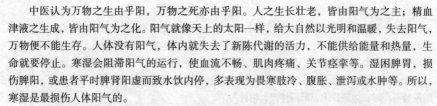

· 四季养生小贴士 ·

《本草纲目》中还记载了很多可以补益阳气的食物，如狗肉、党参等。另外，安步当车，让身体动起来，为自己选择几项适合的运动；放弃淋浴，经常泡个热水澡；养成睡前用热水泡脚的好习惯。这些方法都能让身体暖和起来，随着免疫力的提高，人体就能克服许多顽疾。

◉ 不想老得快，春天勤梳头

人体的内外上下，脏腑器官的互相联系，气血调和输养，需要人体经络起传导作用。经络遍布全身，气血也通达全身，营养组织器官，抗御外邪，保卫机体。这些经络或直接汇集头部，或间接作用于头部，比如人头顶的"百会穴"。

梳头可以疏通气血，起到滋养和坚固头发、健脑聪耳、散风明目、防治头痛的作用。早在隋朝，名医巢元方就明确指出，梳头有通畅血脉、祛风散湿的作用。北宋大文学家苏东坡对梳头促进睡眠有深切体会，他说："梳头百余下，散发卧，熟寝至天明。"

清晨起来，人们早已养成洗漱梳理的习惯，但是为什么要强调春天梳头呢？这是因为，在春天，大自然阳气萌生、升发，人体的阳气也顺应自然，有向上向外升发的特点，表现为毛孔逐渐舒展，循环系统功能加强，代谢旺盛，毛发生长迅速。因此，人们在春天养生保健中就必须顺应天时和人体的生理节律，春天梳头正是符合春季养生强身的要求，能通达阳气，宣行郁滞，疏利气血，当然也能健壮身体。

头是五官和中枢神经所在，经常梳头能加强对头面的摩擦，疏通血脉，改善头部血液循环，使头发得到滋养，乌黑光润，牢固发根，防止脱发；能聪耳明目，缓解头痛；可促进大脑和脑神经的血液供应，有助于降低血压，预防脑溢血等疾病的发生；能健脑提神，解除疲劳，防止大脑老化。由此可见，春季勤梳头能达到延缓衰老的目的。

◉ 春天，享受"森林浴"的大好时节

　　森林中树木散发出来的芳香空气，具有杀菌作用。春天"泡泡森林浴"，能培养人体的正气，达到祛病抗邪的目的。那么，怎样"泡森林浴"呢？

　　（1）散步：当我们在森林中漫行时，身体的各个关节都会自动替自己"加油"，使各个脏器发挥出它的功能，身体的四肢及五脏六腑等都会自动协调，有韵律地活动，尤其可以促进细胞的新陈代谢。

　　（2）做体操：在森林中行走、做体操，可以舒展筋骨和肌肉，减缓骨骼的老化过程，从而使人长寿。

　　（3）推拉运动：用手抓住树木的某个部位，全身随手臂的屈伸做来回运动，可用于治疗腰痛，还能使头、肩、背部得到舒展，消除疲劳。

　　（4）腹式呼吸：深吸一口气，在 15～20 秒内将气缓慢全部呼出；用鼻呼吸 10～20 秒；暂停呼吸 5 秒钟左右。将上述动作连续做 10～15 次，可以调和五脏六腑。

　　（5）仰天长啸：在森林中放开喉咙，昂首挺胸，仰望天空，尽情地有节律地发出吼声或呼叫声，每间隔半分钟至一分钟吼叫一声，连续 10～20 声为一次，每日一次，顿时就会精神振作，轻松愉快，心平气和，胃口大开。

　　（6）日光浴：森林中由于枯叶的作用，阳光疏密适中，人体能适当地受到紫外线照射且不会灼伤皮肤，从而增强人的体质。

　　（7）闭目养神：在森林中闭目养神，忘掉周围的一切，在幽静的环境中，使大脑极度放松，可调节人的自律神经系统，对治疗神经衰弱、失眠症等极为有效。

◎ "春心荡漾"，房事更要有所注意

春季气候变暖，对房事的影响主要有两方面，即春阳生发和春风吹拂。

春阳初生，气候由寒转暖，从阴转阳。自然界春暖花开，万紫千红，大部分动物都在春季发情交配，故对男女相恋之情，也有"春情"之喻。少女怀春，少男春心萌动，有时可有遗精发生，甚至春梦一刻，有梦交之情，这就是春季生发之气促动，对健壮的少男少女来说是性兴奋的反映。男性体内性激素睾酮水平也随着季节而改变，可促使性冲动，这并不是邪念。春天好发的"青春痘"，面部痤疮斑斑，也是性激素偏旺的象征。

中医认为，春风当令，应于肝木，肝气旺于春季。肝气疏泄，具有舒畅、调达、宣散、流通等功能，所以在春天，人们应一改冬天倦藏之性。对房事来说，也呈春情萌动之态，所谓"春心荡漾"，性兴奋的激情，使春季的房事明显多于寒冬。同时，按照经络理论，人体的生殖器被肝经所环绕，春季是肝经主气，肝气性喜达舒，最怕受抑郁和压制，所以春季保持适当频度的性爱，对改善心绪也是非常有益的。

很多医家指出，春季性生活既要迎合春季的特点，使生发之性充分展露，使身心调畅，意气风发，切忌恼怒抑制，有悖春季疏发之性，但又不能任其春情滋生，心猿意马，任意放纵，用理智加以克服才能保持身心的健康。

总之，在春季，房事可"随性"一些，但也要有节制，不可频繁放纵。

·四季养生小贴士·

春天天气暖和，人的活动能力增强，此时人的性欲会特别旺盛。而有的年轻人仗着身强力壮，任由自己的欲望泛滥，很容易导致中医所说的"房劳过度"，从而引起阳痿。即使在春天这样容易产生性冲动的季节里，年轻人性生活频率最好控制在每周1～3次左右，中年人每周1次左右，而老年人则适宜每两周1次。

◎ 人到中老年，春季"四不"需牢记

中医认为，立春后人体内阳气开始生发，如能利用春季阳气上升、人体新陈代谢旺盛之机，采用科学的养生方法，对全年的健身防病都十分有利。下面是中老年人春季养生的"四不"原则。

1. 不"酸"

春天饮食应"省酸增甘"，因春天本来肝阳上亢，若再吃酸性食物，易导致肝气过于旺盛，而肝旺容易损伤脾胃，所以，春季饮食忌"酸"。

酸性食物有羊肉、狗肉、鹌鹑、炒花生、炒瓜子、海鱼、虾、螃蟹等。宜食用甘温补脾之品，可多吃山药、春笋、菠菜、大枣、韭菜等。可用山药和薏米各30克、小米75克、莲子25克、大枣10枚共煮成粥，加少许白糖当主食食用。

2. 不"静"

春天自然界阳气开始生发，人体应该借助这一自然特点，重点养阳，养阳的关键在"动"，切忌"静"。

老年人应该积极到室外锻炼，春季空气中负氧离子较多，能增强大脑皮层的工作效率和心肺功能，防止动脉硬化。但是老人春练不要太早，防止因早晨气温低、雾气重而患伤风感冒或哮喘病、慢性支气管炎，应在太阳升起后外出锻炼。

不过，春练不能空腹，老年人早晨血流相对缓慢，体温偏低，在锻炼前应喝些热汤。同时运动要舒缓，老年人晨起后肌肉松弛、关节韧带僵硬，锻炼前应先轻柔地活动躯体关节，防止因骤然锻炼而诱发意外。

3. 不"妄"

老年人本来阳气相对不足，春天是养阳的大好时机，如情欲妄动而房事较频，会耗气伤精，进一步损伤阳气，因此老年人在春天应适当节欲。

4. 不"怒"

春季是肝阳亢盛之时，情绪多易急躁，要做到心胸开阔，身心和谐。心情舒畅有助于养肝，心情抑郁会导致肝气郁滞，影响肝的疏泄功能，使免疫力下降，容易引发精神病、肝病、心脑血管疾病等。

> **·四季养生小贴士·**
>
> 在饮食上，老年人应该多吃富有营养而又容易消化的清淡食物，不吃或尽量少吃生冷食品，以免刺激胃肠引发疾病。胃寒者可以喝点姜糖水，能起到御胃寒和防治感冒的双重作用。

◉ 着装有讲究，安然度暖春

有资料显示，衣着对维护体温的恒定有着极其重要的作用。从科学角度讲，衣着服饰与人体之间存在着一定的空隙，即所谓的衣内气候。适当的衣内气候不仅可以保暖，还有助于恢复体力。

因此，春季合理着装对人体的保健养生同样至关重要。

首先，春季服饰的选择要注重衣料。根据春季的气候特征，选择内衣时最好选择具有一定保暖性而又柔软透气、吸汗的衣料。例如大家常说的纯棉布料，柔软舒适，不会对皮肤产生不良的刺激与影响。至于外衣，则可以根据天气的变化和个人的喜欢来选择，如全毛呢、全棉牛仔布、灯芯绒等，都是不错的料子。此外，当前还比较流行化纤纺织品，从性质特征来看，这类布料虽然容易产生静电，对皮肤产生不良刺激，但其透气性和吸湿性都比较适中，而且耐磨，也可以作为非贴身服饰的选择。

其次，春季服饰的选择要注意款式。很多人买衣服，尤其是女性朋友，只注重款式的时尚新颖，却很少考虑到款式的养生保健作用。殊不知，针对春季气候变化特点，我们穿着上既要宽松舒展，又要柔软保暖。一般来说，上松下紧的"V"字型服装，穿着自由、轻便、舒适，尤其适于春季穿。此时，风衣、夹克衫和休闲装也是不错的选择。还有质地轻柔、色彩鲜艳的薄型羊毛衫是年轻人较好的选择。

最后，春季还要注意为自己选择合适的鞋袜，应遵循"既宽松舒展，又柔软保暖"的原则。需要特别说明的是，袜子最好选择纯棉的，既养脚又不容易皮肤过敏；鞋子最好选择皮革面料的，这样透气性比较好。

> **·四季养生小贴士·**
>
> 春季外出旅行的服饰宜简忌繁，尽量轻装上阵。鞋子要舒适轻巧，并且兼顾衣着的色调和谐统一，以便使旅行变得轻松怡然。

第五章
万物复苏，全身筋骨也要舒展起来

在万物复苏的春天，为什么有的人能永远感觉充满活力，有的人却萎靡不振？为什么有的人总是面色红润，有的人却老气横秋？为什么有的人无论穿什么品牌的衣服都能凸显好身材，有的人却总是水桶身材？为什么有的人动作非常灵活，有的人却会因一小块石头就让脚踝受伤……这一切答案就在于合理的科学运动。知道吗？春季若选择合适的运动，可以使你全身的筋骨都随着春天的生机勃发一起舒展起来，从而让你更加灵活、健康。

◉ 科学锻炼五原则，增强体质防春寒

一年之计在于春。早春寒冷，也要科学地锻炼身体。锻炼身体是为了增强体质，科学地锻炼身体才能有效地增强人的体质。科学锻炼身体要坚持以下几个原则：

1. 渐进性原则

渐进就是前进、发展、提高，而不是停留在一个水平上，是逐步地、依次地、循序地变化，而不是突然或急剧地变化。科学锻炼身体过程中，最本质的是运动负荷的问题，要按照人体对运动的适应性变化，有计划地增大运动负荷。一定的运动负荷量，对身体作用一定次数和时间之后，才能引起身体的适应性，然后再逐步增大运动负荷，使身体产生新的适应性，最终达到增强体质的目标。

2. 反复性原则

反复是一次次重复的意思。在锻炼身体的过程中，只练习几次对人的作用不大，只有反复多次练习才能对身体产生良好的作用。反复次数过多，也会给人体带来副作用，因此，反复是有规律、有限制地重复，是锻炼身体的又一个原则。

3. 全面性原则

人的身体是一个整体，要想增强体质，就必须使构成人体的各局部都得到锻炼和发展。具体来说就是要使身体各部分、各个器官和系统功能以及人体各种基本活动能力都能得到发展。

4. 意识性原则

意识性原则是指要有意识地从增强体质出发去进行锻炼，而不是盲目地或无目的地乱练一气。人的活动除了有机体的自律活动和反射活动之外，所有的随意活动都伴随着一定的意识。盲目性不是无意识，而是意识不清、意识程度浮浅、意识的指向性错误。在参加体育锻炼过程中，每一个人都要增强和树立起正确的意识性。

5. 个别性原则

个别性原则是指在锻炼过程中，要根据个人的特点去安排锻炼的方法、内容和运动负荷。每个人的体质都有各自的特点，只有针对这个特点去锻炼才能有收效。当前国内外提倡在锻炼中实行"运动处方"的方法，正是这一原则为人们所重视的反映。

春天锻炼身体，有些注意事项万万不能忽视：

（1）注意气候变化。春天的气候变化比较反复，进行体育锻炼时，要提前收看天气预报上的锻炼指数。

（2）注意准备活动。春天的气候特点决定了在锻炼之前要热身，这对于减少运动时的突发事件有很好的作用。

（3）注意锻炼时间。早晨锻炼不是越早越好，最好等到太阳出来以后再去。

此外，大风、沙尘天气或者雾天最好不要外出锻炼。

◉ 春天运动，舒缓才是主要原则

春天到了，看到刚破土的新绿、枝头笑意盈盈的迎春花，大自然似乎在向我们惬意地招手。此时，你是否早已迫不及待地想走进春天的暖阳里，好好活动一下筋骨呢？

春季运动很有讲究，一定要以舒缓为主。如果你选择剧烈运动，大汗淋漓，不仅对身体无益，反而还会有害，因为这样会损伤初发的阳气，降低人体的免疫力。

美国专家曾对一批滑雪运动员进行免疫力测定，发现他们在剧烈比赛以后，其唾液中抗体免疫球蛋白含量会迅速下降，这种抗体减少，可使滑雪运动员易患上呼吸道感染。专家们指出，剧烈运动会使机体紧张，产生较大的压力，使体内某些化学物质增多，而这些化学物质会使体内免疫系统中的自然杀伤细胞、T细胞和B细胞活动减少，这样就会降低免疫系统抵抗细菌和病毒的能力。

因此，春季从事体育运动要讲究科学性，也就是运动要适量，这样才能达到强身健体的目的。

剧烈运动的危害主要表现在以下几个方面：

（1）运动性血尿：长时间剧烈运动会使全身肌肉、关节处的血管扩张，血液需求量猛增，容易引起血尿。经过大约一周的休息，血尿才可逐渐消失。

（2）运动性贫血：剧烈运动时，可能出现运动性贫血。因此，要避免剧烈运动，应循序渐进，从小运动量的活动开始。运动后要多补充蛋白质、铁、维生素等营养物质。

（3）运动性胃肠炎：人在剧烈运动时，容易得暂时性胃肠缺血性胃肠炎，可出现腹痛、腹泻、呕吐、便血，所以，一定要严防超负荷的剧烈运动，一旦出现胃肠道症状，特别是腹痛时，绝不可服止痛药，应及时到医院就诊。

（4）运动性哮喘：多见于有哮喘史或过敏史的青少年，在剧烈运动后10～15分钟发病，休息后可逐渐缓解，多数在30～60分钟后恢复正常。哮喘缓解后1～2小时再运动，又可引起发作。运动性哮喘多发生在冬天，与干燥寒冷的空气刺激呼吸道黏膜有关。

（5）运动性猝死：冠状动脉硬化是成人运动性猝死的主要原因，与此有关的其他疾病还有心肌病、脑血管意外和主动脉剥离等。这些都会导致运动性猝死的发生，因此一定要避免剧烈运动，并做好运动前的身体检查。

（6）运动性心理疲劳：剧烈运动时，由于消耗了大量的能量，为防止能量进一步消耗，人体会出现机能抑制。这时人们会感觉极度疲劳，产生由于生理机能下降而引起的不良心理现象，如心烦意乱、恐惧不安、注意力分散、大脑反应减慢等。

长时间的剧烈运动会给人体带来极大的伤害，更达不到强身健体的目的。因此，我们要掌握安全有效的健身方法，进行适时、适度、适量的体育运动，在科学中寻找健康！

◉ "走为百练之祖"，春季早晚散散步

春天，万物复生，室外的空气越来越清新。春季早、晚去散散步，有益身体健康。你可别小瞧散步，走路不仅是人体的基本活动形式，也是一种锻炼身体、延年益寿的最佳途径。

俗话说"走为百练之祖"，步行的优点是，任何人在任何时间、地点都可以进行，而且动作缓慢、柔和，不易受伤。因此，散步特别适合年老体弱、身体肥胖和患有慢性病的人康复锻炼。

步行是一种有益健康的便捷而有效的运动方式，无须器械、服饰，每天上下班、购物、逛公园……都应选择步行。步行看似简单，其实蕴藏着许多你意想不到的健身效果，坚持步行能帮助你把"坐"掉的健康"走"回来。

（1）步行可增强心肺功能。长期坚持步行上下班，可以增强心肺功能，改善血液循环，预防动脉硬化等心血管疾病以及感冒等呼吸道疾病。步行还可减少荷尔蒙分泌，进而降低血压。

（2）步行可促进糖类代谢正常化。饭前饭后散步是防治糖尿病的有效措施。研究证实，中老年人以每小时3千米的速度散步1.5～2小时，代谢率提高48%，糖的代谢也随之改善。糖尿病患者经过一天的徒步旅行后，血糖可降低60毫克/升。

（3）步行能延缓和防止骨质疏松。步行是一种需要承受体重的锻炼，有助于延缓和防止骨质疏松症。又因为运动能延缓退行性关节的变化，所以步行能预防或消除风湿性关节炎的某些症状。

（4）步行能缓和神经、肌肉紧张。步行是一种积极性休息的良好方式。美国运动医学博士赖维说："轻快散步20分钟，就可以将心率提高70%，其效果正好与慢跑相同。"

（5）步行可防治颈椎疾病。步行时如果伴以昂首远望、抬头挺胸、双肩大幅摆动，有助于调整长期伏案的姿势，防治颈椎疾病。

（6）步行能保证睡眠质量。每天坚持走路上下班，可提高夜间睡眠质量。另外，吃饭后、睡觉前走路也不错，睡前走路有助于促进睡眠。

（7）步行能使大脑思维敏捷，记忆力变佳。步行中大脑思维能力、注意力和记忆力都较平时提高。因为步行时血液和氧分输送到大脑各处，在β-内啡肽的作用下大脑保持清醒，正是大脑发挥作用的最佳状态，判断事物和理清思路的能力和速度都是大脑迟钝时的数十倍。

（8）步行能让你解忧排压、精神百倍。多用双脚，能改善体内自律神经的操控状态，让交感神经和副交感神经的切换更灵活，有助于缓解压力和解除忧虑。

不过，散步同其他体育活动一样，也有一套方法和要领。

1. 调身

就是调整身体，使散步的姿势端正。散步的时候，要抬头、挺胸、收腹，两臂前后自然摆动。眼睛要看前方远处的山、树、屋等目标，并注意由远而近、由近而远地调整视力。头部可以

缓慢地左右转动，活动颈部。行走的时候用大脚趾、脚后跟的内侧用力着地，这不仅对端正姿势有好处，而且对舒经活络、防治静脉曲张、小腿抽筋有一定作用。

2. 调心

就是调整心态，使心境处于宁静、喜悦的状态，丢掉一切烦恼和苦闷，轻松愉快、专心致志地散步。为了做到这一点，可以边走边欣赏风景，看看蓝天、白云、绿树、红花，还可以用手指梳梳头发，促进头部血液微循环。

3. 调息

就是一边走一边调整呼吸，把体内的二氧化碳等废气从口内慢慢吐出来，把新鲜空气徐徐吸进去，不断地进行"吐故纳新"。呼吸要注意轻慢深细，不要憋气，不要拼命用力，保持自然、均匀的呼吸状态。

不同体质的人可以选择不同的散步方法。

（1）体弱者——甩开胳膊大步跨。体弱者要想达到锻炼的目的，每小时走 5000 米以上最好，走得太慢则达不到强身健体的目的。时间最好在清晨和饭后进行，每日 2～3 次，每次半小时以上。

（2）肥胖者——长距离疾步走。肥胖者宜长距离行走，每日 2 次，每次 1 小时。

（3）失眠者——睡前缓行半小时。晚上睡前散步，缓行半小时，可收到较好的镇静效果。

（4）高血压患者——脚掌着地，挺起胸。高血压患者散步，步速以中速为宜，行走时上身要挺直，否则会压迫胸部，影响心脏功能。走路时充分利用足弓的缓冲作用，要前脚掌先着地，不要后脚跟先落地，否则会使大脑不停地振动，容易引起一过性头晕。

（5）冠心病患者——缓步慢行。冠心病患者散步步速不要过快，以免诱发心绞痛。应在餐后 1 小时再缓慢行走，每日 2～3 次，每次半小时。

（6）糖尿病患者——摆臂甩腿挺起胸。糖尿病患者行走时步伐尽量加大，挺胸摆臂，用力甩腿。最好在餐后进行，以减轻餐后血糖升高，每次行走半小时或 1 小时为宜。

· 四季养生小贴士 ·

通过长期的实验观察，专家认为：每天进行 1～3 次，每次持续 20～30 分钟轻松、愉快的散步运动，对一些只需控制饮食而不需依赖胰岛素或需少量胰岛素，病情便能得到明显控制的糖尿病患者，是非常有益的。有益的散步对糖尿病患者不能理解为单纯的减肥运动，而是具有药理学方面意义的。也就是说，让糖尿病患者每天"服"两次这种每次 30 分钟的散步"药丸"，就能产生相应的医疗效果。

这里，再介绍一种"安步当车"的步行锻炼方法：走路时抬头挺胸，两眼平视；两臂下垂，摆动自然协调；膝关节不过分弯曲，步伐稳健均匀。长期坚持就一定会收到效果。

◉ 赏鸟、远眺、视绿，春季养眼三秘方

春天，万物复苏，大地覆绿，又到了出游的好时节。到户外去拥抱大自然，真有一种蛰后初醒、生机盎然的情怀。同时，春游还有防治近视的良好功效。其观鸟赏鸟、登高远望和踏青视绿的活动对视力最有益。

（1）赏鸟消除视疲劳：观鸟赏鸟能在寻觅、追踪飞鸟的过程中，迅速调节视野，变换焦距，对消除视疲劳大有好处。当然不可用望远镜。

（2）登高远望可防眼肌僵化：只有远近视野不断地交互变换，才能保持眼内调节肌肉的灵活伸缩而不僵化。人们的日常工作、学习、读书都是近视野，到大自然去远望，是防止眼肌僵化的好方法。

（3）踏青视绿恢复视力：眼睛最怕紫外线，白光、红光对眼睛都有较强刺激，室内灯光，特别是电脑、游戏机、电视荧屏对视网膜均有损害。唯独原野、森林、草地的自然绿色最适于人的视觉，春游到大自然中去踏青视绿，对视力的恢复大有好处。

·四季养生小贴士·

春季眼部面临很多挑战，除了干燥的春风，还有日渐强烈的紫外线。于是，眼睛的干涩、水肿的眼袋都在提醒你，应该马上开始养护自己的眼睛。

◉ 慢跑，春天健康的零存整取

几场春雨过后，大自然到处春意盎然。《黄帝内经》中提到，春天的三个月，是推陈出新的季节。

此时，专家建议，人们应根据气候和身体特点进行锻炼，以生发阳气，恢复人体机能。于是，慢跑就成了绝佳的养生运动。

你可能有所不知，早在两千多年前，古希腊的山岩上就刻下了这样的字句："如果您想强壮，跑步吧！如果您想健美，跑步吧！如果您想聪明，跑步吧！"我国民间也有俗话说："人老先从腿上老，人衰先从腿上衰。"跑步是见效最快、锻炼最全面的一种运动。

从科学角度来看，跑步有非常重要的健身作用：

1. 增强心肺功能

跑步对于心血管系统和呼吸系统有很大的影响。青少年坚持跑步锻炼，可拓展速度、耐力，促进心肺的正常生长发育。中老年人坚持慢跑，可保证对心脏的血液、营养物质和氧的充分供给，使心脏的功能得以保持和提高。

2. 促进新陈代谢，有助于控制体重

跑步锻炼既促进新陈代谢，又消耗大量能量，减少脂肪存积。对于那些消化吸收功能较差而体重不足的体弱者，适量的跑步就能活跃新陈代谢功能，改善消化吸收，增进食欲，起到适当增加体重的作用。同时，跑步也是**防止超重和治疗肥胖的极好方法**。

3. 增强神经系统的功能

跑步对于增强神经系统的功能有良好的作用，能够消除脑力劳动的疲劳，预防神经衰弱。跑步不仅在健身强心方面有着明显的作用，而且对于调整人体内部的平衡、调剂情绪、振作精神也有着极好的作用。

可见，在春意盎然的时节，抽空出去慢跑两圈，对我们的身心大有裨益。

◉ 外出放放风筝，尽享春日之乐

春天放风筝是我国传统的民间娱乐活动，同时也是一项很好的健身运动。趁莺飞草长的大好时节，如果能忙里偷闲，到空气新鲜、负离子含量高于城市数十倍的郊外放放风筝，沐浴在融融的春光中，呼吸着郊野的新鲜空气，对身心健康和慢性疾病的康复都是十分有益的。

在放飞风筝时，由于要不停地跑动，在急缓相间、有张有弛中，手、眼、身、法、步要紧密配合，这对全身的肌肉、骨骼、关节以及各系统的协调性都是一种极好的锻炼。古人在《续博物志》中说："春日放鸢，引线而上，令小儿张口而视，清眼明目，可泄内热。"这是由于在放风筝时，眼睛要一直盯着高空的风筝，远眺作用可以调节眼肌功能，消除眼部疲劳，从而达到保护视力的目的。

一只大风筝升入云霄后的拉力相当大，需要拿出全身的力量才能驾驭，由此可增进臂力，强健腰背肌群和足部关节，对提高反应能力大有益处。

在阳光明媚、空气清新的春日里，让我们与风筝结伴而行，投身大自然怀抱，尽情享受春日乐趣。

◎ 找个玩伴，春天一起打羽毛球

每当春暖花开的时候，我们总能看到许多单位及团体举行羽毛球比赛。也有不少市民趁着大好的春光，选择羽毛球运动活动活动腿脚。

羽毛球是一种易学、有效的健身方法，从养生角度讲，它是一项能够让人眼明手快，并使全身得到锻炼的体育项目，尤其适合在春季进行。

现代羽毛球运动于1870年起源于英国，后来盛行于西欧及美洲。一开始它是一项贵族运动，随着后来的逐渐普及，到今天已成为一项大众喜爱的体育项目。

长期练习羽毛球的人都会有这种感受：通过经常观察对手挥拍情况和高速飞行中的球，有经验的人能像武林高手一样，在对手击球的一瞬间便看清楚球拍翻转变化的微小动作。其实，让人练得"眼明手快"的原因很简单：因为运动中的羽毛球速度很快（据统计，一名优秀运动员的击球速度能达到350千米/小时），这就要求对方队员的眼睛紧紧追寻高速飞行的球体，眼部睫状肌不断收缩和放松，大大促进了眼球组织的血液供应，从而改善睫状肌功能，长期锻炼就能提高人的视觉灵敏度和眼睛的反应能力。对于普通爱好者，尤其是中老年人和过度使用眼睛的人来说，如果能坚持练习，视觉敏感度将会明显提高。

另外，运动中锻炼者需要运用手腕和手臂的力量握拍和挥拍，还要充分活动踝关节、膝关节、胯关节等部位，做出滑步、踮步和弓箭步等各种步态，所以对于全身肌肉和关节的锻炼也是很充分的。在捡球、接球的过程中，不断弯腰、抬头等动作，使腰部、腹部的肌肉也能得到充分锻炼。

美国大学运动医学会（ American College of Sports Medicine ）提出，要想达到全身减肥的目的，每天应该做30分钟以上，每分钟心率为120～160次的中低强度的有氧代谢运动。对于普通羽毛球爱好者来说，这恰恰相当于一场低强度单打比赛的运动量。

所以，春季坚持进行羽毛球锻炼，除了能使心血管系统和呼吸系统功能得到加强外，减肥功效也是很显著的。既然如此，在春天来临之际，那赶快给自己找个打羽毛球的玩伴吧！

·四季养生小贴士·

作为一项大众锻炼项目，打羽毛球让人在跑跳过程中，全身舒展，得到充分的锻炼，只是羽毛球锻炼也要注意一些问题。

一是打球前要热身。打羽毛球难免要跑动、跳跃等，如果热身不彻底，容易扭伤腰部和脚踝，所以打球前的热身不可少，至少要5～10分钟。

二是要熟悉场地。打球最好选择自己比较熟悉的场地，如果是新环境，要先熟悉一下，看看活动起来是否有障碍，这样能防止不必要的伤害。

◎ 多参加乒乓球运动，受益终身

乒乓球不仅是我国的国球，也是春季体育运动的一项绝佳选择。很多人都喜欢打乒乓球，包括老人和学生，这对健康十分有利。

1.打乒乓球可以强健体质

乒乓球虽小，可打起来要全身活动。如果是激烈对阵，打一局就会汗流浃背，这样自然会增加血液循环，促进新陈代谢。有人做过统计，一场紧张的乒乓球赛，运动员手臂挥动击球可达 1000 次左右，两脚不停跑动可达 1000 ～ 3000 米。一位医师对训练中的运动员进行生理测定，结果显示运动员的心脏跳动次数每分钟从 60 次上升到 140 次，肺活量也明显增强。若能经常进行这项运动（如每天坚持练习 30 ～ 60 分钟），体胖的人可以减肥，血压高的人可以使血压下降，并能有效地提高内脏器官的功能，增强人的耐力和体质，使人更加健康。

2.打乒乓球可以增强智力

打乒乓球是双方你打过来我打过去，当球像流星似的在球台上一闪一跳时，运动者在挥拍击球的一刹那，既要迅速判断来球的落点、速度、力量和旋转，又要迅速移动脚步取得合理位置，然后进行有力的还击。每一次挥拍击球都需在几秒钟内完成这一系列动作，这就有效地锻炼了人们头脑的反应能力和各器官、各部位的协调性及灵活性，使智力得到发展。据报道，一位厂长为了提高流水线上的工作效率，让大家练手眼配合的乒乓球运动以提高个人素质。两个月后，30 位工人都提高了工作效率。

3.打乒乓球可以增加个人魅力

许多国外有识之士也推荐乒乓球运动。美国科学家温格博士写道："打乒乓球需要敏捷、复杂的行动与当机立断的反应。在期待与压力并存时，竞赛将充分反映出你非凡的自我完善及自律精神，打乒乓球是开动脑筋的好办法，也能使人意志更坚强。"

4.打乒乓球可预防近视

此外，打乒乓球能防治近视，这是因为造成近视的重要原因是眼睛疲劳。长期近距离看事物，两眼球会聚向鼻根方向，使眼外肌压迫眼球，久而久之就造成近视。打球时，双眼以球为目标，不停地上下调节运动，可以改善睫状肌的紧张状态，使其放松和收缩；眼外肌也可以不断地活动，促进眼球组织的血液循环，提高眼睛视敏度，消除眼睛疲劳，从而起到预防近视的作用。

运动专家和医生都建议，让患近视的孩子经常打乒乓球，每天练习 1 ～ 2 小时，坚持 2 ～ 3 个月，就会收到明显效果。

·四季养生小贴士·

由于乒乓球运动的这些特点和锻炼价值，使得乒乓球运动员和该项运动的爱好者们逐渐形成了良好的心理品质，并在其他某些方面超出常人。据心理学人士运用心理测验法对我国部分省市优秀少年儿童乒乓球运动员心理品质的研究结果表明：他们普遍表现为智力水平较高，操作能力优于普通学生，他们情绪稳定，自信心、独立性、思维敏捷性均较强，智力因素与个性因素发展协调。所以，春季常从事此项运动，可以令参与者获益终身。

⊙ 春季练平衡，荡荡秋千

荡秋千是一种简单的儿童游戏，始于春秋时期。作为春季的一项有趣的健身项目，它涉及复杂的人体平衡能力。

人能够感知头、躯干、四肢所处的位置和运动的变化，除视觉和关节、肌肉的本体感觉外，主要是靠内耳的前庭功能。前庭器官可大致分为半规管和耳石器，内有极敏感的感受装置。半规管通过内淋巴的流动，感受头部旋转运动变化的刺激；耳石器通过耳石的重力，感受身体倾斜和直线运动变化的刺激。由中枢神经调节身体各部位肌肉的紧张度，维持身体的正常姿势。

前庭功能障碍或过于敏感的人，头部位置和运动速度的突然变化，会引起眩晕、恶心、呕吐，影响身体的平衡。然而，当一个特定的刺激反复作用于前庭器官时，一段时间后，前庭反应会逐渐减弱，前庭功能的稳定性会因主动的训练而得到加强。这一现象叫作"前庭习服"。

花样滑冰运动员、舞蹈演员能够潇洒自如地快速旋转，就是这个道理。而荡秋千是一种增强前庭功能的稳定性、建立习服、提高人体平衡能力的最简便、最廉价的训练方法。2500多年前延续至今的传统运动项目，其健身机理已由现代科学逐步揭示。

荡秋千时，人随秋千板来回摆动，运动的方向和速度、所具有的势能和动能、距地面的高度不断变化，身体处于超重和失重的急速变化之间，耳腔内气压忽大忽小。这样，前庭感受细胞会受到内淋巴流动和耳石重力不断变化的刺激，膜电位大小变化所产生的神经冲动，会使前庭器官受到急性和慢性交替的安抚，从而提高感受细胞的适应能力，增强其稳定性。这便是荡秋千锻炼前庭平衡习服的基本机制。

经常荡秋千者很少发生晕车、晕船的毛病。荡得越高，时间越长，习服的效果越好。

荡秋千的健身效应是全身性的。在不断克服紧张和恐惧心理的同时，可以增强心理承受能力和自我控制能力；在四肢和头部受限的情况下，骨骼肌有节律地收缩和放松，还有利于肌纤维体积的增大。

荡秋千时，身体随着秋千前后摆动，在快速变化中使腰部受到反复刺激，腹部肌肉也有节律地收缩、放松，不知不觉中就增加了腰腹部力量，腰痛的毛病往往就能不治而愈。

·四季养生小贴士·

荡秋千要讲究方法，两手握绳，手心相对，与胸同高。两臂自然弯曲，荡千秋者可站在或坐在板上。由后上方向前摆时，屈膝下蹲，前摆过垂直部位时，两腿蹬板，并逐渐伸直，向前送髋，挺腹；由前上方向后摆时，屈膝下蹲，后摆过垂直部位时，臀部向后上方提起，逐渐蹬直双腿；双手随前后摆荡而用力。不过，有心脏病、高血压的患者，千万不要尝试荡秋千。

⊙ 出门垂钓，养足一年精神

垂钓作为一项时尚的娱乐活动，受到越来越多社会各阶层人士的喜爱。在风和日丽的春天，这些人天未明便起床，背上行装从城市到郊外，或步行几千米，或骑车几十千米赶赴钓场，有时还要翻山涉水，这就像田径运动。

你别看这里有几分辛苦，客观来讲，钓鱼是一项多功能的文体运动，静中见动，集锻炼与娱乐于一身，其中的乐趣只有钓鱼者才能体验到。许多钓鱼爱好者总结了钓鱼的"三乐四得"：独钓有静乐，群钓有同乐，竞钓有比乐；一得精神愉快，身心健康；二得鱼鲜美味，补充营养；三得新鲜空气；四得充实生活。

其实，钓鱼更是一种很好的医疗保健方法，它能祛虑，平衡心态，解除"心脾燥热"。现代医学把生理、心理和环境三种因素确定为人体致病的机理，而钓鱼恰对这三种致病机理具有"抗、控、防"的效应。一般来说，钓鱼的场所都在山间水旁，空气新鲜、草木葱茏，接近大自然可以使人忘却烦恼，心情舒畅。另外，钓鱼还有多方面的健身功能。在优美清新的环境中，空气中含有大量的负离子，负离子进入人体后与体内的血红蛋白及钾、钠、镁等正离子结合，使血液中的氧和血色素增多，从而改善机体的功能。钓鱼也并非完全静止，抬竿提线之间、一起一立、一提一抛，都使手腕、四肢、脊柱得到全面的活动和伸展，起到了舒筋活血的作用。很多钓鱼爱好者的实践表明，经常垂钓对肩周炎、颈椎病、支气管炎、慢性胃炎、神经官能症、高血压等疾病有治疗和辅助治疗的作用。

垂钓能陶冶情操，修身养性，磨炼意志，是一种积极的休闲静心养神之法。当你垂钓湖边，青山绿水交相辉映，环境清雅，微波荡漾，当鱼欲上钩而未上钩之时，你会排除一切烦恼杂念，精力高度集中，全神贯注，意守钩上，凝神静气，严阵以待。一旦有大鱼上钩，那种欢悦之情不禁油然而生。此时那些人世间的苦恼、生活中的郁闷、工作中的紧张情绪都会一扫而光。

虽然垂钓给人们带来说不尽的益处，因垂钓者常常固定在一个位置，身体也久久不能移动，也会引起各种疾病。在钓鱼爱好者中，中老年人较多，大部分人患有各种疾病。为了寻求猎物，他们长时间固守在水边，即使是健康人也易患神经痛。因此，垂钓之时，尽量不要长时间保持同一种姿势，在不影响垂钓的情况下，适当舒缓筋骨，有利于健康。

◎ 三月旅游去休闲，调节紧张生活

现在许多人在闲暇时都喜欢出外游玩，游览祖国的大好河山，但是大多数人都以为旅游只是玩玩、散散心而已。其实，从医学角度来讲，旅游有利于身心健康，而旅游也是自古以来人们所崇尚的养生之道，历代养生家都提倡远足郊游。

旅游能使你在紧张工作时的压抑或压力释放出来，不仅调节了你的新陈代谢，恢复了你机体正常的功能，也有利于健康，有利于长寿。

在远足跋山涉水之中，不仅活动了身体筋骨关节，也锻炼了我们的体魄，使气血流通，利关节而养筋骨，畅神志而益五脏。对于年老体弱者，应只求慢步消遣，不必求快求远。对体胖者，旅行是减肥的好方法。

另外，不同气质类型的人应选择适当的旅游区，这与心理健康有一定关系。一般来讲，多血质者应去名山大川，直抒胸臆；胆汁质者宜游亭台楼榭，调节心境；抑郁质和黏液质者以参观今古奇观和起落较大的险景胜地为宜，有助于改善抑滞。

我们都知道，旅游的目的是达到放松和健身的效果。在出发之前和旅游过程中做好充分的准备，能够让你玩得更开心。

首先，在出发前要对目的地有比较全面的了解。这样不仅节省时间，游览更多的景点，还可以避免很多麻烦。行程的安排尽量具体，并考虑交通工具与当地气候等因素。

其次，衣着宜轻便、宽松、舒适。不宜穿化纤类的内衣裤；夏天旅游要戴浅色的遮阳帽；根据旅游地点和季节要适当带些保暖的衣服，即使在夏天，如果准备登高看日出，也要预备保暖的衣服；准备轻便的雨衣或折叠伞。

最后，保证饮食卫生。准备饼干、面包、巧克力糖果等以防途中饥饿；尽量不在卫生条件差的饭店吃东西；最好不要饮酒；如果出汗多应多喝些淡盐水，一次饮水不超过 300 毫升为宜。

当然，住宿还要安全、卫生、方便、舒适。住下后及时洗澡，更换内衣，用热水泡足有利于消除疲劳；保证足够的睡眠。

> **·四季养生小贴士·**
>
> 旅游过程中，乘车时应注意安全，自己驾车应检查车况并遵守交通规则。准备少量治疗感冒、腹泻、晕车、过敏等病症和自己特殊需要的常用药物及处理外伤用的"创可贴"等；随身携带一张写有自己身体状况（如身患疾病、过敏史、血型等）以及朋友联系方式的卡片。

◉ 登山虽是好运动，安全意识不能忘

一家人或是亲朋好友，利用节假日去爬山登高，可以说是时下非常流行的一种休闲方式。登山是运动量比较大的活动，还带有一定的风险性。正因如此，人们称登山是一项"勇敢者的运动"。

那么，如何给自己和家人一次快乐逍遥同时又科学健康的登山之旅呢？首先，必须对这项运动有正确的认识，以避免不必要的损伤及不良后果。

1. 初次登山不宜过高

在崎岖的山道上，有些人如履平地，甚至还可肩负上百斤的货物，仍然能快步行走。这绝非一朝一夕之功，对于从来不曾爬过山的人，切忌存有一步登天的幻想，应该客观面对自身的体力。首次选择攀登比较低矮的山，经过几次锻炼，以后再渐次增高。

2. 登山不宜赶进度

有些人性子急躁，一遇到登山，总希望能一口气翻越山顶，事实上这既是不易办到的事，又隐藏着较多的危险性。当你登山之际，随着高度不断增加，心脏的负荷也越来越大，具体表现为心率加快，心搏加强，心血输出量增多，心脏氧耗量增大。因此，在登山时不必求进度，更不宜互相比赛，须量力而行，适可而止。宁可把登山的时间放宽些，切勿限时刻急于求成，如能这样，当可减少许多意外事故。

3. 上山容易下山难

没有爬过山的人，大多以为上山费力下山轻松，事实上未必如此。上山时确实需要付出较多的能量，但下山时的安全性却远不比上山时小，而且下山时小腿肚高度紧张，以至从高

山返回平地后，多数人要痛上好几天。正确的方法是切勿一口气冲下山，期间多加休息，休息时应不断用双手按摩小腿肚，从而起到改善血液循环的作用，能有效避免出现腿部痉挛的现象。另外，下山要慢行，走得太快，人体有运动惯性，有时会产生不能及时减慢或止步的情况，甚至会发生绊脚摔滚的现象。

同时，有些细节在这里还要提醒大家：

（1）登山要量力而行，事先一定要做好充分的准备工作。首先对所要登的山进行一番调查了解，不能贸然而登。特别是一些有泥石流活动的山、风化比较严重的山，更是不宜攀登。

（2）在登山时，一定要事先选择好路线。山草一般来说比较光滑，再加上山苔，特别是草中的毒蛇也会使人行走困难和易出危险，需要特别小心。作为休闲性的登山，与单纯的登山探险是有区别的，应尽量选择有山路和栈道的路线登山，如果没有必要，就不要去另辟登山路线。

（3）保证呼吸顺畅。要尽量保持呼吸的自然状态，这样才能在登山过程中使呼吸系统处于正常状态，从而顺利地登山。

（4）走"之"字路。登山游览，如果顺着石级直线攀登，是费力的。有经验的登山者往往是在石级上呈"之"字形攀登，看起来要多走一些路，实际效果是省力得多，下山也同样如此。

（5）悠着点。不论是上山还是下山，除了登山比赛，一般登山时不要急跑或乱蹦乱跳。要悠着点劲儿，将体力均匀分配，脚踏实地，一步一个脚印。

（6）登山游览买个手杖是很有用的。它不仅仅适用于老年人和行动不便的人，对年轻的登山者，可以用于探索地势高低、土质松硬、惊走蛇虫。

·四季养生小贴士·

登山活动不仅能够增强体质、陶冶性情，还可以在亲近自然的过程中体会一种人与自然之间最原始、最本质的联系。欧美及日本、澳大利亚、新西兰等国，不仅在大学体育课中开设了登山项目，而且在中小学也广泛开展了以旅行登山为主要内容的野外活动。现在，在中国，登山也越来越流行起来，特别是登山活动同旅游结合起来——旅行登山。旅游中要饱览山中的无限风光，就非要登山不可。当你登上山峰，那种"会当凌绝顶，一览众山小"的心情，是不登高峰所难以体验的。旅行登山目前已成为一项最为普及、最受人们欢迎的登山运动形式。

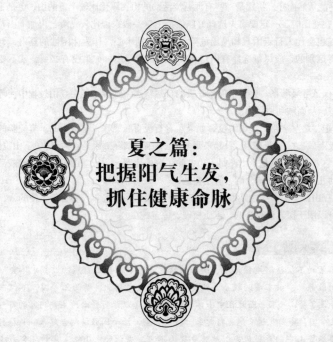

夏之篇：
把握阳气生发，
抓住健康命脉

　　走过色彩斑斓的春天，夏日的炎热便开始渐渐显露。在烈日炎炎的季节，由于酷热难耐，喝冷饮、吃凉食的次数就会不断增加，于是许多夏季时令病也随之悄然而至。于是，防病祛病、保健生息，对我们来说显得尤为重要。从中医角度看，夏季阳气旺盛，正是大自然阴消阳长之时，要想抓住健康的命脉，一定要把握阳气的生发。

第一章
立夏到大暑，夏天送给人类的六份厚礼

随着立夏的来临，夏天便正式地迈进我们的生活。在这艳阳普照的夏三月，经过立夏、小满、芒种、夏至、小暑、大暑6个节气。其最大的特点就是气温高、湿度高，地热蒸腾，天地之气上下交合，万物生长繁茂，争芳斗艳。由于这个季节对生灵万物的发育成长十分有利，我们在这个时节更应重视养生，根据不同节气的特点，有针对性地进行保养，使体内积蓄充足的阳气，以提高抗病能力。

◉ 骤雨当空荷花香，立夏小心"心火旺"

每年的5月6日前后是立夏，立夏表示即将告别春天，是夏天的开始。在天气炎热的时候，心里会有一种莫名的烦躁，人也会变得暴躁易怒喜欢发脾气，这就是气温过高导致心火过旺所致，也是中医"心主神明"的表现。

现代医学研究发现，人的心理、情绪与躯体可以通过神经—内分泌—免疫系统来互相联系、互相影响。所以，情绪波动起伏与机体的免疫功能降低以及疾病的发生都是有关系的。特别是老年人，由生气发火引起心肌缺血、心律失常、血压升高甚至猝死的情况并不少见。所以，立夏要养心，就要做到精神安静、喜怒平和，多做一些比较安静的事情，如绘画、练书法、听音乐、下棋、种花、钓鱼等，以保持心情舒畅。

在饮食方面，立夏以后天气渐热，应多吃清淡、易消化、富含维生素的食物，少吃油腻和刺激性较大的食物，否则易造成身体内、外皆热，而出现痤疮、口腔溃疡、便秘等病症。还应该多喝牛奶，多吃豆制品、鸡肉、瘦肉等对"养心"有好处的食品。

立夏以后虽然天气渐热，毕竟还没到伏天酷热之时，不要急于换上单薄的衣服，晚上睡觉也不要盖得过少，以免夜里受寒感冒。老年人更要注意避免气血瘀滞，以防心脏病发作。

下面，为大家推荐一款立夏进补食疗方。

荷叶荔枝鸭

原料：鸭子1只（约1～1.5千克），荔枝250克，瘦猪肉100克，熟火腿25克，鲜荷花1朵，料酒、细葱、生姜、味精、精盐、清汤各适量。

制法：将鸭子宰杀后，除尽毛，剁去嘴、脚爪，从背部剖开，清除内脏，放入沸水锅中余一下，捞出洗干净；荷叶洗净，掰下花瓣叠好，剪齐两端，放开水中余一下捞出；荔枝切成两半，去掉壳和核；将火腿切成丁，猪肉洗净切成小块；生姜、细葱洗净后，姜切片，葱切节。取蒸盆一个，依次放入火腿、猪肉、鸭、葱、姜、精盐、料酒，再加入适量开水，上笼蒸至烂熟，去掉姜、葱，撇去汤中油沫，再加入荔枝肉、荷花、清汤，稍蒸片刻即成。

功效：滋阴养血，益气健脾，利水消肿。

适应证：阴血亏虚、气阴两虚所致的神疲气短、形体消瘦、烦热口渴、骨蒸劳热、午后低烧、不思饮食、消化不良、干呕呃逆、干咳少痰、小便不利、肢体水肿、贫血等。

现在的很多企业在 5 月 1 日劳动节过后会为员工增加午休的时间，其实这与立夏养生也是有关的。进入夏季以后，昼长夜短，人们一般都会睡得比较晚，睡觉时间就会相应缩短，导致睡眠不足，所以要增加午休。其实，即使工作再繁忙，中午不能午休的人，也应该抽出 10 分钟左右闭目养神一下，这对恢复精神和体力都是很好的。

◉ 轰雷雨积好养鱼，小满养生先防"湿"

每年的 5 月 21 日左右是小满，人们常说"小满小满，麦粒渐满"，也就是说，从小满开始，大麦、冬小麦等夏收作物已经结果，籽粒渐见饱满，但尚未成熟，所以叫小满，还不是大满。小满时节，我国大部分地区已经进入夏季，南方地区平均气温一般高于 22℃，自然界的植物开始茂盛丰腴，春作物也正值生长的旺盛期。

小满以后，气温明显升高，降雨量也有所增加，温高湿度大，如起居不当很容易引发风疹、汗斑、风湿症、脚气等病症。防治这些病症在饮食方面应常吃具有清利湿热作用的食物，如赤小豆、薏米、绿豆、冬瓜、黄瓜、黄花菜、水芹、黑木耳、胡萝卜、西红柿、西瓜、山药、鲫鱼、草鱼等；住处的房屋应保持清爽干燥；易患皮肤病的人应勤洗澡勤换衣服，保持皮肤的清洁干爽，有条件的可以经常进行药浴和花草浴；精神方面，应注意保守内敛，忌郁闷烦躁。

古人认为：要想保持身体健康，寒暑不侵，就应该提高身体素质，以适应各种气候，杜绝疾病的发生。锻炼是提高身体素质的最好方法，所以在这一节气，应在清晨起床锻炼，并选择一些诸如散步、慢跑、打太极拳等比较温和的运动方式，不宜做过于剧烈的运动，以免大汗淋漓伤阴伤阳，违背"春夏养阳"的养生原则。

下面，为大家推荐两款小满进补食疗方。

栗肉怀山药粥

原料：栗子肉 30 克，怀山药 15～30 克，茯苓 12 克，炒扁豆 10 克，莲子肉（去心）10 克，大枣 5 枚，粳米 100 克，白砂糖适量。

制法：将栗子肉、怀山药、茯苓、扁豆、大枣用清水洗干净，与粳米同入砂锅，加水适量，以文火慢熬成粥，待粥将熟时，加入白糖，搅匀稍煮片刻即可。

功效：益气健脾，祛湿止泻。

适应证：脾胃气虚、水湿内停所致的食欲不振、神疲气短、腹胀水泻、小便不利、慢性水肿、白带量多、小儿疳积等。

葛根粉粥

原料：葛根粉 30 克，粳米 50 克。

制法：先将葛根洗净切片，水磨澄取淀粉，晒干备用。每次取 30 克，与粳米（先浸泡 1 宿）同入砂锅内，加水 500 毫升左右，以文火煮至米花粥稠为度。

功效：清烦热，生津液，降血压。

适应证：阴津不足之烦热口渴及高血压、冠心病、心绞痛、老年性糖尿病、慢性脾虚泻利等。

> ·四季养生小贴士·
>
> 小满处于初夏，此时气温明显升高，不时出现的降雨仍会对温度产生影响，早晚温差较大，要注意适时添加衣物，尤其是晚上睡觉时应注意保暖，避免受凉感冒。

◉ 割麦季节尽喜色，芒种会养身心清爽

每年的 6 月 6 日前后是芒种。农历书记载："斗指巳为芒种，此时可种有芒之谷，过此即失效，故名芒种也。"就是说，芒种节气最适合播种有芒的谷类作物，如晚谷、黍、稷等。芒种时节，天气炎热，已经进入典型的夏季，农事种作都以这一节气为界，过了芒种，农作物的成活率就会越来越低。

端午节多在芒种前后，民间有"未食端午粽，破裘不可送"的说法，意思是：端午节前，御寒的衣服不要脱去，以免受寒。所以芒种前后，虽然气温升高，还是要注意保暖。一般中午的时候天气会比较热，人比较容易出汗，为保持身体清爽，应该勤换衣服、常洗澡。应该注意的是，不要在出汗的时候立即洗澡，民间有"汗出见湿，乃生痤疮"的说法，讲的就是这个道理。

江西省还有句谚语说："芒种夏至天，走路要人牵；牵的要人拉，拉的要人推。"说的是芒种、夏至时节人们都非常懒散，甚至走路都没精神。这是因为入夏气温升高，降雨增多，空气中的湿度增加，湿热弥漫空气，致使人体内的汗液无法通畅地排出，所以人们多会感觉困倦、萎靡不振。

要想改变这种懒散的情况，首先应该保持轻松、愉快的状态，这样才能使气机得以宣畅，通泄得以自如。其次要做到晚睡早起，多多呼吸自然清气，适当接受阳光照射，以顺应阳气的充盛，利于气血的运行，振奋精神。中午还可以小憩一会儿以消除疲劳。

> ·四季养生小贴士·
>
> 在饮食方面，养生家普遍认为夏三月的饮食应以清淡为主，尤其是芒种这一天。医家孙思邈认为"常宜轻清甜淡之物，大小麦曲，粳米为佳"，就是说应该多吃清淡的食物，还告诫人们食物不要过咸、过甜。

昼长天地似蒸笼，夏至护阳避暑邪

6月21日前后为夏至日。"夏至"顾名思义是暑夏到来的意思，从阴阳二气来看，就是阳气达到极致。夏至这天太阳直射北回归线，是北半球一年中白昼最长的一天。从这一天起，我国进入炎夏季节，气候越来越热，最高温度能达到40℃左右，植物也在此时进入最旺盛的生长期。

从中医理论讲，夏至是阳气最旺的时节，因此养生也要顺应夏季阳盛于外的特点，注意保护阳气。中医有"春夏养阳"的说法，民间还有"夏至阳生"的说法，就是说夏至日虽然天气炎热，阳气达到极致，但阴气在这个时候已经开始滋长，此时人体极为脆弱，很容易患上各种疾病。关于这一时节的养生，古人认为，应当调整呼吸，运用气功，使心神安静，想象心中存有冰雪，这样便不会感到天气炎热了。

另外，在盛夏，由于气温过高，很多人会出现体倦乏力以及头痛头晕的症状，严重者甚至会晕厥。发生这些病症的原因是：第一，夏季天气炎热，人体大量出汗导致水分流失过多，如果不能及时补充水分，就会使人体血容量减少，继而大脑供血不足，引发头痛；第二，人体在排汗时，更多的血液流向体表，使得原本就血压偏低的人血压更低，发生头痛；第三，有些人是因为睡眠不足、脾胃虚弱、食欲不振导致头痛。要避免这些情况就要注意多喝水，保证体内的充足水分。另外还应选择适合自己的降温方式避免中暑，不要一味地吃冷饮，冷饮吃多了也会引发所谓的"冷饮性头痛"，而且容易导致肠胃疾病，损害健康。

饮食调养是夏至养生中的重要一环，应补充充足的蛋白质，这是体内供热的最重要的营养素。夏季在补充维生素方面，要比其他季节至少多一倍，因为大剂量的维生素 B_1、维生素 B_2、维生素C以及维生素A、维生素E等，对提高耐热能力和体力有一定的作用。同时，也要补充水和无机盐。水分的补充最好是少量、多次，可使机体排汗减慢，减少人体水分蒸发。而无机盐，可在早餐或晚餐时喝杯淡盐水来补充。还要多吃清热、利湿的食物，如西瓜、苦瓜、鲜桃、乌梅、草莓、西红柿、绿豆、黄瓜等。

夏至以后天气炎热，很多人就减少运动，每天躲在空调屋里，很少出汗，其实这样对身体是没有益处的。有条件的话，夏季应该经常游泳或者到山清水秀比较凉爽的地方游玩，这样既防暑又健身，也可舒缓心情，是非常好的健康养生之道。

在日常生活中，不少人也总结出自己的一套独特的养生之道，这些方式基本同源同理。只要人们能养成习惯，每日坚持，就自然能有健康的身体与充沛的精力。而大多数没有健康养生习惯的人也应主动培养健康习惯，除对自己的身体带来好处外，对自己工作效率的提升、生活品质的提高，以及自己的家人、亲朋的高品质生活都将有良好的带动作用。

·四季养生小贴士·

对于皮肤比较娇弱的人来说，夏至应该格外注意防晒。这类人，外出时应该穿舒适凉爽、透气吸汗性好的长袖衣物，最好再戴顶太阳帽，以免晒伤皮肤。

◉ 蝉鸣正烦田丰收，小暑静心更要小心

每年的 7 月 7 日左右是小暑，这时候天气虽然已经很热，但还不到最热的时候，所以叫小暑，还不是大暑。时至小暑，很多地区的平均气温已接近 30℃，时有热浪袭人之感，常有暴雨倾盆而下，所以防洪防涝显得尤为重要。农谚就有"大暑小暑，灌死老鼠"之说。

小暑以后，天气更加炎热，人常会感到心烦气躁，倦怠无力。所以这段时间的养生重点在于"心静"二字，以舒缓紧张情绪，保持心情舒畅。常言道"心静自然凉"就是这个道理。

在饮食方面，夏季尤其要提醒大家注意的是：夏季是消化道疾病的多发季节，在饮食上一定要讲究卫生，注意饮食有节，不过饱过饥，还要注意饮食丰富，以保证人体对各种营养成分的需求。

天气炎热，吃冷饮的人也越来越多，这里要提醒大家，从冰箱拿出来的冷饮和水果等，要在室温下放一会儿再吃，以免太凉刺激肠胃。其实，最好的消暑食物就是一碗清凉的绿豆汤，既健康又排毒。

关于夏季养生，有句俗话叫"冬不坐石，夏不坐木"。就是说冬天不在石头上久坐，夏天不在木头上久坐，为什么这么说呢？因为这个季节中，温高湿重，在露天久放的木头，露打雨淋含水分较多，表面看上去是干的，其实经太阳一晒，温度升高，便会向外散发潮气，在上面坐久了就会有害健康。所以，夏季在室外乘凉散步的时候，最好不要在树桩上久坐，以免寒湿侵入体内。

下面，为大家推荐两款小暑进补食疗方。

夏枯草炖猪肉 ————————
原料：夏枯草 20 克，瘦猪肉 100 克。
制法：将上 2 味加水炖熟，吃肉喝汤。
用法：每日 1 剂。
功效：滋阴润燥，清火散结。
适应证：胸膜炎。

鸡冠花丁香汤 ————————
原料：鸡冠花 10 克，丁香 3 克。
制法：水煎服。
用法：每日 1 剂。
功效：清热收敛，凉血止血。
适应证：风湿性心脏病。

> **·四季养生小贴士·**
>
> 自古即有"冬病夏治"之说，那些每逢冬季发作的慢性疾病，如慢性支气管炎、肺气肿等呼吸道疾病以及风湿痹症等，可以通过伏天贴膏药的方法进行治疗。具体地说，从小暑就可以开始贴敷了。

夏之篇

◉ 大汗淋漓皆是夏，大暑首先防中暑

每年的 7 月 23 日左右是大暑，这是一年中最热的时候。大暑正值中伏前后，在我国很多地区，经常会出现 40℃ 的高温天气，这个节气里雨水也非常多，气候湿热难耐。

这个节气的养生，首先要强调预防中暑，当持续出现 6 天以上最高温度高于 37℃ 时，无论在家也好，外出活动也好，应尽量避开中午以及午后的最高气温时间段。此节气也是心血管疾病、肾脏及泌尿系统疾病患者的一大危险关头，因此这些病症的患者更要格外小心。

不过，预防中暑也要讲究健康的方式。有很多人经常在大汗淋漓时用凉水冲澡，有人会一口气喝下一瓶冷饮，还有人直接把凉席铺在冰凉的地上躺下，这些做法的确会让人很快感觉到凉快，但也有可能会引发"阴暑"。所谓"阴暑"其实也是中暑的一种，致病原因不单纯是暑邪，而是兼有寒和湿的入侵，症状不像常见的中暑那样明显和发病急骤，但对身体的影响会更为深远。所以，在消暑时切忌太过贪凉，要预防阴暑的发生。

天气炎热的季节，也是街头小吃、烧烤、快餐增多的时候，越是天气炎热，饮食就越要小心，不要吃那些卫生条件没保障的街头小吃，吃烧烤时最好喝些绿茶，而那些煎炸的快餐也最好少吃，不但热量高，还容易上火。特别是快餐中常见的煎炸食品加冰镇饮料的搭配，很容易导致消化不良，引发胃肠疾病。其实，炎炎夏日自己在家里煲汤喝是很适宜的，选择新鲜的原料，配以清淡的口味，就是盛夏美食。

·四季养生小贴士·

大暑时节也应该适当地进行运动，年轻人剧烈运动后的大汗淋漓会让人有种舒服的畅快感，中老年人则应选择一些平和的运动，如快走、爬山、游泳、打太极拳、打羽毛球、打乒乓球等。

第二章
夏季养生先养心，心养则寿长

《素问·六节藏象论》里讲："心者，生之本，神之变也；其华在面，其充在血脉，为阳中之太阳，通于下气。"旨在告诉我们，心脏与夏季的关系非常密切。按照中医五行理论，夏季属火，对应的脏腑为"心"。这正如诸多医家所言，"夏主火，内应于心"。所以，养心成为夏季保健的一大关键点。

◉ 心是君主，夏季更需好好供奉

网上曾流行这样一段俏皮话：人体的五脏中，肾有两个，坏了一个还有一个；肝脏、肺脏也都有两个；唯独心只有一个，昼夜不停地工作，至为宝贵，也最辛苦。

《黄帝内经》中把人体的五脏六腑命名为十二官，其中，心为君主之官。它这样描述心："心者，君主之官，神明出焉。故主明则下安，主不明，则一十二官危。"君主，是古代国家元首的称谓，有统帅、高于一切的意思，是一个国家的最高统治者，是全体国民的主宰者。把心称为君主，就是肯定了心在五脏六腑中的重要性，心是脏腑中最重要的器官。

"神明"指精神、思维、意识活动及这些活动所反映的聪明智慧，它们都是由心所主持的。心主神明的功能正常，则精神健旺，神志清楚；反之，则神志异常，出现惊悸、健忘、失眠、癫狂等症候，也可引起其他脏腑的功能紊乱。另外，心主神明还说明，心是人的生命活动的主宰，统帅各个脏器，使之相互协调，共同完成各种复杂的生理活动，以维持人的生命活动，如果心发生病变，则其他脏腑的生理活动也会出现紊乱而产生各种疾病。因此，以君主之官比喻心的重要作用与地位是最贴切的。

在中医理论中，心为神之居、血之主、脉之宗，在五行属火，配合其他所有脏腑功能活动，起着主宰生命的作用。心的主要生理功能有两个：

1. 心主血脉

心主血脉包括主血和主脉两个方面：全身的血，都在脉中运行，依赖于心脏的推动作用而输送到全身。脉，即血脉，是气血流行的通道，又称为"血之府"。心脏是血液循环的动力器官，它推动血液在脉管内按一定方向流动，从而运行周身，维持各脏腑组织器官的正常生理活动。中医学把心脏的正常搏动，推动血液循环的这一动力和物质，称之为心气。心脏所主之血，称之为心血，心血除参与血液循环、营养各脏腑组织器官之外，又为神志活动提供物质能量，同时贯注到心脏本身的脉管，维持心脏的功能活动。因此，心气旺盛、心血充盈、脉道通利，心主血脉的功能才能正常，血液才能在脉管内正常运行。

2. 心主神志

心对于人体，如同君主在国家处于主宰地位；九窍各有不同的功能，正如百官各有自己的职责一样。如果心脏功能保持正常，九窍等各器官也就能有条不紊地发挥其作用；如果心里充满着各种嗜欲杂念，眼睛就看不见颜色，耳朵就听不见声音。所以说心要是违背了清静寡欲的基本规律，各个器官也就会失去各自应有的作用。

另外，在生活中，人们常用"心腹之患"形容问题的严重性，却不明白为什么古人要将心与腹部联系起来。所谓"心"，即指心脏，对应手少阴心经，属里；"腹"就是指小肠，为腑，对应手太阳小肠经，属表。"心腹之患"就是说，互为表里的小肠经与心经，它们都是一个整体，谁出现了问题后果都是很严重的。

正是因为心脏对人体健康起着决定性的作用，我们平常要加强对心脏的养护，还要多注意自身的变化，以便尽早发现心脏疾病。中医认为"心开窍于舌""舌为心之苗"，也就是说心与舌的关系密切，心脏的情况可以从舌的色泽及形体表现出来。心的功能正常，舌红润柔软，运动灵活，味觉灵敏，语言流利；心脏气血不足，则舌质淡白，舌体胖嫩；心有瘀血，则舌质暗紫色，重者有瘀斑；心火上炎，则舌尖红或生疮。所以，心的养生保健方法要以保证心脏主血脉和主神志的功能正常为主要原则。

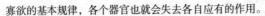

·四季养生小贴士·

　　夏天尤其要注意养好心脏。平时不要饮浓茶，保证睡眠充足。夏季因为出汗较多，如不注意及时补充水分，会引起血液中的水分减少，血液粘稠度增高，致使血管栓塞，极易引起心肌梗死和心脏猝死。因此，夏季要多喝水，养成睡前半小时和清晨起床后喝水的习惯，不要等口干舌燥的时候再喝。

◉ 记住：心脏最怕暴饮暴食

不良饮食习惯会对健康造成损害是众所周知的事情，当与朋友聚会时，大量的美食放在你的面前，你能管住自己的嘴吗？这时你也许会想，偶尔暴食一顿应该不会给身体带来什么不好的影响吧？于是，就开始大快朵颐。

与朋友聚会，开心地吃喝是难免的，如果大喜加上暴饮暴食，那就要注意了，因为心脏可能会受不了你的这种行为，从而提出"抗议"。太高兴会让人心气涣散，又吃了这么多东西，会怎么样？这就会出现中医里"子盗母气"的状况了。

所谓"子盗母气"，是用五行相生的"母子关系"来说明五脏之间的病理关系。子在这里指脾胃，母指心，就是说脾胃气不足而借调心之气来消化食物。

如果一个人本来就有心脏病，过度喜乐，就会导致心气涣散，这个时候又要暴饮暴食，脾胃的负担超负荷了，只好"借用"心气来消化这些食物，心气必然亏虚，因此心脏病患者（特别是老年人）在这个时候往往会突然发生心脏病，这就是乐极生悲了。

所以，不管是在平时，还是在节庆假日里，都要在饮食上有所节制，要管好自己的嘴，千万不要让美食成为生命的毒药。除此之外，日常在餐桌上，还应注意两多、三少：

（1）杂粮、粗粮应当多吃：杂粮、粗粮营养齐全，B 族维生素丰富，其中的纤维素有益于心脏，且它在杂粮、粗粮中的含量比精米精面多。所以，这类食物应多吃。

（2）新鲜蔬菜、大豆制品应多吃：由于维生素 C、纤维素、优质蛋白、维生素 E 等对心血管均有很好的保护作用，所以每顿吃新鲜蔬菜，每天不离豆制品应成为习惯。

（3）高脂肪、高胆固醇食品少吃点：脂肪和胆固醇摄入过多，可引起高脂血和动脉硬化，应少吃，尤其是肥胖者、高血压患者、血脂偏高者、糖尿病患者以及老年人，更应少吃。

（4）酒要少喝：少量饮酒特别是少饮些果酒，有益于心脏。但大量饮酒会伤害心脏，尤其是烈性酒，应不喝。

（5）盐要少吃：盐摄入量多可引起血压增高和加重心脏负担，应少吃，把菜做得淡一些是少吃盐的好办法。

·四季养生小贴士·

> 保养心脏，那些看起来透明的食物，往往都是不错的佳品。这种透明的食物非常常见，比如夏天吃的凉粉，小吃摊上一般都有，现吃现拌，味道不错。凉粉的品种很多，比如绿豆凉粉、蚕豆凉粉、地瓜凉粉等，既可凉拌，又可清炒，是夏日养心不可缺少的美味佳肴。还有西米，也是透明的食品，可经常煮食，常见的消夏美食就有椰汁西米。
>
> 藕粉和何首乌粉也是不错的补心食物，可取适量的藕粉放在碗里，加少许水调和，然后用开水冲开即可。藕粉可以作为日常的调养制品，既便宜又方便，特别是家有老人、孩子或者病人的情况下，藕粉更应常备常食。另外，还可以用藕粉做成各种食物，比如甜点，也算得上餐桌上的一道风景。

◉ 荷叶养心、祛火，伴你舒爽一夏

炎炎酷暑，望着满塘碧绿荷叶，我们心中往往会顿觉一片清凉。其实，荷叶岂止看着顺眼，觉得舒服，它还是夏季祛火、养心的难得佳品。

荷叶入药首见《食疗本草》。一般六至九月采收，除去叶柄，晒干。新鲜的叶子随时采用。

中医认为，荷叶味苦，性平，归肝、脾、胃经，有清热解暑、生发清阳、凉血止血的功用，鲜品、干品均可入药，常用于治疗暑热烦渴、暑湿泄泻、脾虚泄泻以及血热引起的各种出血症。而荷叶的祛火功能更让它成为当之无愧的养心佳品。

荷叶入馔可制作出时令佳肴，如取鲜嫩碧绿的荷叶，用开水略烫后，用来包鸡、包肉，蒸后食用，清香可口可增食欲。

荷叶常用来制作夏季解暑饮料，比如荷叶粥，取新鲜荷叶一张，洗净煎汤，再用荷叶汤与大米或绿豆共同煮成稀粥，可加少许冰糖，碧绿馨香、清爽可口、解暑生津。荷叶粥对暑热，头昏脑涨、胸闷烦渴、小便短赤等症有效。

荷叶具有降血压、降血脂、减肥的功效，因此，高血压、高脂血、肥胖症患者，除了经常喝点荷叶粥外，还可以每日单用荷叶9克或鲜荷叶30克左右，煎汤代茶饮，如果再放点山楂、决明子同饮，则有更好的减肥、降脂、降压之效。

取荷叶适量，洗净，加水煮半小时，冷却后用来洗澡，不仅可以防止起痱子，而且具有润肤美容的作用。

荷花可谓全身是宝。莲子有补脾益肾、养心安神的作用，可煮粥食用；藕具有清热生津、凉血散瘀的作用；藕粉是老人、幼儿、产妇的滋补食品，开胃健脾，容易消化；藕节具有止血消瘀的作用，常用于治疗吐血、咯血、血衄、崩漏等，可取鲜品 30～60 克，捣烂后用温开水或黄酒送服；莲蓬具有化瘀止血的作用，可用于治疗崩漏、尿血等出血症，取 5～9 克，煎服；莲须具有固肾涩精的作用，可用于治疗遗精、尿频等，取 3～5 克代茶饮或煎服；荷梗具有通气宽胸、和胃安胎、通乳的作用，常用于妊娠呕吐、胎动不安、乳汁不通等，取 9～15 克代茶饮或煎服。

◉ 选对粗粮，选对身心"守护神"

近些年来，迫于健康所需，人们渐渐认识到粗粮对人体需求的重要性，老百姓开始知道，生活好了，可是也不能总吃细粮。

经过精加工的食物，不仅丢失了皮中的营养，而且丧失了胚芽中的营养。胚芽是生命的起点，它的功效可以直接进入人体的心系统，对人的心脏有非常好的保健作用。

如果要保护好心脏，平时一定要多吃粗制的食物，特别是心脏不好的人，在选购粮食时，一定要记得多给自己的心脏选点粗制的粮食，尽量买胚芽没有被加工掉的粮食，比如，全麦、燕麦、糙米等。这些食物都是心脏的"守护神"。

虽然粗粮好处多多，但营养专家指出，吃粗粮还要懂得因年龄段而行。

1. 60 岁以上年龄段的人

60 岁以上年龄段的人容易得癌症、心脏病和中风，而燕麦等粗粮富含的纤维素会与体内的重金属和食物中的有害代谢物结合使其排出体外。所以这个年龄段的朋友，应食用含纤维素较多的黄豆、绿豆等。

2. 45 岁至 60 岁年龄段的人

45 岁至 60 岁年龄段的人，可以通过有目的地食用粗粮调理和补充营养。生活中，这些朋友可以常吃一些燕麦等。如妇女到了绝经时，可多食豆类产品，这能把骨损耗减轻到最低程度。

3. 35 岁至 45 岁年龄段的人

35 岁至 45 岁这个年龄段，新陈代谢开始放慢，应少食高甜度的食物，宜食用各种干果、粗杂粮、大豆、新鲜水果等。

4. 25 岁至 35 岁年龄段的人

25 岁至 35 岁这个年龄段的人，久食多食粗粮就会影响人体机能对蛋白质、无机盐和某些微量元素的吸收，甚至影响到生殖能力。如长期过多进食高纤维食物，会使人的蛋白质补充受阻，脂肪摄入量大减，微量元素缺乏，以致造成骨骼、心脏、血液等脏器功能的损害，降低人体的免疫能力。所以这个年龄段的人，每周吃粗粮天数不要超过三天，或者喝一些粗粮细作的饮品也比较合适。

另外，如果不是很喜欢吃粗粮，可以选择粗细搭配的食物，比如表面撒了一层麦麸的面包。

　　粗粮中含有大量的纤维素，纤维素本身会对大肠产生机械性刺激，促进肠蠕动，使大便变软畅通，这对于预防肠癌和由于血脂过高而导致的心脑血管疾病是十分有利的。

◉ 夏季三大养心穴：阴陵泉、百会和印堂

　　张老先生夫妇和儿女们分开住。暑假的时候，女儿、儿子都拖家带口回来看望爸妈，张老先生和老伴满心欢喜，虽然一下子添了七八张嘴，忙里忙外的，但不亦乐乎。好不容易忙到晚上 8 点，做出了一桌丰盛的大餐。张老先生的老伴心脏不好，因为高兴就和儿子、女婿喝了几杯酒，正在高兴的时候，她忽然捂紧胸口，嘴唇发紫，并昏厥过去。幸好全家及时把她送往医院，才把她从心肌梗死的死亡线上抢救过来。

　　为什么会出现这些现象呢？一年四季中，因夏季属火，又因火气通于心，火性为阳，所以，夏季的炎热最易干扰心神，使心神不宁，引起心烦。而心烦就会使心跳加快，从而加重心脏的负担，这也是夏季心脑血管疾病、肺心病、心肌梗死等发病率明显增高的原因，就像上述案例中的张老先生的老伴因为不注意生活的小细节而导致心肌梗死的发作。因此，夏季养生重在养心。

　　夏季养心就要坚持每天按揉阴陵泉、百会和印堂，因为这 3 个穴位可以健脾利湿，能保护好心脏。

　　每天坚持按揉阴陵泉 3 分钟，可以保持整个夏天脾胃消化功能正常运转，还可以把多余的"湿"祛掉，为秋天的健康打好基础。取穴时，将手放到膝盖内侧的横纹上，摸到一个凸起的骨头后，顺着骨头的下方和内侧继续摸，待触摸到一个凹陷的地方，即为此穴。

　　每天按揉百会可以大大提升人体的阳气，让人神清气爽。百会位于头顶最上方，也就是两耳往头顶连线的中点处，每天用两手的中指叠压起来按在穴位上 3 分钟就可以了。

　　每天按揉印堂可以使大脑清醒，眼睛明亮，它在两眉中间的位置，每天用拇指和食指捏起眉间的皮肤稍往上拉 100 次，只要每天坚持就能达到养心的目的。

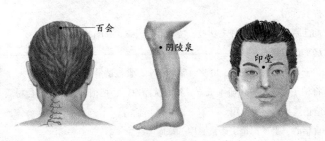

百会、阴陵泉、印堂穴的位置

除了阴陵泉、百会和印堂，神门穴也是保养心脏系统的重要穴位。它是人体手少阴心经上的重要穴道之一，是心经之气出入的门户，可以补充心脏的原动力。经常刺激这个穴位，可以防治胸痛、便秘、焦躁、心悸、失眠、食欲不振等多种疾病。

神门穴的位置在手腕的横线上，弯曲小拇指，牵动手腕上的肌腱，肌腱靠里就是神门穴的位置。因为这个穴位用手指刺激不明显，所以在按摩时应用指关节按揉或按压，早晚各1次，每次按摩2～3分钟，长期坚持下去就可以补心气、养心血，气血足了，神志自然就清醒了。另外，早晚按揉两侧的神门穴2～3分钟，然后再按揉两侧的心俞穴2～3分钟，只要长期坚持下去，就能让女性朋友在经期有个好情绪，轻松愉快地度过经期。

◉ 安养心神，两道美味足矣

炎炎夏日，闷热的天气总是让人胃口大减，有时候还会觉得心神难安。你或许会慨叹："哎，提这个话题没用，年年如此。"如果是那样，你可就大错特错了。

虽然夏季闷热难耐，有些美味既可以让你胃口大开，又能帮你安养心神。清蒸人参鸡和柏子仁酸枣仁炖猪心就是非常典型的两道佳肴。

清蒸人参鸡

原料：人参、水发香菇各15克，母鸡1只，火腿、水发玉兰片各10克，精盐、料酒、味精、葱、生姜、鸡汤各适量。

制法：将母鸡宰杀后，退净毛，取出内脏，放入开水锅里烫一下，用凉水洗净。将火腿、玉兰片、香菇、葱、生姜均切成片。将人参用开水泡开，上蒸笼蒸30分钟，取出。将母鸡放在盆内，加入人参、火腿、玉兰片、香菇、葱、生姜、精盐、料酒、味精，添加鸡汤（淹没过鸡），上笼，在武火上蒸烂熟。把蒸烂熟的鸡放在大碗内。将人参（切碎）、火腿、玉兰片、香菇摆在鸡肉上（除去葱、生姜不用），蒸鸡的汤倒在容器里，置火上烧开，撇去沫子，调好口味，浇在鸡肉上即成。

用法：佐餐食用。

功效：此药膳具有补气安神之功效，特别适合气虚、失眠的人。

柏子仁酸枣仁炖猪心

原料：柏子仁15克，酸枣仁20克，猪心1个，食盐适量。

制法：将柏子仁、酸枣仁研细成末。猪心洗净血污，把柏子仁、酸枣仁粉放入猪心中，用砂锅加水适量炖至熟即可食用。

用法：食猪心、喝汤。每次适量服用。每周1次。

功效：此药膳具有养心安神之功效。适用于心慌气短、失眠盗汗、大便秘结、五心烦热等心阴不足者。

鸡汤配伍人参，这是中国千百年来流传下来的一种滋补安神的养生方法，但并不是所有人群都适用。肾功能不全者、高脂血症患者、高血压患者、胃酸过多者及胆道疾病者，往往就不宜食用此方。

◉ 桂圆味美，补血安神最知"心"

桂圆，又称龙眼。之所以得龙眼这个名字，是因为它的种子圆黑光泽，种脐突起呈白色，看似传说中"龙"的眼睛。新鲜的龙眼肉质细嫩，汁多甜蜜，美味可口。鲜龙眼制成干果后，即为中药里的桂圆。

《本草纲目》中记载，桂圆味甘，性温，无毒，入心、脾二经，有补血安神、健脑益智、补养心脾的功效。桂圆还有补益作用，对病后需要调养及体质虚弱的人有辅助疗效。一般人都可以食用，尤其适合心悸、失眠、神经衰弱、记忆力低下、贫血等患者食用，也适宜于老年人气血亏虚及妇女产后虚弱乏力者食用。因含糖分较高，糖尿病患者当少食或不食。凡外感未清，或内有郁火、痰饮气滞及湿阻中满者忌食龙眼。因龙眼肉中含有嘌呤类物质，故痛风患者不宜食用。

桂圆每次食用不可过量，否则会生火助热。桂圆熬粥煮汤都十分美味，看看下面几道桂圆美食。

蜜枣桂圆粥

原料：桂圆、米各180克，红枣10颗，姜20克，蜂蜜1大匙。

制法：红枣、桂圆洗净；姜去皮，磨成姜汁备用。米洗净，放入锅中，加入4杯水煮开，放入所有材料和姜汁煮至软烂，再加入蜂蜜即可。

功效：此粥具有补气健脾、养血安神的作用，能使脸色红润、增强体力，并可预防贫血及失眠。

山药桂圆粥

原料：山药90克，桂圆肉15克，荔枝3～5个，五味子3克，白糖适量。

制法：先将山药去皮切成薄片，与桂圆肉、荔枝肉（鲜者更佳）、五味子同煮粥，加入白糖适量调味即成。

功效：本品可以补益心肾，止渴固涩。适用于心肾之阴不足而引起的消渴、小便频数、遗精、泄泻、心悸失眠、腰部酸痛等症。

桂圆肉炖母鸡

原料：肥母鸡1只，桂圆肉150克，盐、料酒、胡椒面、味精、葱、姜适量。

制法：将鸡宰杀，清洗干净，入开水锅内焯水后捞出，洗去血沫放入砂锅内；再放桂圆肉及辅料，用大火烧开，后改用小火炖2小时左右，除去葱姜，加味精调味即可。

功效：补气健脾，养血安神。适宜心脾虚弱、气血不足、失眠头晕者调补，也可用于久病体虚、产后进补。

妇女怀孕后，大多出现阴血偏虚、滋生内热的症状，常有大便干结、小便短赤、舌苔黄、口苦、咽燥等现象，所以宜滋阴清热、凉血安胎。如果这时为了求补而食用桂圆，非但不能产生补益作用，反会增加内热，发生动血动胎，漏红腹痛，小腹坠胀，甚至大伤胎气，导致流产。特别是怀孕初期至7～8个月时，更属禁食之列。

◉ 养心，为自己培养一个爱好

中医一贯强调"养生之要，首在养心"，但这个"心"具体怎么养，就仁者见仁、智者见智了。李振华教授提出的爱好养生法，实际上就是从养心的角度来养生。他认为，人要有所依托，有一种健康的爱好，这样才能保持对社会、对生活的兴趣，进而使身心健康。

事实上，李振华教授本人就是爱好养生法的受益者，已至耄耋之年的他，依然吃得好、睡得香，这与他每天练习书法不无关系。练习书法讲求姿势正确，既要求头正身直、臂开足安、悬肘松肩，也要求平气凝神、排除杂念。表面看起来挥毫起笔只有手在动，实际上是手指、腕、肘、肩带动全身的运动，将精、气、神全部倾注于笔端。整个过程酷似打太极拳，又像练气功。意力并用，动静结合，既增强了手、脑的协调能力，又锻炼了四肢的功能。可以说，练书法不但是一种艺术享受，也是一种健身活动。

除了书法之外，绘画、垂钓、养花、下棋等，都是很好的养生方法，大家不妨抽出一些时间，从中选择一种有意识地加以培养。

1. 绘画

绘画既是一种陶冶性情的好方法，也是一种运动方式，无论是站立还是坐着，都要用全身之力，聚精会神。手指、手腕、肘、肩同时运动，协调一致。粗犷之处，一挥而就，大刀阔斧；细腻之处，犹如发丝蝉翅，一丝不苟。当一幅满意的作品完成时，又会产生一种成功之后的喜悦之感，有益身心健康。

2. 垂钓

垂钓可谓是一种超然脱俗的活动，静中有动、动中有静，对于净化人的心境、锻炼人的意志有着神奇的作用。钓鱼者要有很强的耐力，这是一种体能的消耗过程，又是心态的调整过程，也是培养毅力的过程。

3. 养花

养花是一种令人愉快的劳动。浇水、施肥、修枝、灭虫等，劳动强度虽然不大，但可舒筋活络，解除疲劳，增强体内新陈代谢。特别是看到自己亲手培育的花草发芽吐绿、花蕾绽开的时候，那种愉悦的心情是无法形容的。

4. 下棋

棋类是被众多人喜爱的一种娱乐活动，也是一种斗智的艺术。茶余饭后，两军对垒，杀上几盘，不仅可调节情绪，增长智慧，还能陶冶性情，锻炼意志，其乐无穷。

总之，我们要经常参加一些动脑、动嘴、动手、动脚而又有益身心健康的文体活动，不仅可以增长知识，提高技巧，而且能愉悦身心，提高身体素质和抗病能力。

◉ 心脏好不好，看看耳朵便知道

中医认为："耳主贯聪而通心窍，为心之司，为肾之候也。"《黄帝内经》中也有"视耳好恶，以知其性"的记载，并认为耳与经脉有着十分密切的联系，十二经脉都直接或间接地经过耳朵，所以有"耳者，宗脉之所聚也"的说法。清代张振鋆的《厘正按摩要术》中也有"耳珠属肾，耳轮属脾，耳上轮属心，耳皮肉属肺，耳背玉楼属肝"的说法。现代生物全息理论也发现了耳朵与人体器官的对应关系，并确认了八十多种内外科疾病与耳朵的变化有关系，所以人体有病时，耳朵就会有反应。耳朵的形态、色泽和纹路的变化都能反映人体的健康状况。

关于具体的耳诊，很多中医书籍中都有记载，我们在这里只说一点，就是"冠脉沟"。冠脉沟是耳垂上的一条纹路，是判断冠心病的有效指标。如果谁的耳垂上出现了这条纹路，就说明有患冠心病的可能，纹路越清晰说明问题越严重。

伦敦一家医院的主治医生拉金达拉·夏尔马也认同这种判断。他说："耳垂里有很多毛细血管，这些血管如果不能吸收到适量的养分就会凝固，皱纹就会形成。年轻人耳垂上出现这种皱纹，应去做心血管检查。"拉金达拉·夏尔马只提到了年轻人，其实，这个征兆对老年人也同样适用。

◉ 常梦大火烧身，心脏可能要生病

在五脏之中，心脏属于最高位置，岐伯说心是"君主之官"，若是将身体比作一个国家，心脏就是这个国家的皇帝。既然贵为"皇帝"，那就和一般的贩夫走卒是有区别的，它总是娇滴滴的，没有其他器官那么皮实。如果疾病找了它的"晦气"，心脏也很容易罢工的，"皇帝"因病不上朝的事情并不罕见。所以，我们一定要好好关爱自己的心脏，稍有差池就会酿成大祸。

许多心脏不好的人，会经常做一些和火有关的梦。比如，梦见房子被烧毁，烧得浓烟滚滚，火光冲天，自己也被大火烧身，大声呼救却怎么也喊不出来。你如果也经常做这样的梦，那可要小心了，有可能是心脏出了问题。何以见得？

《黄帝内经》中明确指出："厥气客于心，则梦见丘山烟火。"心脏产生血液，血的颜色是红的，五行之中属于火，为阴中太阳，其华在面，开窍于舌，以汗为液，所以出现火灾、山丘之类的梦境，要及时检查自己的心脏。"梦见大火烧身，警惕心脏有问题"是有据可查的。

那么，如果类似的梦你经常做，除了要去医院做系统的检查之外，平时应该注重自身的保养。具体方法如下：

（1）保持愉快的心情：生病了谁也高兴不起来，哪还能保持愉快心情。但你总可以不悲伤吧，因为悲伤只会让病情加重。中医认为"心在志为喜"，愉快的情绪对心脏是有益的。尤其是性格开朗、乐观的人，其得心脑血管疾病的概率明显低于正常水平，因此要善于调节自己的情绪，善于做情绪的"管家"。

（2）通过饮食来保护心脏：合理饮食能够预防冠心病、心绞痛和心肌梗死等病的发生。平时饮食要清淡，因为盐分过多会加重心脏负担；不要暴饮暴食，戒烟限酒；多吃一些养心的食物，如杏仁、莲子、黄豆、黑芝麻、木耳、红枣等。

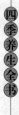
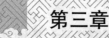

第三章
夏季进补，关键在于"清"和"苦"

夏季湿气重，再加上饮水多，很容易导致水湿困脾。中医学认为，淡味食物有利水渗湿的作用，所以夏季饮食应多吃些清淡的食物。同时，由于人们平时喜欢吃甜食而不喜欢吃苦味，往往导致营养过剩，若能在夏天吃些带苦味的食物，便可以帮助身体发散阳气，使体内蒸发的湿气干燥起来，裨益健康。

◎ 消暑祛病，从正确用膳开始

众所周知，感冒、腹泻、中暑是夏季常见的三种高发病。虽然看似小毛病，但我们一旦被其纠缠，往往又是苦不堪言。对此，我们可以通过正确用膳来进行预防。

中医把夏季的感冒称为热伤风，多由阳气外泄引起。由于夏季人们出汗较多，消耗较大，容易使人体阳气外泄，而且天热了很多人吃饭不规律，造成抵抗力下降，易患感冒。所以，夏季人们应多补充营养，多吃一些祛湿防感冒的食品，如绿豆粥。

对于腹泻，中医认为，夏季是阳气最盛的季节，天气炎热很多都不想吃东西，营养容易缺乏，而且夏天人体出汗多，能量消耗较大，这时如果能量补充不足，加上不少人在夏天有贪凉的习惯，就容易导致腹泻的发生。每天吃饭时可以吃一两瓣蒜，因为大蒜对于预防急性的肠道传染病是非常有效的。

中暑最常见的症状是突然头冒冷汗、头晕、恶心甚至呕吐，或者突然体力不支等。

下面，向大家推荐两道夏季防病菜肴。

苦瓜瘦肉汤 ————————

夏季吃苦瓜可以清热祛暑，提高免疫力，从而可以达到清心火、补肾、预防感冒的目的，而且苦瓜还有明目解毒的作用。

香菇干贝豆腐 ————————

香菇中所含的不饱和脂肪酸很高，还含有大量的可转变为维生素 D 的麦角甾醇和菌甾醇，对于增强免疫力和预防感冒有良好效果。香菇可预防血管硬化，降低血压。另外，糖尿病患者多吃香菇也能起到一定的食疗作用。

> **· 四季养生小贴士 ·**
>
> 合理安排暑期饮食，不仅仅是针对成人。孩子还处在生长发育期，胃肠功能也不够完善，因此，增加食欲，保证各种营养物质的充足提供，减少因"苦夏"给孩子身体造成的不利影响，保护好孩子的肠胃，也是十分重要的。

◉ 吃得科学又营养，过个"清苦"的夏天

人体要适应自然环境、季节气候的变化。夏天的特点是"热"，故以"凉"克之，"燥"以"清"驱之。因此，夏季营养补充的关键之一就在于"清"。

炎夏的饮食应以清淡质软、易于消化为主，少吃高脂厚味及辛辣上火之物。清淡饮食能清热、防暑、敛汗、补液，还能增进食欲。多吃新鲜蔬菜瓜果，既可满足所需营养，又可预防中暑。主食以稀为宜，如绿豆粥、莲子粥、荷叶粥等。还可适当饮些清凉饮料，如酸梅汤、菊花茶等。同时，也不要饮烈性酒，不用过浓的调味品，忌食辛辣食物等。

饮食清淡还要特别注意少钠多钾。钠主要以盐的方式存在，摄入过多可能诱发诸如高血压、冠心病、中风等多种致命性疾病。一旦提高了人体细胞内的钾含量，削减钠的含量，不仅能降低上述诸病的发病概率，而且能纠正细胞变异，甚至促使癌细胞"改邪归正"。一日三餐吃淡一点，将每天的食盐量控制在 6 克以下，不仅是夏季的饮食原则，也适用于其他季节。

除了清淡以外，夏季饮食还应该吃点苦味食物。祖国医学认为，夏季人之所以常有精神萎靡、倦怠乏力的感觉，乃是源于夏令暑盛湿重，既伤肾气又困脾胃之故。而苦味食物可通过其补气固肾、健脾除湿的作用，达到平衡身体机能的目的。苦瓜、苦菜、蒲公英、莲子、百合等都是佳品，可供选择。

再有，夏季不能暴饮暴食，就是不能吃得过饱，尤其晚餐更不应饱食。谚语说："少吃一口，活到九十九。"《黄帝内经·素问》指出："饮食有节""无使过之"。老人、小孩消化能力本来不强，夏季就更差，吃得过饱，消化不了，容易使脾胃受损，导致胃病。如果吃八成饱，食欲就会继续增强。

另外，夏季酷热，肠胃功能受其影响而减弱，因此在饮食方面就要调配好，有助于脾胃功能的增强。细粮与粗粮要适当配搭吃，一个星期应吃三餐粗粮，稀与干要适当安排。夏季以两稀一干为宜，早上吃面食、豆浆，中午吃米饭，晚上吃粥。荤食与蔬菜搭配合理，夏天应以青菜、瓜类、豆类等蔬菜为主，辅以荤食。肉类以猪瘦肉、牛肉、鸭肉及鱼虾类为好。老人以鱼类为主，辅以猪瘦肉、牛肉、鸭肉。

夏季要少吃生冷食物，少冷饮，特别是冰。老人脾胃消化吸收能力已逐渐衰退，儿童消化机能尚未充盈，在夏季又要受到暑热湿邪的侵扰，影响了脾胃的消化吸收功能，如吃生冷食物、喝冷饮，就会损害脾胃。生冷食物是寒性食物，寒与湿互结，就会使脾胃受损，导致泄泻、腹痛之症发生。

夏季要按时进餐，不能想吃就吃、不想吃就不吃，这样会影响脾胃功能的正常活动，使脾胃生理功能紊乱，导致发生胃病。

最后，再为大家推荐几款夏季的绝佳饮食。

1.最佳汤肴——番茄汤

夏令时节多喝番茄汤既可获得养料，又能补充水分，一举两得。番茄汤所含番茄红素有一定的抗前列腺癌和保护心脏的功效，最适合中老年男性。

2. 最佳肉食——鸭肉

鸭肉不仅富含蛋白质，而且由于其属水禽，还具有滋阴养胃、健脾补虚、利湿的作用。

3. 最佳饮料——热茶

夏天离不开饮料，首选饮品应是极普通的热茶。红茶中富含钾元素，既解渴又解乏。

4. 最佳营养素——维生素 E

专家介绍，人在夏天会遇到三大危险，即强烈的日照、臭氧与疲劳，而维生素 E 可将这三大危险降到最低程度。维生素 E 在麦芽、麸皮面包、核桃泥、奶制品等食物中含量较高。

> **·四季养生小贴士·**
>
> 酷夏出汗多，多吃点醋，能提高胃酸浓度，帮助消化和吸收，促进食欲。醋还有很强的抑制细菌的能力，对伤寒、痢疾等肠道传染病有预防作用。夏天人易疲劳、困倦不适等，多吃点醋，很快会消除疲劳，保持充沛的精力。

◎ 碱性食物，夏季均衡膳食必选

夏至以后，酷暑的脚步近了，饮食自然不能不重视。盛夏之际，除了讲究饮食卫生、预防肠道传染病外，这"营养经"究竟该怎么念？

由于夏天炎热，人体出汗多，水分和矿物质流失大，同时人体活动增加，对能量的需求也较多。因此，应注意膳食营养摄入的均衡性。

从生理学角度讲，人体正常状态下，机体的 pH 应维持在 7.3～7.4 之间，略呈碱性。夏天人体新陈代谢旺盛，体内产生的酸性废物较多，较容易形成酸性体质，从而引发病患。所以，此时特别需要注意多进食碱性食物，以保证人体正常的弱碱性。

对于酸碱性食物的区分，大家可能都存在错误观念，以为靠舌头品尝，以味觉来判定是酸味或涩味；或取石蕊试纸，按理化特性，看其颜色的改变，变蓝为碱性、变红为酸性；或以平日饮食之经验来区分，以为柠檬、醋、橘子、苹果等食物口味偏酸，因此属于酸性食物。总之众说纷纭。其实食物的酸碱性，取决于食物中所含矿物质的种类及含量。

碱性食物包括新鲜蔬菜、水果及鲜榨汁，它们除了增高体内碱性，还可以供给各种营养素，非常值得夏季多多进食。而各色汽水、酒类、牛奶和各色奶制品，含糖分的甜品、点心及肥肉、红肉等，大多属于酸性食品，不宜过多食用。

总之，夏季气温高，人体汗液分泌旺盛，水分流失比较大，因此必须及时补充水分。但是，补充水分光及时还不够，需注意"正确"二字。

> **·四季养生小贴士·**
>
> 符合卫生标准的矿泉水是夏季补水的理想来源，除了补充组织细胞丧失的水分外，还能够给人体补充一些随汗液排出而流失的无机盐、矿物质，可谓一举两得。

● "夏日吃西瓜，药物不用抓"

西瓜又叫水瓜、寒瓜、夏瓜，堪称"瓜中之王"，因是汉代时从西域引入的，故称"西瓜"。它味道甘甜、多汁、清爽解渴，是一种富有营养、最纯净、食用最安全的食品。西瓜生食能解渴生津，解暑热烦躁。我国民间谚语云："夏日吃西瓜，药物不用抓。"说明暑夏最适宜吃西瓜，不但可解暑热、发汗多，还可以补充水分。

西瓜还有"天生白虎汤"之称，这个称号是怎么来的呢？白虎汤是医圣张仲景创制的主治阳明热盛或温病热在气分的名方。该病以壮热面赤、烦渴引饮、汗出恶热、脉象洪大为特征，一味西瓜能治如此复杂之疾病，可见其功效不凡。

关于西瓜的功效，《本草纲目》中记载其"性寒，味甘；清热解暑、除烦止渴、利小便"。西瓜含有的瓜氨酸，不仅具有很强的利尿作用，是治疗肾脏病的灵丹妙药，对因心脏病、高血压以及妊娠造成的水肿也很有效果；西瓜可清热解暑，除烦止渴。西瓜中含有大量的水分，在急性热病发烧、口渴汗多、烦躁时，吃上一块又甜又沙、水分充足的西瓜，症状会马上改善；吃西瓜后尿量会明显增加，由此可以减少胆色素的含量，可使大便通畅，并对治疗黄疸有一定作用。

新鲜的西瓜汁和鲜嫩的瓜皮还可增加皮肤弹性，减少皱纹，增添光泽。因此，西瓜不但有很好的食用价值，还具有经济实用的美容价值。

西瓜除了果肉，其皮和种子中也含有有效成分。比如，治疗肾脏病可以用皮来煮水饮用，而膀胱炎和高血压患者则可以煎煮种子饮用。

但是，西瓜性寒，脾胃虚寒及便溏腹泻者忌食；含糖分也较高，糖尿病患者当少食。

最后，再为大家推荐两款贴心的西瓜药膳。

西瓜酪

原料：西瓜1个（约重2500克），罐头橘子100克，罐头菠萝100克，罐头荔枝100克，白糖350克，桂花2.5克。

制法：整个西瓜洗净，在西瓜一端的1/4处打一圈"人"字花刀，将顶端取下，挖出瓜瓤，在瓜皮上刻上花纹。将西瓜瓤去子，切成3分见方的丁。另把菠萝、荔枝也改成3分大小的丁。锅上火，放清水1250毫升，加入白糖煮开，撇去浮沫，下入桂花。等水开后把水过箩晾凉，放入冰箱。将西瓜丁、菠萝丁、荔枝丁和橘子，装入西瓜容器内，浇上冰凉的白糖水即成。

功效：解暑除烦，止渴利尿。

西瓜粳米红枣粥

原料：西瓜皮50克，淡竹叶15克，粳米100克，红枣20克，白糖25克。

制法：将淡竹叶洗净，放入锅中，加水适量煎煮20分钟，将竹叶去掉。把淘洗干净的粳米及切成碎块的西瓜皮及红枣同置入锅中，煮成稀粥后加入白糖即可食用。

功效：对心胸烦热、口舌生疮、湿热黄疸有效。

·四季养生小贴土·

许多人喜欢吃放入冰箱冷藏后的西瓜，以求凉快。但长时间吃冰西瓜会损伤脾胃。西瓜性寒，味甜。西瓜切开后经较长时间冷藏，瓜瓤表面形成一层膜，冷气被瓜瓤吸收，瓜瓤里的水分往往结成冰晶。人咬食"冰"的西瓜时，口腔内的唾液腺、舌部味觉神经和牙周神经都会因冷刺激几乎处于麻痹状态，以致难以"品"出西瓜的甜味和诱人的"沙"味。

冷藏西瓜还可刺激咽喉，引起咽炎或牙痛等不良反应。另外，多吃冷藏西瓜会损伤脾胃，影响胃液分泌，使食欲减退，造成消化不良。特别是老年人消化机能减退，吃后易引起厌食、腹胀痛、腹泻等肠道疾病。

因此，西瓜不宜冷藏后再吃，最好是现买现吃。如果买回的西瓜温度较高，需要冷处理一下，可将西瓜放入冰箱降温，把温度调至15℃，西瓜在冰箱里的时间不应超过2小时。这样才既可防暑降温，又不伤脾胃，还能品尝西瓜的甜沙滋味。

◉ 夏季适当吃姜，非常有益健康

古医书《奇效良方》中有这样的记载："一斤生姜半斤枣，二两白盐三两草，丁香、沉香各半两，四两茴香一处捣。煎也好，煮也好，修合此药胜如宝。每日清晨饮一杯，一世容颜长不老。"

我国传统中医认为，生姜性温而味辛，能健脾胃、散风寒，有"姜能疆御百邪，故谓之姜"之说。尤其是在炎热的夏季，人体容易内生干燥之气。生姜不仅能够刺激人体发汗，而且具有暖胃、祛痰、祛风、散寒、解毒等功效。

临床研究表明，生姜还含有一种类似水杨酸的有机化合物，相当于血液的稀释剂和防凝剂，对降血脂、降血压、预防心肌梗死，均有特殊作用。

生姜虽然作用很大，但夏季服用同样应该适可而止。由于生姜中含有大量姜辣素，如果空腹服用，或者一次性服用过多，往往容易给消化系统造成很大的压力，还容易刺激肾脏，引起口干、喉痛、便秘、虚火上升等诸多症状。

关于姜的吃法，可以说有很多种。例如，喝姜汤、吃姜粥、炒菜热油时放点姜丝，炖肉、煎鱼加姜片、制馄饨、水饺馅时加点姜末，等等。

不过，姜既然有药理作用，就应该注意它的一些用法和禁忌，有两方面问题是值得注意的：

第一，姜不要去皮。有些人吃姜喜欢削皮，这样做不能发挥姜的整体功效。鲜姜洗干净后即可切丝分片。

第二，不要吃腐烂的生姜。腐烂的生姜会产生一种毒性很强的物质，可使肝细胞变性坏死，诱发肝癌、食道癌等。那种"烂姜不烂味"的说法是不科学的。

·四季养生小贴士·

自古流传这样一句话：姜、酒同食，百日烂心。姜、酒都是大热之物，姜借酒力入经络，酒借姜性入脏腑，大为伤身。所以，有些人喜欢晚上用姜菜下酒，就等于吃慢性毒药，在生活中必须引起注意。

● 消暑佳蔬，非苦瓜莫属

盛夏时节，烈日炎炎，用苦瓜做菜佐食，能消暑涤热，让人胃口大开，备受人们欢迎。因苦瓜从不把苦味渗入别的配料，所以又有"君子菜"的美名。

苦瓜营养十分丰富，所含蛋白质、脂肪、碳水化合物等在瓜类蔬菜中较高，特别是维生素 C 含量，每 100 克高达 84 毫克，约为冬瓜的 5 倍，黄瓜的 14 倍，南瓜的 21 倍，居瓜类之冠。苦瓜还含有粗纤维、胡萝卜素、苦瓜苷、磷、铁和多种矿物质、氨基酸等。苦瓜的苦味含有抗疟疾的喹宁，喹宁能抑制过度兴奋的体温中枢，因此，苦瓜有清热解毒的功效。苦瓜还含有较多的脂蛋白，可促使人体免疫系统抵抗癌细胞，经常食用，可以增强人体免疫功能。

历代医家都认为它有清暑涤热、明目解毒的作用。如李时珍说："苦瓜气味苦、寒，无毒，具有除邪热，解劳乏，清心明目，益气壮阳的功效。"《随息居饮食谱》载："苦瓜青则苦寒、涤热、明目、清心。可酱可腌，鲜时烧肉先瀹去苦味，虽盛夏肉汁能凝，中寒者勿食。熟则色赤，味甘性平，养血滋甘，润脾补肾。"中医认为，苦瓜味苦，性寒，能清热泻火。苦瓜还具有降血糖的作用，这是因为苦瓜中含有类似胰岛素的物质。苦瓜也是糖尿病患者的理想食品。

夏季吃苦瓜可以清热解暑同时又可补益元气，可贵的是苦瓜还有补肾壮阳的功效，这对于男人来说是更好的选择，当然女人同样也需要补肾。

苦瓜可烹调成多种风味菜肴，可以切丝，切片，切块，作佐料或单独入肴，一经炒、炖、蒸、煮，就成了风味各异的佳肴。如把苦瓜横切成圈，酿以肉糜，用蒜头、豆豉同煮，鲜脆清香。我国各地的苦瓜名菜不少，如青椒炒苦瓜、酱烧苦瓜、干煸苦瓜、苦瓜烧肉、泡酸苦瓜、苦瓜炖牛肉、苦瓜炖黄鱼等，都色美味鲜。苦瓜制蜜饯，甜脆可口，有生津醒脑作用。苦瓜泡制的凉茶，饮后消暑怡神，烦渴顿消。

尽管夏天天气炎热，人们也不可吃太多苦味食物，并且最好搭配辛味的食物（如辣椒、胡椒、葱、蒜），这样可避免苦味入心，有助于补益肺气。另外，脾胃虚寒及腹痛、腹泻者忌食。

这里，再为大家推荐两款消暑的美味。

苦瓜粥

原料：苦瓜 100 克，玉米 50 克，冰糖适量。

制法：先把玉米淘净，再将苦瓜洗净，剖开去籽和瓤，切成片。将玉米和苦瓜一起放入锅中加适量水煮粥，粥快好时，放入冰糖搅拌均匀即可。

功效：清热祛暑，降糖降脂。

猪蹄炖苦瓜

原料：猪蹄 2 只，苦瓜 300 克，姜 20 克，葱 20 克，盐、味精各适量。

制法：猪蹄氽烫后切块，苦瓜洗净、去籽、切成长条，姜、葱拍碎。锅中油热后，放入姜、葱煸炒出香味后，放猪蹄和盐同煮。猪蹄熟时，放入苦瓜稍煮，加味精调味出锅即可。

功效：猪蹄含有丰富的胶原蛋白，易于消化又滋阴补津。苦瓜清热凉血，有明显的降血糖之功效。本菜补而不腻，咸香爽口，适合春夏之交或者夏天胃口不开、心情烦躁时食用。

此外，用苦瓜作食疗的方子还有很多，可以用于解暑、除痈肿等。

烦热口渴：鲜苦瓜 1 个，截断去瓤，切片，水煎服。

痈肿：取鲜苦瓜捣烂敷患处。

痢疾：取鲜苦瓜捣汁，开水冲服；或鲜苦瓜一个，捣烂绞汁，开水送服；或用苦瓜藤晒干研成粉末，每次 3 克，每隔 6 小时服一次，开水送服。

目赤或疼痛：煎汤或捣汁饮；或苦瓜干 15 克，菊花 10 克，水煎服。

暑天感冒发热、身痛口苦：苦瓜干 15 克，连须葱白 10 克，生姜 6 克，水煎服。

胃疼：苦瓜烧成炭研末，每次 1 克，开水送服，一天 2～3 次。

不过，苦瓜性寒，所以也不要食用过多，尤其是脾胃虚寒的人，食用生苦瓜容易腹泻。夏日在吃苦瓜时，最好搭配辛味的食物（如辣椒、胡椒、葱、蒜），这样可避免苦味入心，有助于补益肺气。

·四季养生小贴士·

心为君主之官，所以心火也叫君火，这一点明代名医朱丹溪在"相火论中"也有提到："火有君、相之分。"心对于人体，如同君主在国家处于主宰地位，心火也是如此，统领着其他各脏器的"火"。如果心火保持在正常的范围内，那么脏腑就会顺安，人体阴阳平衡，身体健康。而如果心火过旺，那么相火也就不再听从指挥，便会妄动，致人的精气易耗易损，疾病也就接踵而至。而苦瓜不仅营养丰富，经常食用还可以去心火。

◎ "盛夏一碗绿豆汤，巧避暑邪赛仙方"

民间广为流传"夏天一碗绿豆汤，解毒去暑赛仙方"这一健康谚语。在酷热难耐的夏天，人们都知道喝绿豆汤以清热解毒。

中国人很早开始就认识到绿豆粥具有清热解毒的功效。唐朝医家说：绿豆"补益元气，和调五味，安精神，行十二经脉，去浮风，益气力，润皮肉，可长食之"。

《本草纲目》中是这样记载绿豆的：用绿豆煮食，可消肿下气、清热解毒、消暑解渴、调和五脏、安精神、补元气。绿豆性味甘寒，入心、胃经，具有清热解毒、消暑利尿之功效，所以是夏季补心安神、清热解毒的佳品。

服食绿豆，最好的方法当然是用绿豆熬汤。制绿豆汤时，有时会因煮的时间过久，使汤色发红发浑，失去了应有的特色风味。这里列举五种熬制绿豆的方法，简单轻松就能熬出美味又解暑的绿豆汤。

方法一：将绿豆洗净，控干水分倒入锅中，加入开水，开水的用量以没过绿豆 2 厘米为好，煮开后改用中火。当水分要煮干时（注意防止粘锅），加入大量的开水，盖上锅盖，继续煮 20 分钟，绿豆已酥烂，汤色碧绿。

方法二：将绿豆洗净，用沸水浸泡 20 分钟，捞出后放到锅里，再加入足量的凉水，旺火煮 40 分钟。

方法三：将绿豆洗净，放入保温瓶中，倒入开水盖紧。等绿豆粒已涨大变软，再下锅煮，就很容易在较短的时间内将绿豆煮烂。

方法四：将挑好的绿豆洗净晾干，在铁锅中干炒 10 分钟左右，然后再煮，绿豆很快就可煮烂。

方法五：将绿豆洗净，用沸水浸泡 10 分钟。待冷却后，将绿豆放入冰箱的冷冻室内，冷冻 4 小时，取出再煮。

◉ 补足水和维生素，胃口好身体更好

夏季天气炎热，应注意补充水分和维生素，这样才能使胃口更好，身体更健康。

下面，向大家介绍夏季补水和维生素的具体方法。

（1）补水要在饭前。在饭前 1 小时，喝 1 杯水，除了可以解除肠胃脱水的现象，还能促进肠胃蠕动以及胃的排空，促进食欲。

（2）补充维生素 B_1。夏天喝大量的水和冷饮，流汗多，容易把 B 族维生素冲出体外，导致食欲不振，因 B 族维生素中的维生素 B_1 是将食物中的碳水化合物转换成葡萄糖的"媒人"，葡萄糖提供脑部与神经系统运作所需的能量，少了它，虽然照常吃饭，体内的能量却不足，就会表现出无精打采。维生素 B_1 最丰富的来源是所有谷类，如小麦胚芽、黄豆、糙米等，肉类以猪肉含量最丰富。

（3）补充维生素 B_2。维生素 B_2 负责转化热能，它可以帮助身体将蛋白质、碳水化合物、脂肪释放出能量。在活动量大的夏天更需要维生素 B_2，美国康奈尔大学一项研究发现，人体对维生素 B_2 的需求量是随着活动量而增加的，维生素 B_2 的最佳食物来源是牛奶、乳酪等乳制品以及绿色蔬菜如花椰菜、菠菜等。

（4）补充维生素 B_3。维生素 B_3 和维生素 B_1、维生素 B_2 一起负责碳水化合物新陈代谢并提供能量，缺乏维生素 B_3 会引起焦虑、不安、易怒，所以夏天常常觉得烦躁。富含维生素 B_3 的食物有青花鱼、鸡肉、牛奶等。

（5）补充维生素 C。暑热也会给人一种压力，而维生素 C 具有抗压的作用，在夏天自制苦瓜汁、芹菜汁、凤梨汁等各种果汁，既可补充水分，也可以补充丰富的维生素 C。

另外，由于工作或天气闷热等原因，人们在夏季很容易忽略饮水。长此下去，人体长时间处于缺水状态，膀胱和肾脏都会受损害。对此，我们该怎么办呢？

真正有效的饮水方法，是指一次性将一整杯水（约 200～250 毫升）喝完，而不是随便喝两口便算，这样才会令身体真正吸收。所以，快准备两个 250 毫升的水杯，放在办公室和家里最显眼的地方，然后参考专家推荐的"喝水行程表"，健康饮水吧。

6: 30 经过一整夜的睡眠，身体开始缺水，起床之后先喝 250 毫升水，可帮助肾脏及肝脏解毒。

8: 30 清晨从起床到办公室的过程，时间总是特别紧凑，情绪也较紧张，身体无形中会出

現脱水现象，所以到了办公室后，给自己倒一杯至少 250 毫升水。

11: 00 在空调房里工作一段时间后，一定得趁起身活动的时候，再给自己倒一天里的第三杯水，补充流失的水分。

12: 50 用完午餐半小时后，喝一些水，可以加强身体的消化功能。

15: 00 以一杯健康矿泉水代替咖啡吧。

17: 30 下班离开办公室前，再喝一杯水，增加饱腹感，待会儿吃晚餐时，自然不会暴饮暴食。

19: 30 吃完晚餐半小时后，端一杯水，坐在沙发上看电视，或是和朋友打电话聊天，免得不知不觉地吃零食。

22: 00 睡前半小时至一小时再喝上一杯水。

今天你已摄足 2000 毫升水量了。

人体细胞最重要的成分是水，占成人体重的 60% ～ 70%，在人的各种生理活动、体温调节等方面起着重要作用。因此，摄入足够的水是十分必要的。

> **·四季养生小贴士·**
>
> 关于夏季补水，有报道指出：无论喝什么功能饮料，都不能全面补充出汗时人体营养素的损失。相比之下，加少量盐分（0.2% 以下，刚能感觉出若有若无的咸味）的蔬菜汁，或加少量盐分的豆汤（红豆汤、绿豆汤、黑豆汤等），防暑补水效果较好，可以补充多种矿物质和维生素，并能避免高糖分的不利影响。

◉ 自制药粥，防暑降温、开胃健脾

在炎热的夏季，人的胃肠功能因受暑热刺激，其功能会相对减弱，容易发生头重倦怠、胸脘郁闷、食欲不振等不适，甚至引起中暑，伤害健康。

为保证胃肠正常工作，就要在饮食上对机体起到滋养补益的作用，增强人体抵抗力，有效地抗御暑热的侵袭，避免发生中暑。下面的防暑降温粥能帮你清凉度夏。

（1）银花粥：银花性味甘炎、气味清香。用银花 30 克水煎后取浓汁约 150 毫升，再用粳米 50 克，加水 300 毫升煮成稀粥，分早、晚两次温服，可预防治疗中暑。风热患者、头痛目赤、咽喉肿痛、高血压、冠心病患者最宜食用。

（2）绿豆粥：绿豆味甘性寒，具有清热解毒、止渴消暑、利尿润肤的功效。粳米与绿豆共煮，其祛暑消烦、生津止渴及解毒效果更好。

（3）薄荷粥：先取新鲜薄荷 30 克，或干薄荷 15 克，煎汤取汁备用。再取 100 克大米煮成粥，待粥将熟时加入薄荷汤及适量冰糖，煮沸一会儿即可。此粥具有清热解暑、疏风散热、清利咽喉的功效。薄荷叶性味辛凉，气味清香，很是可口。

（4）荷叶粥：取新鲜荷叶一片，洗净切碎，放入纱布袋中水煎，取浓汁 150 毫升，加入粳米 100 克，冰糖适量，加水 500 毫升，煮成稀粥，每天早、晚食一次。荷叶气香微涩，有清热解暑、消烦止渴、降低血压和减肥等功效，与粳米、冰糖煮粥香甜爽口，是极好的清热解暑良药。

（5）莲子粥：莲子有清心除烦、健脾止泻的作用。用莲子、粳米同煮成莲子粥，对夏热心烦不眠有治疗作用。

（6）藿香粥：藿香15克（鲜品加倍），加水180毫升，煎煮2～3分钟，过滤去渣；粳米50克淘净熬粥，将熟时加入藿香汁再煮2～3分钟即可，每日温食3次。藿香味辛性温，是夏令常用药，对中暑高热、消化不良、感冒胸闷、吐泻等有理想的防治作用。

同时，传统医学认为，夏季保健重在健脾利湿，开胃消食。食用药粥，可补充气候炎热丢失的水分，又可护养脾胃。

（1）胡萝卜粥：取新鲜胡萝卜切碎，同粳米共煮。能健胃、补脾，助消化。

（2）红枣糯米粥：山药、薏苡仁、荸荠、大枣、糯米同煮，放入适量白糖。有健脾胃、益气血、利湿止泻、生津止渴之功效，适合病后体弱及贫血、营养不良、食欲不振、慢性肠炎等患者食用。

（3）莲米粥：将莲米发胀后，在水中用刷子将表皮擦去，抽出莲心放清水煮烂，再与粳米同煮食用。具有健脾止泻、益肾固涩、养心安神之功，脾虚食少、心烦健忘、失眠多梦的人应多喝莲米粥。

（4）百合杏仁粥：鲜百合、杏仁与粳米同煮，加白糖适量温服。有润肺止咳、清心安神的作用。

（5）荷叶莲子粥：取干荷叶1叶、莲子4两、大米1杯半。将干荷叶洗净、剪成小片，入煮锅，加8杯水熬汤汁，熬约10分钟，去渣取汁。大米淘净，莲子洗净，放入锅煮，将汤汁用大火煮沸，转小火煮至米粒熟软。此粥清暑解热，补脾健胃，对暑热、心浮气躁、食欲不振、失眠多梦等功效显著。

·四季养生小贴士·

夏日里，如果给孩子做粥，应注意尽量不加盐或少加盐，鱼泥、肉末中需加也应以能尝到一点点咸味为度。婴儿的味觉较成人敏感，成人觉得较清淡的口味，孩子却会觉得很可口，所以一定不要用成人的口味去给孩子选择食物，千万不要随意在孩子的食物中添加调味剂，否则会使孩子习惯口味香浓的食物，并为日后养成偏食挑食的坏习惯留下隐患。此外，给孩子喝药粥，还应该遵医嘱。

◎ 凉茶新喝法，盛夏享口福

夏天闷热多湿的气候容易使人上火，而凉茶是祛暑败火最直接有效的方法。下面介绍的几款凉茶中，总有一款适合你。

（1）西瓜皮凉茶：可将外皮绿色的那一层利用起来，洗净后切碎去渣取汁，再加入少量白糖搅拌均匀，有祛暑利尿解毒之功。

（2）陈皮茶：将干橘子皮10克洗净，撕成小块，放入茶杯中，用开水冲入，盖上杯盖焖10分钟左右，然后去渣，放入少量白糖。稍凉后，放入冰箱中冰镇一下更好。

（3）薄荷凉茶：取薄荷叶、甘草各6克放入锅内，加2500克水，煮沸5分钟后，放入白糖搅匀，常饮能提神醒脑。

（4）橘子茶：将橘子肉和茶叶用开水冲泡，可制成橘子茶，它可防癌、抗癌和预防心血管疾病，如果将经过消毒处理的新鲜橘子皮与白糖一同冲喝，还能起到理气消胀、生津润喉、清热止咳的作用。

（5）桑菊茶：将桑叶、白菊花各10克，甘草3克放入锅中稍煮，然后去渣叶，加入少量白糖即成，可散热清肺润喉，清肝明目，对风热感冒也有一定疗效。

（6）荷叶凉茶：将半张荷叶撕成碎块，与中药滑石、白术各10克，甘草6克，放入水中，共煮20分钟左右，去渣取汁，放入少量白糖搅匀，冷却后饮用，可防暑降温。

（7）淡盐凉茶：开水500毫升冲泡绿茶5克，加入食盐2克，晾凉待饮，能止渴解热除烦，治头晕恶心。

（8）果汁红茶：锅中加水750毫升，加热至沸，倒入红茶40克，微沸5分钟，离火去茶叶，晾凉后放入冰箱。饮用时放少许柠檬汁、橘汁、白砂糖，再加冰水150毫升，滴入少许白兰地酒，放橘子一瓣。既可祛火，又很爽口。

· 四季养生小贴士 ·

有专家提醒：胃寒的人最好少喝凉茶，脾胃虚寒主要表现为消化不好、怕冷、吃生冷或坚硬的食物容易胃疼等。

◉ 夏季补钾，多吃海带和紫菜

在人体不可缺少的常量元素中，钾占有重要的地位，正常人体内含钾总量约150克。主要存在于细胞内，它与细胞外的钠协同起着维持细胞内外正常渗透压和酸碱平衡的作用，并能维持神经和肌肉的正常功能，特别是心肌的正常运动等作用。

当体内缺钾时，会造成全身无力、疲乏、心跳减弱、头昏眼花，严重缺钾还会导致呼吸肌麻痹死亡。此外，低钾会使胃肠蠕动减慢，导致肠麻痹，加重厌食，出现恶心、呕吐、腹胀等症状。临床医学资料还证明，中暑者均有血钾降低现象。

夏季人体缺钾原因主要有三：其一，人体在夏季大量出汗，汗液中除了水分和钠以外，还含有一定量的钾离子。其二，是夏季人们的食欲减退，从食物中摄取的钾离子相应减少，这样会造成钾的摄入不足。其三，天气炎热，人体消耗能量增多，而能量代谢需要钾的参与。

最安全有效的补钾方法是多吃富含钾的食品。紫菜、海带等海藻类食品含钾较多，因此紫菜汤、紫菜蒸鱼、拌海带丝、海带冬瓜汤等，应是夏季菜肴的上品。此外，菠菜、苋菜、青蒜、大葱、蚕豆、毛豆等含钾量亦较高。粮食以荞麦面、玉米面、红薯中含钾较多。水果以香蕉、西瓜最丰富。

此外，夏天多喝些茶水，对补钾也有好处。

· 四季养生小贴士 ·

人们在缺钾时，可通过口服10%的氯化钾溶液或注射氯化钾针剂来补钾。但是，若通过进食含钾丰富的食物来补钾会更加安全有效。含钾丰富的食物有：菌类食品、黄豆、绿豆、海带、紫菜、山药、毛豆、苋菜、香蕉、葡萄、草莓、柑橘、柚子、西瓜等。另外，茶叶中也含有丰富的钾。人们经常喝茶也能补钾。

第四章
生活起居养好阳，才能"生长"不"生病"

科学界和医学界都有这样一个观点：人的寿命取决于体内物质和能量的储备。而三伏天来临，暑热难耐，其季节性气候非常影响我们体内物质和能量的代谢及储备。对此，养生保健就必须注意生活起居。针对夏天昼长夜短、阳气升发的特点，我们的生活起居重点应放在"耗"上，通过科学的作息、着装等，将体内储备的能量尽量消耗出去，从而实现阴阳平衡，百病不生。

◉ 骄阳似火，让阳气随大自然"耗散"吧

"夏三月，此谓蕃秀，天地气交，万物华实。夜卧早起，无厌于日，使志无怒，使华英成秀，使气得泄，若所爱在外。此夏气之应，养长之道也。"这是《黄帝内经》中关于夏季养生之道的论述。

夏三月是指农历的四、五、六三个月，是天地万物生长、葱郁茂盛的时期，金色的太阳当空而照，向大地洒下了温暖的阳光。这时，气温逐渐升高，并且达到一年中的最高峰，而且夏季雨量丰沛，大多数植物都在此季"疯狂生长"，人体的阳气在这个时候也较为旺盛，因此夏季养生要注意顺应阳气的生长。

因天气炎热，人往往比较烦躁，要避免天气给自己带来的负面影响，就要把酷暑高温拒之门外。

在夏天，人容易心火过旺，因此饮食应清淡，尽量少吃油腻食物；在流汗后，不仅要补充水分，还应补充盐分；夏季易中毒，所以要注意饮食卫生，并且不要食用变质食物。

夏季天气炎热，要注意劳逸结合，应尽量避免在烈日或持续高温下工作，注意午休，晚睡早起。睡觉时不要贪凉，最好不开电扇，不露天睡眠。

中暑是夏季的常见病，人们可以用多吃防暑食物、保证睡眠等方法来避暑。另外，还要注意预防支气管哮喘、腹泻、肺气肿、慢性支气管炎等疾病。

运动要避开高温时段，清晨和黄昏是最好的锻炼时间。运动时间不宜过长，强度不宜过大，散步、打太极拳是夏季的理想运动。在运动后，不要饮用大量的凉开水，也不要用冷水冲澡。

在夏季要抓住治冬病的好时机。许多冬季常发生的疾病或因体质阳虚而发生的病症，可通过在夏天增强人体抵抗力，减少发病概率。冬病夏治是抓住了夏季阳气最盛、冬季阴盛阳衰的特点。久咳、哮喘、痹症、泄泻等疾病用冬病夏治的方法治疗效果较好，常用的方法有针灸和进补。

> **· 四季养生小贴士 ·**
>
> 夏天衣服要少，要透气，当出汗就出汗，不能捂，少穿露脐装，以免脾胃受凉；要晚睡早起，多开窗，中午为防暑热进入室内可关窗，空调温度不低于23℃；多游泳，多

到天然阴凉处纳凉避暑，中午适当午休 30 ～ 60 分钟；心情要舒畅，多旅游，多到郊外；夏天要多吃"苦"，因为苦味多能祛火，且苦味入心，"苦"能清心火，可常吃苦瓜、莲子心、苦丁菜等苦味食品，还要多吃清暑利湿之品，如西瓜、绿豆、西瓜皮等。

◉ 走出夏天睡眠误区，做个"仲夏夜之梦"

看过《仲夏夜之梦》的人，肯定对剧中轻松、愉快的情节印象深刻。那么，你有没有想在炎热的夏季做一个美满的"仲夏夜之梦"呢？炎热的夏天是人们最难入眠的季节。

夏季天长夜短，人们白天活动的时间延长，夜间睡眠的时间不足，再加上暑热湿盛，更使人心浮气躁。蚊虫叮咬、他人干扰等，都使人难以入静。其实，只要你能够走出下列睡眠误区，就一定会舒舒服服地睡个好觉，拥有一个恬静的"仲夏夜之梦"。

第一，忌袒胸裸腹。尽管夏日天气炎热，在晚上睡觉时仍应穿着背心或薄衬衫，腹部、胸口盖条被单，以避免着凉而引起腹痛、腹泻。对于这一点，老年人、幼儿更应该注意。

第二，忌室外露宿。即使在夏季气温很高的夜晚，也不能因贪图凉快，在廊檐、室外露宿，以防蚊叮虫咬或因露水沾身而发生皮肤感染或头昏脑涨、四肢乏力。

第三，忌睡地板。夏季，有些人只图图一时凉爽，在水泥地或潮湿的地面上铺席而卧。这样很容易因湿气、邪寒袭身，而导致风湿性关节炎、腰酸腿痛或眼睑水肿等病症，损害身体健康。

第四，忌穿堂风。夏季，通道口、廊前虽然风凉，但是"坐卧当风"。在这样的地方睡觉，虽然凉爽，但很容易受凉、腹痛、感冒。

第五，忌睡塑料凉席。夏季的夜晚，有的人图凉快，睡在塑料凉席上。这是很不科学的做法。由于塑料制品的透气性差，不能吸汗，水分滞留，不易蒸发。这样一来，不但影响睡眠，还会危害身体健康。

第六，忌少睡午觉。夏季日长夜短，气温高，人体新陈代谢旺盛，消耗也大，容易感觉疲劳。而夏季午睡可使大脑和身体各系统都得到放松，也是预防中暑的措施之一。

第七，忌开着空调睡觉。很多人为贪图凉快，整夜开着空调睡觉。这样危害很大，因为入睡后，人体的血液循环减慢，抵抗力减弱，极易受凉而引起感冒。所以即使你一定要开空调睡觉，也记得给自己盖一床薄被。

·四季养生小贴士·

人们在凉席的选用上也是有讲究的。凉席并非越凉越好。凉性大的竹席，更适合中青年人。老人、小孩及体质弱的人不宜用。婴幼儿最好睡采用灯心草、蒲草、马兰草等编织而成的草席。同时，草席也较适用于老人，以及体质虚弱的人。但新草席使用前，最好在阳光下暴晒，反复拍打数次，再用温水拭去灰尘，在阴凉处晾干后使用。每晚睡觉前应用温水擦拭，除去灰尘和汗。

◉ 保足阳气，长夏防湿"三注意"

中医称夏末秋初为长夏时期，其气候特点是多湿，所以《理虚元鉴》中特别告诫说："长夏防湿。"这个季节多雨潮湿，水汽上升，空气中湿度最大，加之或因外伤雾露，或因汗出沾衣，或因涉水淋雨，或因居处潮湿，以致感受湿邪而发病者最多。

现代医学研究证实，当热环境中空气相对湿度较大时，有碍于机体蒸发散热，而高温条件下蒸发是人体的主要散热形式。空气中大量水分使机体难以通过水分蒸发而保持产热和散热的平衡，出现体温调节障碍，常常表现出胸闷、心悸、精神萎靡、全身乏力。

总体来说，长夏防湿，主要应做到以下几点：

1. 居住环境，避免潮湿

《黄帝内经》中提出："伤于湿者，下先受之。"意思是湿邪伤人，最容易伤人下部。这是因为湿的形成往往与地的湿气上蒸有关，故其伤人也多从下部开始，如常见的下肢溃疡、湿性脚气、妇女带下、下肢关节疼痛等，往往都与湿邪有关。因此，在长夏季节，居室一定要避免潮湿，尽可能做到空气流通，清爽干燥。

2. 饮食清淡，易于消化

祖国医学认为，湿为阴邪，易伤阳气。因为人体后天之本——脾喜燥而恶湿，所以，长夏季节湿邪最易伤脾，一旦脾阳为湿邪所遏，则可导致脾气不能正常运化而气机不畅，可见脘腹胀满、食欲不振、大便稀溏、四肢不温、口甜苔腻脉濡等症。若影响到脾气升降失司，还能出现水液滞留，常见水肿形成、目下呈卧蚕状，也可见下肢肿胀。因此，长夏季节最好少吃油腻食物，多吃清淡易于消化的食物，如元代著名养生家丘处机所说："温暖，不令大饱，时时进之……其于肥腻当戒。"这里还指出，饮食也不应过凉，因为寒凉饮食最能伤脾的阳气，造成脾阳不足。此外，由于消化功能减弱，一定要把好"病从口入"这一关，不吃腐烂变质食物，不喝生水，生吃瓜果蔬菜一定要洗净，应多食清热利湿的食物，使体内湿热之邪从小便排出。常用清热利湿食物以绿豆粥、荷叶粥、红小豆粥最为理想。

3. 避免外感湿邪

由于长夏阴雨连绵，人们极易感受外来湿邪的侵袭，出现倦怠、身重、嗜睡等症，严重者还会伤及脾阳，造成呕吐腹泻、脘腹冷痛、大便稀薄。因此，长夏一定要避免湿邪侵袭，做到外出带伞、及时避雨。若涉水淋雨，回家后要立即服用姜糖水。有头重、身热不扬等症状者，可服藿香正气水等。此外，由于天气闷热，阴雨连绵，空气潮湿，衣物极易发霉，人也会感到不适。穿着发霉的衣物，容易感冒或诱发关节疼痛，因此，衣服要经常晒一晒。

> **·四季养生小贴士·**
>
> 根据祖国医学"春夏养阳"的原则，长夏防湿的关键在于要保养人体阳气。只有阳气充足，湿邪才不易侵犯。

◎ 养生专家告诉你：夏季睡眠有四忌

夏季的炎热让有些人想出了一些睡眠措施，比如在室外露宿、吹穿堂风，等等。事实上，这些在睡觉时习惯性使用一些自以为聪明的"小技巧"，往往很可能伤害到自身的健康。

养生专家指出，夏季养生，四大睡眠禁忌万万不容忽视。

（1）忌开着电风扇、空调睡觉：很多人为"贪图"凉快，在睡觉时开着电风扇或空调。这样虽然是"凉快"了，可是危害却不小。因为人人睡后，人体的血液循环减慢，抵抗力减弱，开着电风扇、空调吹风，极易受凉而引起感冒。

不过，睡前摇扇消暑纳凉又健身养性。摇扇子能使手臂、手腕不断运动，可促进血液循环，舒筋活络，可防止血压突然升高；摇扇子时头部经常活动，对防止颈部骨质增生有一定的作用。檀香扇不仅可用其摇动生风，而且闻其芳香，可使精神振奋。檀香属于天然香料，对嗅觉神经可产生较强的良性刺激，特别是神经衰弱者，对此刺激特别敏感，能起到镇静安神的作用。

（2）忌光着膀子睡觉：人体的温度是靠皮肤上的温度不断变化来保持恒温的，腹部和胸部的皮肤上温度几乎不变。所以天气再热也要将被单盖在胸腹部，以免受凉而生病。

（3）忌躺在地上睡觉：夏天有人喜欢在水泥地板上或草坪上睡眠，水泥地面干燥，但既凉又硬，草坪虽柔软，但比较阴暗潮湿，睡在这类地面上易发生感冒、风湿性关节炎等疾病。

（4）忌睡前在地上泼水：有些人为了消除一天的疲劳，希望晚上睡个好觉，在室内地面浇水以达到降温的目的。其实这种方法是不科学的，这会使得空气比浇水前更混浊，对人身体十分不利。

> **·四季养生小贴士·**
>
> 有的人睡觉时喜欢手臂上抬或把手臂放在枕头下，这些睡觉时手臂的姿势属于不良的睡觉习惯，对人体健康危害不小，影响肌肉放松易造成反流性食道炎，所以睡觉时最好把两手臂放在身体两侧。

◎ 想凉快，夏季除热有良方

夏天气温接近人体的温度，人体散热方式以汗蒸发为主，所以用热来除热才是比较好的养生方法。

（1）热毛巾擦身：夏天，人的脸面和躯干难免多汗，及时擦汗可促使皮肤透气，但必须用热毛巾，才能适应人体降温节律。

（2）洗热水澡：夏天洗冷水澡会使皮肤收缩，洗后反觉更热，而热水洗澡虽会多出汗，但能使毛细血管扩张，有利于机体排热。夏天该出汗时出汗，这才是符合自然规律和人体节律的方式。

（3）热水洗脚：脚有第二心脏之称，人的脚上分布有全身的代表区和五脏六腑的反射点。古人云："睡前洗脚，胜似补药。"夏季也不例外。当时虽然感觉有点热，但事后反而会带来凉意和舒适。

（4）喝热茶：冷饮只能暂时解暑，不能持久解热、解渴，而喝热茶却可刺激毛细血管普遍舒张，体温反而明显降低，这是简便易行的绝妙良方。

另外，加强耐热锻炼，提高体温调节功能，热适应能力增强，不但可增强体质，还可有效地防止中暑和其他热症发生。

◉ 盛夏出汗，千万别马上冲凉

炎炎夏日，大家几乎都有过这样的体验：动不动就出一身汗，黏糊糊的，甚是不爽。这时，如果能立刻冲个凉水澡多好啊！停！千万别这样么想。

养生专家指出，盛夏出汗千万不能立即洗冷水澡。这是因为夏天气温高，锻炼刚结束时，人体仍处于代谢旺盛、皮肤血管扩张的状态，这时如果立即洗冷水澡，皮肤受到冷水刺激，会通过神经反射引起皮肤血管收缩，结果可使出汗散热受阻，反而会使散热困难、体温升高。同时，皮肤血流量减少使回心血量突然增加，会增加心脏负担。

夏季锻炼后应当饮用一些盐水，然后休息1小时左右再洗澡。当然，最好还是洗温水澡。汗液中含有较多的氯化钠，出汗多应该补充食盐和钙。

据有关医学专家研究，在平时每天出的汗液中丢失钙仅15毫克并不重要，但夏季高温环境下，出汗太多容易导致低钙血症，表现为手足抽筋、肌肉抽搐。

为了防止出汗后低血钙，应该多吃含钙高的牛奶、乳制品、鱼类、海产品及绿叶蔬菜等食物。另外，也要及时补充水分和无机盐，否则很可能引起水和电解质紊乱。

◉ 天再热，也别让脚着凉

夏季，在大街小巷，无论男女，都是赤足、凉鞋，这几乎成了夏天里的特有风景线。

你可能有所不知，到了夏天，人们光脚穿凉鞋的时候确实比较多，但如果不注意很容易使脚受寒，从而影响内脏，引起胃疼、腰腿痛等。

医学研究证明，脚距离心脏最远，供血最差，脚的脂肪层薄，保温差，所以脚掌皮肤温度最低，极易受寒。一旦脚部受凉，可反射性地引起上呼吸道黏膜内的毛细血管收缩，使抵抗力显著下降。此时，原来潜伏在鼻咽部的病毒、病菌就会乘虚而入，引起感冒等多种疾病。

脚上的感觉神经末梢受凉后，正常运转的血管组织收缩，时间长了就会导致血管舒张功能失调，诱发肢端动脉痉挛、关节炎和风湿性疾病等。所以夏天要注意脚的防护，不能随便光着脚到处走，也不能让脚在冰凉的水里待着。

> ·四季养生小贴士·
>
> 有皮肤过敏史的人，尽量不要穿塑料凉鞋和拖鞋，最好穿布凉鞋或竹凉鞋。要是你喜欢穿这种塑料凉鞋，则要穿上袜子，避免脚部与凉鞋直接接触，这样皮炎就不会光顾你了。

◎ 夏日行房事，要防出汗染病患

夏季是充满激情的季节，人的兴奋度会增高，夫妻之间会更亲昵和热情。但是夏季房事应该注意节制，否则会让本已新陈代谢加快的身体雪上加霜，体能透支，影响身体健康，还有可能"招"来疾病。

那么，在夏季房事中应该注意些什么呢？

1. 要注意出汗

夏天人体汗液本来就分泌增多，加上性爱的欲望会让人兴奋，很多人会发现自己还没过性生活，就已经大汗淋漓了。不过，千万不要以为大量出汗是正常现象。根据中医理论，夏天出汗太多时过夫妻生活，容易引起中老年人以及身体虚弱者虚脱。此类人群应等到汗完全干了、心跳平稳以后，再行房事。

对于情绪紧张或身体虚弱者来说，性生活后排汗量增多的现象也应警惕，因为这可能是一种疾病的信号。最好稍事休息，待体内血液循环恢复正常后再从事其他活动。性爱后最好卧床休息片刻，再起来冲个温水澡，喝杯加盐的牛奶或豆浆，切忌事后立即冲冷水澡或喝冰水。

2. 性爱前后不要贪凉

夏日里气温高、湿度大，许多夫妇喜欢在空调环境中过性生活。但在性生活过程中，特别是获得性高潮后，人体会发热出汗，全身汗毛孔会张开，此时如果有凉气入侵，会让抵抗力下降的人出现鼻塞、打喷嚏、流鼻涕、头痛等感冒症状。

夏季性生活，应该避免过分贪凉。如果使用空调，应让室内外温度相差5℃左右，室温最低不低于27℃。切记性爱之后，即使出汗，也不可立即去冲凉。

3. "苦夏"者不要勉强行房

"苦夏"就是每到夏天，就会有周身乏力、困倦、不思饮食的感觉，身体日渐消瘦，少数女性还可能有月经不调、白带增多、腰酸、水肿等一系列妇科症状。但到了秋天，这些毛病往往不治而愈。虽然"苦夏"一般不会影响健康，但如果症状较重，则应避免过性生活。

此外，睡眠质量对解除"苦夏"十分重要。临睡前1小时左右可采用食疗法催眠，如喝点牛奶或糖水等。精力充沛，性能力自然也会得到提升。

夏天湿邪当道，梅雨季节，雷电交加，胸闷气短，不宜行房，因此古有"地动雷电，此天忌也"的说法。若强以行房，可引起阳痿、早泄，甚至一蹶不振，不仅影响今后的性生活，又无形中增加了自己的心理负担，所以应该在静谧的环境下享受性生活的欢愉。

◉ 体弱者着装，遵循安全防暑指南

夏天的特征是昼长夜短，炎热难耐，而体弱者耐受力比较弱，适应性也比较差，所以他们想要安全地度夏，就应注意保健。

盛夏季节人的火气一般都比较旺盛，因此体弱者在精神、心理等方面就应息其怒，静其心，安其神，使神经系统处于宁静状态，不能烦躁激动。

体弱者衣服要勤换勤洗，衣服的颜色以浅色为主，透气透汗性能要好，外出时要带上遮阳帽或打遮阳伞，不要在紫外线最强的时间段（上午10点到下午15点）外出。

体弱者所住的居室应该有防止阳光直射的装置，可以在窗外搭个凉棚或挂上带网眼的窗帘，在室内吹空调或电扇时，风口不要正对着自己，以防受风着凉。

在夏天，体弱者的消化功能一般比较差，因此应以温软易消化、清淡有营养的食物为主，少吃油条、烤饼、肥肉等厚味之物，以防生痰、生热、生湿。尤其应该忌食生冷食物，如冰块、冷水、凉粉、冷菜等，以免损伤脾胃，诱发疾病。

晚上睡觉时，体弱者不能贪凉而卧，睡于露天、窗前等处，更不能迎风而卧，避免风邪侵入人体，引起头痛头晕、腹痛腹泻、关节酸痛和面神经麻痹等症状。

体弱者，如在酷暑天气出现头昏头痛、口渴多汗、全身疲乏、心慌等中暑先兆症状时，应立刻脱离中暑环境，及时转移到阴凉通风处休息，并采取相应的治疗措施。同时，体弱者若出现血压急剧升高、心慌气短、头昏头痛加重、精神萎靡、走路步态不稳、手足不灵活等异常表现时，家人需及时送其到医院就诊。

◉ 穿露脐装，别忘保护好肚脐眼

露脐装是一种在国际上堪称经典的款式，是短小上装发展至极端的款式。在炎热的夏季，大多数女士们都希望在穿着打扮上追求时髦、新潮和性感，于是非常喜欢穿露脐装。

不过，从养生保健角度考虑，穿露脐装一定要注意保护肚脐眼。

穿露脐装时，腰部和腹部裸露在外，受到冷风吹或夏季室内空调的冷气侵入，就会刺激腰眼和肚脐眼，不但使皮肤、肌肉受到侵害，而且还会因受冷热变化的刺激引起胃肠功能的紊乱，使消化系统功能受损，甚至病菌也会侵入。此时，人就容易出现呕吐、腹痛、腹泻等胃肠系统疾病。同时，脐部肌肉比较娇嫩，很易受损，脐眼裸露于外，容易汇集污垢，如不小心就会引起感染，发生脐炎。

因此，人们在穿露脐装时，必须注意对脐部的保护：

（1）穿露脐装一定要在夏季天热时穿，不可因为急于展示魅力，在天气还有些寒冷时就穿上露脐装。深秋和初冬气温变化很大，也不适合穿露脐装，不要因为追求美丽而损害了健康。

（2）要注意脐部卫生。夏日出汗多，身体上的污垢很容易随汗液进入脐眼而沉积，所以平时要对脐部进行清洁，每天用温热的清水加中性沐浴液擦洗脐周及肚脐眼，以清除污垢，防止病菌滋生。但是，擦洗时不宜用力搓擦，以免搓伤皮肤，发生感染。

（3）要注意防"风"。脐周是胃肠部位，容易受凉，除不要在天气寒冷时穿露脐装外，就是在夏季天热的时候，早、晚天气也较凉或者阴雨天温度也较低，穿露脐装也会使肚脐和胃肠受凉，所以不宜穿露脐装。电扇、空调的凉风不要正对着脐部吹；晚间睡眠时不要让脐部当风而吹，必要时可在腹部盖上小被子。

（4）要防止脐部意外损伤。肚脐周围裸露，缺少衣着的保护，往往容易遭到意外损伤，如划伤、擦伤等，因而日常起居工作中要小心，动作幅度不宜过大、过猛。

（5）胃肠、腰部或肾部有慢性病的女性，不宜穿露脐装，以免加重病情。

·四季养生小贴士·

古人有"脐为五脏六腑之本，元气归藏之根"之说。在中医上，肚脐是重要的穴位——神阙穴。肚脐内通五脏六腑，为抵御外邪之门户，它具有向全身输布气血的功能，有健脾强肾、回阳救逆、和理肠胃、行气利水、散结消滞、活血调经的作用。然而，肚脐也是最怕着凉的地方，经常保护肚脐，不让它受风寒之邪的入侵，对健康是十分关键的。

◎ 夏季贴身衣物勿忘经常洗

人的皮肤每平方厘米有 1000 多个汗腺，全身表皮分布着几百万个毛孔，它们存在于表皮细胞间隙中，人体通过毛孔不断排汗。汗中含有尿素、盐分等废物，留在衣服上的"汗渍"就是这些废物的痕迹。特别是在夏天，因为出汗多，衣服更容易脏。

另外，紧挨在毛囊附近的皮脂腺，分泌油腻状物质，每天分泌 20～40 克皮脂，均匀地在全身表面形成薄薄一层，起着滋润、保温、护肤的作用。但这些皮脂分泌物是高级脂肪酸和胆固醇酯，它们可以和汗液、表皮脱屑、灰尘等同时混合附着在衣服纤维里，如果不及时清除，可使衣服逐渐被酸化而变黄。

皮肤的表皮细胞在不断地新陈代谢，衰亡细胞与角质的皮层细胞，经常从表皮脱落下来，加上身上汗毛脱落，两者与皮脂、污垢，黏附于贴身的衣服上，会使衣服变脏。因此，我们必须经常换洗贴身衣服。

·四季养生小贴士·

现在的人似乎越来越懒，就算洗内衣都会用专门的小洗衣机。很多人在洗衣时，会习惯性选择洗衣粉。其实，机洗贴身衣物，洗衣粉刺激性太强，最好选择皂粉。

第五章
夏日运动，讲究一个“轻”字

由于紫外线比较强，气温高，很多运动项目并不适宜在夏天进行。可是，"生命在于运动"，我们总不能怕热就变成木头人吧？对此，养生专家为我们进行了科学的指导——夏日运动，讲究一个“轻”字。人们应以攀登楼梯代替爬山，以简单的小动作代替幅度大的高强动作，以室内活动代替剧烈运动等。从事这种以“轻”为主的运动养生项目，既可以避免阳气损伤，又可以促进人体血液循环，还能享受酣甜的睡眠。

◉ 运动“挥汗如雨”，小心损伤阳气

到了夏天，不少人认为，平时做事情或锻炼时，动到大汗淋漓纯属正常，无须多虑。然而，事实却并非如此。

我们知道，汗为心之液，在人体属阴，适度的宣泄可以使身体处于阴阳平衡的状态，而如果出汗过多，就会导致阴液亏损过多，阴不足以涵阳，人体健康就会出问题。由此可见，即使夏季酷热灼人，我们也不可过度出汗。

中国古人锻炼也不主张大量出汗，而以微微汗出为宜，这叫“沾濡汗出”，出一层细汗，对人体是最有好处的。所以在锻炼时，我们一定注意保持这个原则，不要过度出汗。

有时候几个人进行同样的运动后，有人出汗多，有人出汗少，出汗的多少是因人而异的：

（1）汗液取决于汗腺的分泌，而汗腺的数量，不仅有性别差异，还有个体差异。

（2）出汗多少还取决于体液含量。有些人体液较多，运动时出汗就多；反之，运动时出汗就少。体液的多少由体脂的含量决定，因为脂肪组织中含水量比较少，所以胖人的体液相对比瘦人少。尽管运动时胖人出汗多，但耐受水分丢失的能力却比较差，也就是说，运动时间不长，胖子就会因代谢失调而过早出现疲劳。

（3）运动前是否饮水对出汗也有影响，如果运动前大量饮水，会导致体液增多而增加出汗量。

（4）还要看个人的身体素质。体质强壮的人，肌肉与运动器官都比较健康，即使进行强度较大的运动，也毫不费力，出的汗自然就少；相反，体质差的人稍稍活动，就会大汗淋漓。

因此，出汗越多并非锻炼效果越好。酷热的夏日，人们在运动后为了“舒服”各有高招，但有些做法却是过激的，会对身体造成损害。只有合理运动，才能保证健康。

（1）运动时皮肤不宜过露。赤膊或露背只能在皮肤温度高于环境温度时，才能通过增加皮肤的辐射、传导散热起到降温的作用。而酷暑之日，最高气温一般都接近或超过37℃，皮肤不但不能散热，反而会从外界环境中吸收热量，因而夏季赤膊或露背感觉更热。此外，在太阳下露背进行活动，强烈的紫外线直接照射在皮肤上，还会引起皮肤疾病。

（2）运动后不宜过快降温。运动后大汗淋漓，急忙到风扇前揭开衣服猛吹，或在过冷的

空调下直吹，以及拧开水龙头，让冷水直冲身体，这种"快速降温"的方法常常会快活一时，然后难受几天。因为运动后毛孔处于扩大状态，经过突然的冷刺激，毛孔迅速缩小。这对身体极其不利，容易受寒邪的侵扰，甚至引起各种疾病。

（3）运动中喝水不宜过猛。如果喝水过猛，会引起胃部肌肉痉挛、腹痛等症状，应该在剧烈运动后间隔几分钟再适当补充水分。

（4）运动后不宜补充纯净水。因为纯净水中几乎不含人体出汗排出的盐分及矿物质等。人在高温下进行剧烈运动时，身体大量出汗，造成机体里水分和盐类丢失。若大量饮水而没有及时补充盐分，血液中的氯化钠浓度就会降低，肌肉兴奋性增高，易引起肌肉痉挛和疼痛。因此在训练前，应补充足够的水分和盐分；在运动时注意全身各肌肉群交替进行活动，避免仅运动局部肢体，使局部肢体负荷过重。

·四季养生小贴士·

夏天运动出汗多，衣衫的汗渍味不易除去。用醋就可以解决这个问题，在洗涤时往清水里滴几滴醋（醋精更好），然后再漂洗两遍，即可去除掉这种汗渍味。

◉ 30分钟"轻运动"，健康快乐过一夏

进入夏季，人们在酷热的侵袭下一动都不想动，即使那些很喜欢运动的朋友，也会突然不知道该如何健身了。

对此，养生专家指出，夏季更适合"轻运动"，而且运动量最好控制在半个小时左右为宜。此外，运动后还必须注重科学补水。

所谓"轻运动"，就是体能消耗少、技术要求低、时间要求松的运动养生方式。选择适合自己的"轻运动"方式，我们可以避免因为过度运动对身体造成伤害。

例如，上下班的时候，大家可以不乘坐交通工具，而是采取步行的方式。只要时间控制在1小时内，不让身体感觉过度疲惫，就可以了。除此之外，练瑜伽、健美操等也是不错的选择。

你可能会问，那么"轻"，能达到运动量吗？能起到锻炼的作用吗？要知道，在夏季的高温天气中，人体本身的热量消耗就很大，一旦健身时过量，很容易使人体的血糖偏低、抵抗力下降，严重的则会导致昏厥，所以夏季过量运动对健康反而不利。具体来讲，我们在夏季，应尽量避开在阳光下进行户外运动。对一般的普通人而言，每天坚持30～45分钟的运动就可以，30分钟的运动时间最佳。

再有，由于夏季气温高，人体消耗大，大量运动会加速体内水分流失，因此一定要注意对身体消耗的水分进行及时的补充，所以在运动前的半个小时，至少要喝两杯水。

如果户外运动时间超过半个小时，一定要带瓶水，最好是能够补充盐分的生理盐水或淡盐水。此外，运动后大量饮水，不但不利于血液循环系统、消化系统，还会给心脏增加负担。而且大量饮水还会导致出汗更多，而盐分也会进一步流失，并容易引发痉挛、抽筋。因此，运动后补水一定不可过量。

夏季最容易疯长的部位是小腹，做仰卧起坐能减肚子，不少健身中心都有专业器材可以做仰卧起坐，就算在自家床上也能完成这种简单的小运动，仰卧起坐成为夏季很多人的运动选择。

玩玩健身球，疏通经络筋骨健

最初作为一种康复医疗设备，健身球是用来帮助那些运动神经受损的人恢复平衡和运动能力。随着它在协调、康复腰、背、颈、髋、膝盖等功能作用的发挥，逐渐被延伸推广为一种流行的健康运动。

健身球由于运动量小，不受场地、气候的限制，非常适宜在夏天练习。若能坚持练习健身球，对偏瘫后遗症、颈椎病、肩周炎、冠心病、手指功能障碍等疾病均有较好疗效。其原因在于：人体五指之上有许多穴位，是几条经络的起止点，而经络则是联系人脑神经和五脏六腑的纽带。常练习者，可通过对这些穴位和经络产生不同程度的刺激，从而达到疏通经络、调和气血的目的。此外，由于铁球与手掌皮肤的频繁摩擦，也会因静电及热效应的产生，起到促进血液循环，治疗周身各部位疾病的作用。

那么，具体如何运用健身球进行锻炼呢？这里就向大家介绍五种比较简单、常用的有效方式。

（1）单手托双球摩擦旋转：即置双球于单手掌心中，手指用力，使双球在掌心中顺转和逆转。在旋转时手指要紧贴球体，使双球互相摩擦，而不要碰撞。

（2）单手托双球离心旋转：即在上述动作熟练后，逐步达到双球互相离开旋转。手指动作，旋转方向均与摩擦旋转相同，只是将手指伸开，用力拨弄双球，使双球在掌心中飞速旋转，而不碰撞，其速度一般要求为顺转 150 ～ 200 次 / 分。

（3）双手四球运动：即是在单手运动的基础上，逐步锻炼双手四球运动。方法是：两手同时做单手动作，此动作需要充分发挥大脑的作用才能做到。此动作难度大，要求技术高，但效果要比单手运动好。

（4）用铁球按摩、揉搓、锤击身体的不适部位，可减轻疼痛，也能锻炼手力，对常患肩肿不适、腰酸腿痛的老人大有好处。

（5）用单手或双手虎口使劲握球，或用手掌心使劲握球，有酸热的感觉，经常这样锻炼对提高指力、腕力、握力、臂力均有帮助。

橡胶质地的健身球运动近些年很流行，而且还适合孕妇。准妈妈们在专业教练的指导下，可以到专门的妇幼保健院做，也可以买回家自己做。通常来说，健身球软软的，很有弹性，可以承受300多千克的重量。孕妇坐在健身球上，就像浮在水面上，前后左右运动都可以，特别舒服。这种运动还能大大减轻下肢的压力，从而锻炼孕妇的骨盆底肌肉的韧带，有助于分娩，对小宝宝身体的生长也很有帮助。

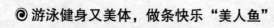 游泳健身又美体，做条快乐"美人鱼"

游泳是人体在一定深度的水的特定环境中，凭借肢体运动，利用水的浮力而进行的一项技能活动。它是古代人类在同大自然的斗争中，为生存而产生的，并随着社会的不断发展而发展，逐渐成为一项现代竞技体育运动的重要竞赛项目。

游泳对身心健康能起到很好的作用：

（1）可使心脏得到很好的锻炼，使心肌逐渐发达，收缩能力增强，更好地促进机体的新陈代谢。所以，游泳运动员的心脏跳动，在平时比一般人慢而有力。一般人的脉搏，安静时为每分钟 70～80 次，而游泳运动员却为 42～60 次，个别甚至减少到 36 次，这正是其心脏功能良好的具体体现。有的游泳运动员平时心跳只有 40～50 次，而跳动时排出的血量就等于一般人 70～80 次心跳排出的血量。

（2）游泳运动是所有运动项目中对呼吸系统影响最大的一个项目。一般人的呼吸力为 60～100 毫米汞柱（8～13.3 千帕），而经过系统游泳锻炼的运动员可达 200 毫米汞柱（26.7 千帕）以上。游泳运动员的肺活量也比一般人大得多，据统计，一般人的肺活量只有 3000 毫升左右，而游泳运动员能达 5000～7000 毫升。这样就可使每次呼吸能摄取更多的氧气和排出更多的二氧化碳。肺活量大，其耐受缺氧的能力也就强。

（3）坚持游泳锻炼，还能使神经系统功能增强，可使动作敏捷，反应灵活，并使关节得到锻炼，动作协调、敏捷。

（4）可以有效地锻炼全身的肌肉和关节，使肌肉发达，可以减肥，保持体型健美，并在力量、速度、柔韧、耐力等身体素质方面有明显提高。

（5）可以强身健体，预防疾病。游泳本身就是一种体育疗法。由于经常在水中锻炼，体温调节机能改善，机体对外界的适应力会明显增强，且有舒筋活血、松弛肌肉的作用，对腰背痛、扭伤有治疗作用。如方法得当，对冠心病、高血压、胃肠病也有一定的治疗作用。

（6）可以延缓衰老，使人青春常驻。它可以改善皮肤血液循环和新陈代谢，推迟皮肤老化和预防皮肤病的发生。

与此同时，游泳健身中有 7 个方面，我们一定要注意：

第一，锻炼前应检查身体：有严重的心血管疾病、皮肤病和传染病者不宜参加游泳锻炼。

第二，下水前做好准备活动：应做 3～4 分钟臂、腿、腰部弯曲伸展运动。

第三，水温不宜过低：初练者最好从夏天开始，这样容易适应。

第四，运动量要适宜：初练者游程不要太长，每 50 米应停下来休息片刻，速度不宜过快。

第五，注意自我监督：如游泳后头晕、恶心、疲劳不适，应减少活动量或暂停锻炼。

第六，注意安全：要结伴而行，互相照料保护。不要到有急流、漩涡的地方游泳，也不要到水草密集区去游，以免发生意外。

第七，游泳动作宜慢，不要猛然跳下水：要先用水浇冲一下肩部、胸部，徐步走向游泳区域。初学者不要急于求成，应先熟悉水性，再循序渐进地学习技术动作；先将整套动作分解，分开来练；在此基础上，再做整套动作的协调配合练习。老年体弱者更要注意量力而行，动作稳妥，运动不宜过于剧烈。

举手之劳，让你精力充沛

夏季来临，每天早晨起床之前若能坚持做几个简单的养生小动作，会使你全天精力充沛，而且有利于增强体质、促进健康。

你一定很想知道这些小动作是什么吧？别急，下面我们就一一介绍给大家：

（1）搓脸：早晨起床后，先用双手的中指同时揉搓两个鼻孔旁的迎香穴数次。然后上行搓到额头，再向两侧分开，沿两颊下行搓到颏尖会合。如此反复搓脸 20 次，有促进面部血液循环、增强面部肌肤抗风寒的能力、醒脑和预防感冒的功效。长期坚持，还能减少面部皱纹，改善容颜。

（2）转睛：运转眼球，不宜急躁地进行，先左右，后上下，各转 10 次，能提高视神经的灵活性，提高视力。

（3）叩齿：轻闭嘴唇，上下牙齿互相叩击 36 次，间宜旋舌，以舌尖舔顶上颚数次，能促进口腔、牙齿、牙床和牙龈的血液循环，增强唾液分泌，从而起到清除污垢、提高牙齿抗龋能力和咀嚼功能等作用。

（4）挺腹：平卧，伸直双腿，做腹式深呼吸。吸气时，腹部有力地向上挺起，呼气时放松。反复挺腹 10 余次，可增强腹肌弹性和力量，预防腹部肌肉松弛、脂肪积聚，且能健胃肠、利消化。

（5）提肛：聚精会神地提紧肛门 10 余次，可增强肛门括约肌力量，改善肛周血液循环，预防脱肛、痔疮、便秘等。

（6）梳头：坐在床上，十指代梳，从前额梳到枕部，从两侧颞颥梳到头顶，反复数十次。可改善发根的营养供应，减少脱发、白发，促进头发乌亮，且能醒脑提神、降低血压。

（7）弹脑：坐在床上，两手掌心分别按紧两耳，用食指、中指和无名指轻轻弹击后脑，反复 3～4 次，可解疲乏、防头晕、强听力、治耳鸣。

（8）猫身：趴在床上，撑开双手，伸直并拢双腿，翘起臀部，像猫拱起脊梁那样用力拱腰，再放下臀部。如此反复数十次，可锻炼腰背、四肢的肌肉和关节，促进全身气血通畅，防治腰酸背痛。

◉ 赤脚走路，激活你的"第二心脏"

根据生物全息理论，足底是很多内脏器官的反射区，被称为人的"第二心脏"。赤足行健身法在中国香港、中国台湾、日本、西欧等世界许多国家和地区流行，是人们夏季运动的一大养生项目。

中医理论认为：人体各器官在脚部均有特定反射区，摩擦刺激这些相应的反射区，便能激发潜能，调整人体失衡状态，达到防治疾病、延年益寿的目的。比如它对神经衰弱、近视眼、遗尿、前列腺肥大、急性扭伤、高血压、胃肠病、糖尿病、偏头痛、肾炎、关节炎等疾病都有较好的疗效。

赤脚走路时，地面对足底的刺激有类似按摩、推拿的作用，能增强神经末梢的敏感度，脚底敏感的部位受到刺激后会把信号迅速传入内脏器官和大脑皮层，调节自主神经系统和内分泌系统，因而可以有效地增强健身体，帮助抗病与防病。

另外，经常使双脚裸露在新鲜空气和阳光中，还有利于足部汗液的分泌和蒸发，促进末梢血液循环，提高抵抗力和耐寒能力，预防感冒和腹泻等症。赤足走的另一种功效是释放人体内积存过多的静电。对于幼儿来说，足底皮肤与地面的摩擦还可增强足底肌肉和韧带的力量，有利于足弓的形成，避免扁平足。

虽然赤足健身越来越被人们所接受，不论男女老少都喜欢光着脚在鹅卵石路径上走来走去，但是，也有一些不得法者因此伤了身体。据报载，南京一老人在踩鹅卵石健身时，脱了鞋刚一触地就感到有点痛，老人当时没在意，并坚持踩了几步，最后实在是疼痛难忍、无法行走才停下，后看医生方知足跟骨折，需住院治疗。如此病例，并不鲜见。

赤足健身本是好事，但锻炼方法须讲究。医学专家说：人体有几百个针灸穴位，其中在脚板上有60多个，光着脚踩鹅卵石，就好比针灸穴位一样，可以起到按摩和治病健身的作用。但是专家特别告诫：足部有60多个内脏反射区，并非刺激得越多越好。什么穴位需要刺激、需刺激多长时间都是有科学道理的，不能随意。选择鹅卵石路径健身时，要尽量选择鹅卵石头光滑圆润、大小适中的。另外，踩鹅卵石尽量不要赤足。尤其是老人、小孩，行走不当，很容易伤害脚部。

> **·四季养生小贴士·**
>
> 赤脚走走卵石路，对解除病痛和健身很有益处。而坐在室内的椅子上，让赤裸的脚板踩在一段圆木或一段竹筒上，反复地搓动，其所起的健身作用比起踩卵石效果更佳。

◉ 没事退步走一走，身体平衡疲劳消

我们习惯于向前走，但这使肌肉分为经常活动和不经常活动两个部分，影响了整体的平衡。其实早在古籍《山海经》中就有了关于退步走的记载，道家人士也常以此法健身。

退步走与向前走使用的肌群不同，可以弥补后者的不足，给不常活动的肌肉以刺激。退步走可增强反向的活动力量，调节两脚长期向前行走的不平衡状态。倒行或倒跑可改变人体

习惯性运动方向，促进血液循环，加快机体内乳酸等造成疲劳的物质的代谢，有利于消除疲劳。退步走可调节两脚运动平衡，达到健身的目的。

现代医学研究证实，退步走可以锻炼腰脊肌、股四头肌和踝膝关节周围的肌肉、韧带等，从而调整脊柱、肢体的运动功能，促进血液循环。长期坚持退步走对腰腿酸痛、抽筋、肌肉萎缩、关节炎等有良好的辅助治疗效果。更重要的是，由于退步走属于不自然的活动方式，可以锻炼小脑对方向的判断和对人体的协调功能。对于青少年来说，退步走时为了保持平衡，背部脊椎必须伸展，因此，退步走还有预防驼背的功效。

夏季每天抽出一些时间来练习退步走运动，可以锻炼身体的灵活性，并有效地增强膝盖的承受力，是有效健身、提高身体抗病力的运动。在进行退步走运动时，姿势一定要正确，否则会造成不良后果。

具体而言，退步走的姿势要求是：挺直脊背，腰部放松，脚跟要和头成直线，膝盖不要弯曲，双手轻握，用4个手指包住大拇指，手臂向前后自由摆动，也可将双手反握，轻轻叩击腰部，步子大小可依个人习惯而定，但不要太大，放松自然，意识集中，目视前方，缓慢进行。

·四季养生小贴士·

在进行退步走运动时，要注意以下3个方面：

第一，进行退步走要注意安全，不要跌倒。

第二，锻炼时不要一直向后扭着头，否则，不但达不到锻炼的效果，颈椎也吃不消。

第三，可以前、后走交替进行。

◉ 空抓，改善全身血液循环

很多朋友反映，夏季热得要命，白天忙了一整天，晚上想停下来活动活动，却发现手臂酸得根本抬不起来。不仅如此，慢慢滋生的赘肉也破坏了原本完美的线条。

对此，我们为大家推荐一种最简单的夏季"轻运动"——空抓。这项运动非常容易掌握，且不受场地限制，每天练1次，不仅可以缓解疲劳，对手臂也有很好的塑形效果。

从生理学角度讲，手上的骨关节、肌腱和韧带都很多，它们的活动可以牵扯到上半身。双手在空中反复抓捏，不仅能使手灵活，而且能带动臂肌、胸大肌和颈部肌肉群都参加运动，从而改善上半身的血液循环，还可缓解肩周炎、颈椎病和偏头痛，尤其对肩周炎的效果更为明显。

空抓的方法很简单，挺胸抬头（站姿或坐姿均可），伸直双臂呈水平状，目视前方，然后双手以每秒钟1次的节奏反复抓捏，像抓捏极有弹性的东西那样。同时，双臂慢慢上抬，双手不断往上抓，直至超过头顶。

空抓时要保持呼吸均匀，捏时用力不要太大，速度最好不要太快或太慢，也不要时快时慢，而且手捏和手松时十指都要到位。手捏时，双手像拉扯什么东西那样向胸前轻拉一下，以活动肘关节和肩关节，扩展胸腔，增加肺活量。空抓在直角范围内反复进行，以不疲劳为度，肩周炎和颈椎病患者则以能忍耐为度。

脑溢血患者中，近70%的人是右脑半球的微血管破裂出血。专家认为这与患者的生活习惯、运动行为方式有关。人的大脑左半球控制右半身，在生活中人们右手的使用明显多于左手，大脑左半球得到的锻炼也就多于右半球，所以缺少锻炼的右脑半球的脑血管壁就显得脆弱，容易发生破裂。因此，这类朋友平时应多活动左手，可采用空抓手的方法，每天早、中、晚各做几百次，以达到锻炼右脑半球血管的目的。

> **·四季养生小贴士·**
>
> 　　如今，教师、编辑、IT人员等久坐族的朋友，无论你年老或年少，很多都落下了一个通病——颈肩酸痛、肩周炎、腰肌劳损、下肢麻木水肿、全身乏力等。归根结底，这都是经常坐着上班、缺乏锻炼造成的不良后果。这些朋友平时不妨多练习一下空抓运动，不会消耗很多体力，又能起到保健作用。

◉ 健美操，跳出盛夏的健康时尚

现在，时尚运动的种类越来越多，可以让人在不知不觉中练出好身材。瑜伽、舍宾、街舞、普拉提这样的词汇更是层出不穷。而健美操作为一种时尚健康的运动方式，越来越受到广大时尚、爱美人士的欢迎。

健美操是目前最受人欢迎的一种体育运动。健美操，尤其是健身健美操，对增进人体的健康十分有益，具体表现在以下几方面：

1. 增强体能

健美操可提高关节的灵活性，使心肺系统的耐力水平提高。与此同时，由于健美操是由不同类型、方向、路线、幅度、力度、速度的多种动作组合而成的，因此，参加健美操还可提高人的动作记忆和再现能力，提高神经系统的灵活性、均衡性，从而有利于改善和提高人的协调能力。

2. 塑造优美的形体

健美操可以塑造儿童正确的身体姿势，使青少年体态优雅、矫健、风度翩翩；使中年人身体健康，延缓机体的衰老，保持良好的体态，杜绝中年发福；可以增强老年人骨骼的柔韧性，使骨骼坚固，杜绝老年性疾病的发生。

3. 缓解人的精神压力

健美操作为一项充满青春活力的体育运动，它可使人们在轻松欢乐的气氛中进行锻炼，从而忘却自己的烦恼和压力，使心情变得愉快，精神压力得到缓解，进而使自己拥有最佳的心态，且更具活力。

4. 增强人的社会交往能力

健美操运动可起到调节人际关系、增强人的社会交往能力的作用。参加锻炼的人来自社会各阶层，因此，这种锻炼方式扩大了人们的社会交往面，把人们从工作和家庭的单一环境中解脱出来，从而接触和认识更多的人。大家一起跳，一起锻炼，每个人都能心情开朗，解除戒心，互相交谈或交流锻炼的经验，相互鼓励。这有助于增进人们彼此之间的了解，产生一种亲近感，从而建立起融洽的人际关系。

5. 医疗保健功能

健美操作为一项有氧运动，其特点是强度低、密度大，运动量可大可小，容易控制。因此，它除了对健康的人具有良好的健身效果外，对一些病人、残疾人和老年人而言，也是一种医疗保健的理想手段。

·四季养生小贴士·

健美操锻炼不仅能强身健体，同时它还具有娱乐的功能，可使人在锻炼中得到一种精神上的享受，满足人们的心理需要，对促进人体的健康十分有益。大家可以通过去健身房向专业教练学习，也可以自己买一些配套的光盘和书籍在家练习。

◉ 常爬楼梯，让锻炼"风雨无阻"

爬楼梯对于现代人来说是最简便的运动方式，医学研究证实，平均每爬一层楼，就可以增加 10 秒钟的寿命。经常走楼梯锻炼，能够有效地增强体力。爬楼梯时，不仅双脚与双臂都可以得到锻炼，全身的肌肉也都会产生运动感，因此，爬楼梯是一种全身性的运动。

经常爬楼梯的人比乘电梯的人心脏病发病概率要低 1/4，每天上下六层楼 3～5 次，比那些不运动的人死亡率低 1/3。每天爬楼梯不但能增强心肺功能，而且能增强肌肉与关节的力量，还能提高髋、膝、踝关节的灵活性。这是由于爬楼梯时加强了心肌的收缩，加快了血液循环，促进了身体的新陈代谢。另外，爬楼梯时静脉血液回流的加快，可以有效防止心肌疲劳和静脉曲张。爬楼梯时腰部、臀部、大腿部用力较大，从而使这些部位的脂肪消耗加快，有利于减肥。

爬楼梯能够增强人体细胞的新陈代谢，有效地增强肌肉的活力。这种有氧运动可以改善血液循环与呼吸系统，还可以提高骨髓的造血功能，这样一来，人体内的红细胞与血红蛋白数量就能明显增多，有助于提高人体免疫力。

爬楼梯锻炼时应注意以下几点：

（1）爬楼梯是一项比较激烈的有氧锻炼形式，锻炼者须具备良好的健康状况，并严格遵守循序渐进的原则。

（2）爬楼梯的速度与持续时间应掌握好，初始锻炼者，应采取慢速度、持续时间长的方式。随着锻炼水平的提高，可以逐步加快速度或延长持续时间，当自己的体力能在 1 分钟内登完 5～6 层楼或能持续 10 分钟以上时，即可过渡到跑楼梯。

（3）锻炼过程应以适中强度为宜，以不感到吃力为度。

（4）爬楼梯锻炼应与步行、慢跑等健身锻炼相结合，不要以此取代其他锻炼。

·四季养生小贴士·

上、下楼梯是夏季比较适合的锻炼健身方式。尤其在热天、雨天，楼道更能成为人们很好的锻炼场所。根据个人的体力，尽量加速上、下楼的步伐，可以使全身受到功能性的锻炼。

练习瑜伽，赶走浮躁、净化心灵

先哲曾说过：健康本身是欢乐与满足的源泉。在夏季的诸多运动项目中，瑜伽不仅能放松身心，更是选择了一种净化心灵的生活方式。

瑜伽是一套完整的体系，包括体格技巧、健康饮食、个人卫生、静坐运气、自悟冥想。它也是最安全、最有效率的运动形式，能消除忧虑，调节内分泌，促进排泄。

具体来讲，瑜伽具有7个方面的养生作用：

（1）促进血液循环：瑜伽运动可加速心跳和富氧血的循环，进而加强身体的血液循环。

（2）排毒：几乎所有的瑜伽课程都能让你流汗、练习深呼吸和加速心脏律动（促进血液循环），而且能通过扭转和弯曲的姿势按摩并刺激排泄器官。定期练习瑜伽具有非常大的排毒功效。

（3）增强体力和灵活度：瑜伽的姿势是经过数千年练习经验形成的身体动作，能加强并延展肢体的结缔组织。不管你的身体是柔软还是僵硬，是虚弱还是强壮，瑜伽都能改善你的身体和心志，给你带来健康。

（4）释放压力：定期练习瑜伽能够让身心更平静，增强免疫系统的功能，更能排出因压力所产生的毒素。很多学员都认为瑜伽是对一天辛苦工作所带来的压力的完美释放。

（5）增强自信心：瑜伽让我们觉得健康、强健及柔软，更能提高我们外在及内在的自信。

（6）呼吸管理：呼吸质量往往直接影响我们的心灵及身体，当我们学习如何控制及缓和我们的呼吸时，会发现我们能更有效地控制我们的身体和心灵。瑜伽能帮助我们学会掌控心灵的状态，减轻日常生活中所面临的压力。

（7）减重：定期练习瑜伽后，不会感到特别饿，所选择的食物也较健康，能够帮助新陈代谢和减少想大吃一顿的念头，达到减肥的目的。

不过，在练习瑜伽的过程中，还要注意一些饮食习惯：

（1）摄取大量水果、蔬菜和豆制品，尽可能地选择全麦面包或面条。

（2）用蜂蜜取代白糖，用枣和干果制品取代甜品，如果有可能，用长豆角代替巧克力。

（3）避免摄入经过防腐处理，加入色素和添加剂的食品。

（4）避免摄入油腻或油炸过的食品。

（5）减少红肉和鸡肉的摄取，主要摄取鱼肉，因为鱼肉更易消化。如果你要吃鸡肉和鸡蛋，应选择在农场自由放养的那种。

（6）无论你吃什么，都要缓慢、仔细地咀嚼食物。消化过程从食物进入嘴巴的那一刻开始，各种各样的食物与唾液混杂在一起。只要你嚼得足够烂，胃就可以消化任何东西。

（7）适量进食，换句话说，吃到八分饱就可以了。我们应该健康地看待这件事，填满胃的三分之二，留出三分之一的容量，这样胃就可以完全地吸收食物的养分。

（8）两次进食之间应留出足够的时间，这样让胃处于空闲状态，能使你胃口大增。

（9）戒掉吸烟、喝酒、摄取咖啡因和吃任何刺激性食品的习惯。

·四季养生小贴士·

进行瑜伽运动时，有些必要的健康提醒，大家一定要牢记。这样，才能使瑜伽运动发挥最大的健身养生功效。

（1）保持空腹练习，饭后3～4小时进行。

（2）穿着轻松、舒适，以便身体能自由活动，不受拘束。

（3）以赤脚练习为好，地上不能太滑，最理想的是在空气流通、舒爽且有足够空间伸展肢体的地方。

（4）用心体会每个动作所带来的身体感受。

（5）如果保持某种姿势时感到体力不支，身体颤抖，应及时收功还原，坚持锻炼一段时间，身体会强健有力，保持姿势的耐久性也会有所增加。

（6）应量力而为，适可而止，不宜逞强，在个人体质极限的范围内，温和地伸展肢体即可。

网球：温文尔雅的有氧运动

网球是一项优美而激烈的运动，它的由来和发展可以用四句话来概括：孕育在法国，诞生在英国，开始普及和形成高潮在美国，现在盛行于全世界。网球运动能够提高人的体育意识，培养人们运动健身的兴趣和习惯，对增强练习者的体质有良好的作用。近年来，随着人们生活水平的提高，人们的健康意识逐渐增强，越来越多的人加入到网球运动的行列中。

如果在夏季的清晨或傍晚，从事一下网球运动，可以起到很好的保健养生作用。不过，早晨在打球前最好不要吃早餐，也不要空腹，最好喝一杯牛奶。晚上打球应在饭后1小时，或者打完球再进餐。

关于网球运动的养生作用，主要可以体现在三方面：

（1）网球是一种户外有氧运动，网球运动能促进血液循环系统的改善，消耗多余热量，使心肺功能得到提高，也可以增强人体免疫能力，提高抗病能力和病后康复速度，达到增进健康、增强体质、强化身心的目的。

（2）网球运动是疏解压力、调节免疫力的最佳运动之一。在网球运动中，要全神贯注，排除一切杂念，快速地奔跑击球、大力扣杀，这样可以把一天的疲劳、困扰等挥洒得干干净净，使身心得到放松，特别是在打出了一个好球时，你可以大吼、跳跃、丢拍子等，尽情释放你的压力和情绪。

（3）网球有助于培养人的综合素质。业余活动中的网球比赛大多是无裁判下的信任制比赛，运动员一定要诚实，把好球说成出界或把出界说成好球都是不诚实的表现。诚信品质的体现贯穿于整个网球活动的全过程。此外，网球运动还有助于培养人乐观、团结、自信的素质。

夏之篇

此外，打网球前应做好热身运动，具体如下：

第一，事先充分做好头部的绕环及前后左右各个方向的低头、抬头、侧头动作，可以防止颈部肌肉拉伤或扭伤。

第二，做好肩部附近的肌肉、韧带的伸展和牵引，可以提高肩关节的灵活性及周围肌肉、韧带的弹性，对预防肩部的损伤能起到积极的作用。

第三，练球前应做各种绕环动作及大幅度的身体前屈、后仰、左右侧屈动作，使腰部得到充分"启动"，更可以使背部及身体侧部的大面积肌肉得到伸展，从而提高动作弹性。

第四，练球之前做一做大腿的拉抻运动，各种形式的压腿、踏脚都可起到一定的作用。拉抻大腿时不能骤然用力，应在腿部肌肉能承受的范围内做动作且用力柔和，否则易造成人为拉伤。

第五，让疲劳的小腿得到充分的伸展，促进血液循环及废物的代谢，能有效地避免运动后小腿的酸痛。

·四季养生小贴士·

下面，为大家介绍一些网球运动的常识：

第一，掌握基本的网球规则。学会了对拉、发球等基本技术动作，可以开始试着打些友谊赛或练习比赛，掌握计分等规则十分必要。

第二，学习网球礼仪。你的身份已经不再是初学者，你的一言一行也应该与之相配。

第三，养成定期打球的习惯，一个礼拜打两次是底线。

第四，服装专业化。衣服虽然适合运动就行，但是专门的网球服装更好，毕竟不同的运动对身体有不同的要求，体现在服装上也应该有相应的（有时是微妙却实质的）差别。

第五，了解装备的基本知识。球拍、拍弦、球、外柄皮、护腕等是基本装备，懂得用它们的一些常识，对提高技巧、战术水平有直接的影响。

第六，找一个好的教练和球友。虽说师傅领进门，修行在个人，但网球的修行离不开球伴的合作。找到既能温球，又能对打，且能对自己的不足之处加以指点的教练或者球友是进步所必需的。

第七，加强身体素质训练。有针对性地练习力量、耐力、柔韧性、协调性等。这些练习会对网球水平的提高起到事半功倍的效果。

◉ 夏日旅游，消暑养生兴味盎然

每年夏季，各个避暑胜地的旅游景点总能吸引无数游客。其实，夏日旅游，既是一种消夏避暑的好途径，也是一种健康的夏季运动方式。

一般来说，夏日旅游选择到山区和海滨是非常不错的主意：

第一，海滨与山区气候凉爽。山区海拔高，气温相对较低；海滨气候又称海洋性气候，海洋由于它固有的特性，形成与陆地上显著不同的气候。所以，夏日里内陆已是烈日炎炎，但山区和海滨却凉风习习。例如，你住在山区或其附近，爬山将会是一种兴味盎然的锻炼。

不过，山地气候还有一个特点，就是昼夜温差大，因此到山区旅游要注意着装保暖。

第二，海滨与山区的环境宜人。生活在海边的朋友都会有这样的感受，海滨地区风向在一昼夜里会呈现有规律的变化。白天日出后，有凉风从海上吹向陆地，送来清新的空气，尤其在炎夏暑日，清凉的海风拂面而来，使人顿觉爽快，倦意全消；夜晚来临时，风向也随着转成从陆地吹向水面，送走污浊的空气。而山区，峰峦和山洞起伏，绿树成荫，山花烂漫，草木散发出的芳香性挥发性物质有一定杀菌作用；清泉汇成壮观的瀑布、飞溅的水滴周围阴离子富集，空气格外清新，呼吸这样的空气，可稳定情绪，预防哮喘发作，还能改善肺的换气功能。这些特点使两地成为盛夏的绝佳去处。

第三，海滨与山区空气宜人。海滨空气中碘含量是大陆空气含碘量的40倍，不仅能补充人体生理需要，还有杀菌作用。此外，海边宽广松软的沙滩，为人们进行日光浴和海水浴提供了天然场所。而山上气温、气压较低，风速较大，太阳辐射，尤其紫外线含量充沛，有助于钙、磷代谢和机体免疫力的提高。因此，夏季旅游最好去海滨或山区度假10天左右，这样非常有益于身心健康。

虽然去山地旅游也有不少好处，但一般来说，山地环境对人体健康较为有利的高度范围是中、低山区，即海拔高度在500～2000米左右的区域，而过高的海拔因氧气不足，对人体也有一定的伤害。

最后再向大家推荐一些我国著名的海滨与山区旅游胜地：

（1）辽宁大连的金石滩生态旅游区：该生态旅游区位于金石滩度假区北部，占地约40平方千米，丘陵、山林地和田园地各占50%，田园风光景色浓郁。适合野营、划船等娱乐项目的开展。

（2）河北秦皇岛的北戴河：北戴河海滨地处河北省秦皇岛市的西部。这里气候宜人，十千米长而曲折平坦的沙质海滩，沙软潮平，背靠树木葱郁的联峰山，自然环境优美。北戴河海滨避暑区，海滩沙质比较好，坡度也比较平缓，是一个优良的天然海水浴场。

（3）山东烟台的蓬莱：传说蓬莱、瀛洲、方丈是海中的三座神山，为神仙居住的地方，是秦皇汉武求仙访药之处。素有仙境之称的蓬莱，蓬莱阁建于山顶，远远望去，楼亭殿阁掩映在绿树丛中，高居山崖之上，恍如神话中的仙宫。

（4）浙江舟山的嵊泗列岛：嵊泗列岛位于杭州湾以东，东海汪洋之中，长江口东南。由钱塘江与长江入海口会合处的数以百计的岛屿群构成，境内岩礁棋布，具有以礁美、滩平、石奇、崖险为特色的有一定代表性的海岛风光。

（5）福建厦门的鼓浪屿旅游区：鼓浪屿原名圆沙洲、圆洲仔，位于厦门岛西南隅，与厦门市隔海相望，因海西南有海蚀洞受浪潮冲击，声如播鼓，明朝雅化为今名。随着厦门经济特区的腾飞，鼓浪屿各种旅游配套服务设施日臻完善，成为观光、度假、旅游、购物、休闲、娱乐为一体的综合性的海岛风景文化旅游区。

> **·四季养生小贴士·**
>
> 山区壮阔的自然景观、宁静透明的天际或变幻无穷的云海，都令人心旷神怡。人们可充分利用山地的自然条件做短期疗养、避暑、爬山、游览和散步，通过这些活动，使心血管系统功能得到锻炼。

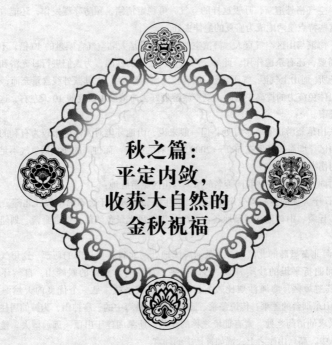

秋之篇：
平定内敛，
收获大自然的
金秋祝福

　　随着天气一天天转凉，树叶经不住寒冷，变黄了，慢慢落下来，如一只只美丽的黄蝴蝶，轻轻地在空中旋转、游荡，最后落下……这，就是大自然送给我们的金秋。此时，暑夏的高温已降低，雨量减少，空气湿度相对降低，气候偏于干燥。我们经夏季过多的发泄之后，体内阳气渐收，阴气生长，所以保养要注重滋阴养肺、平定内敛，而且还应该把这一原则具体贯彻到生活的各个方面。

第一章
立秋到霜降，秋天送给人类的六份厚礼

秋季包括立秋、处暑、白露、秋分、寒露、霜降6个节气，是一个过渡性季节，气候变化经历了由热转凉、由凉转寒两个阶段。由于每一个节气都有属于自己的特征，这就要求我们在养生保健的过程中，要根据这些不同的特征，有针对性地进补、起居、运动等，从而达到"天人合一"的最佳境界。

◉ 凉来暑退草枯寒，立秋谨防"秋老虎"

每年的8月8日左右是立秋，立秋预示着秋天的到来。民间有谚语说，"立秋之日凉风至"，就是说：立秋是凉爽季节的开始。但是，立秋以后由于盛夏余热未消，秋阳肆虐，通常还会继续热上一段时间，民间亦有"秋老虎"之说。

立秋以后，各种瓜果开始陆续上市，但民谚有"秋瓜坏肚"的说法，就是指立秋以后如食大量瓜类水果易引发胃肠道疾病。人们在夏天食用了大量瓜果，立秋以后如果再这样吃下去，就会损伤肠胃，导致腹泻、下痢、便溏等急慢性胃肠道疾病。因此，立秋之后应慎食瓜类水果，脾胃虚寒者尤应禁忌。

秋天也是进补的好时节，但进补也要有讲究，不能无病进补和虚实不分滥补。中医的治疗原则是虚者补之，不是虚证患者不宜用补药。虚病有阴虚、阳虚、气虚、气血虚之分，对症服药才能补益身体，否则适得其反；而且药补不如食补，忌以药代食。食补则以滋阴润燥为主，如乌骨鸡、猪肺、龟肉、燕窝、银耳、蜂蜜、芝麻、豆浆、藕、核桃、薏米、花生、鸭蛋、菠菜、梨等。

度过炎热的夏季，秋高气爽的天气也会让人胃口大开，所以立秋养生还要注意防止秋膘上身导致肥胖。对于一些"苦夏"的人来说，秋季适当地"增肥"是可以的，但对于本身就肥胖的人来说，秋季则应该注意减肥，在饮食方面，多吃赤小豆、萝卜、竹笋、薏米、海带、蘑菇等低热量食品。还应提高热量的消耗，有计划地增加活动量，以达到减肥的目的。

立秋以后，因秋燥而起的疾病也会困扰一些人，在养生方面就要注意滋养津液，多喝水、淡茶等，并吃些能够润肺清燥、养阴生津的食物，如萝卜、西红柿、豆腐、藕、秋梨等，少吃辛辣、油炸食物及膨化食物，少饮酒。

在起居方面，这一时节应该早睡早起，多呼吸新鲜空气，在清晨安静广阔的空间里宣泄情绪，这对身体都是有好处的。

天文和气象专家表示，立秋不论是"早"还是"晚"，从这一刻起，我国气温将逐渐下降，总体趋势是天气逐渐凉爽。虽然一提起秋天，人们就会想到"秋高气爽""月明风清"，好像立刻就能逃离酷热的夏天，尽情拥抱凉爽的天气，但由于我国各地的纬度、海拔不一样，实际上是不可能在立秋这天同时进入秋季的。其实真正感觉到秋天的到来，还要等待一个多月。

◉ 伊人去处享清秋，处暑注意缓"秋乏"

每年的 8 月 23 日左右是处暑节气，"处"有躲藏、终止的意思，处暑的意思就是暑天将结束，民间也有"处暑寒来"的谚语。但此时天气还没有明显的转凉，晴天午后的炎热亦不亚于暑夏之季，但早晚比较凉爽。

处暑以后，气温会逐渐下降，这时候人体容易出现的情况就是"秋乏"。俗话说"春困秋乏夏打盹"，人们经常会有懒洋洋的疲劳感，所以这个节气的养生首先是要保证睡眠充足。晚上尽量在 22 点以前就上床睡觉，并要早睡早起，中午最好要有一定的午休时间，以减轻困乏感。特别是老人一定要午休，因为老年人的气血阴阳俱亏，睡眠时间减少会使睡眠质量下降，因此古代养生家认为老年人宜"遇有睡意则就枕"，就是只要感觉到困意就应该睡一会儿。传统的中医养生还很讲究睡"子午觉"，就是在子时和午时一定要睡觉，子时是夜里 23 点到凌晨 1 点，午时是中午 11 点到下午 13 点，这时候对于人体来说，正是阴阳交合之时，在这两个时间段睡觉能很好地养阴育阳，功效加倍。其实，睡"子午觉"对老年人来说应该不成问题，但是对于工作繁忙、经常熬夜的上班族来说就有点困难，但是不管怎样，为了自己的健康着想，还是应该早点睡觉。

在饮食方面，处暑时依然应该保持饮食清淡，少吃油腻、辛辣及烧烤类食物，如辣椒、生姜、花椒、葱、桂皮等，多吃蔬菜水果，多喝水，多吃鸡蛋、瘦肉、鱼、乳制品和豆制品等。

为缓解秋乏，处暑时除了养成良好的生活习惯，还要加强锻炼，如登山、散步、做操等，以强健身心，减轻季节交替时身体的不适感。经常伸伸懒腰也可缓解秋乏，伸懒腰时人体的胸腔器官会对心、肺形成挤压，可以促进心脏的充分运动，使其提供更多的氧气供给各个组织器官。所以，即使在不疲劳的时候，有意识地伸几个懒腰，也会觉得舒服。

气象专家介绍，"处暑"前后白天闷热，夜晚凉爽，如果白天受热晚上受寒，最容易中"阴暑"，多表现为身热头痛、无汗恶寒、关节酸痛、腹痛腹泻等症状。专家提醒，"立秋"后晚上睡觉时不要吹空调、电扇，也不宜对着门窗睡，避免受到冷风侵袭。睡觉时，大家最好盖条毯子或薄被。

◎ 碧空清风露玉华，白露保暖多防病

每年的9月7日至9日为白露，这是个典型的秋天节气。白露过后，天气渐凉，空气中的水蒸汽在夜晚时常在草木等物体上凝成白色的露珠，因此得名。

谚语说"过了白露节，夜寒日里热"，是说白露时昼夜温差很大。还有句古语说："白露节气勿露身，早晚要叮咛。"就是在提醒人们白露时节白天气温比较温和，但早晚较凉爽，在穿衣方面要多注意。

白露时节，支气管炎、哮喘发病率很高，要做好预防工作，排除诱发因素，过敏体质的人应注意花粉、粉尘、皮毛、牛奶、鸡蛋、鱼、虾、螃蟹、油漆、药物等，尽量避免与之接触。另外，调整身体和精神状态，避免情绪压抑、过度劳累对缓解咳嗽、气喘、心悸等症状也有帮助。在饮食上也要慎重，少吃或不吃鱼虾海鲜、生冷炙烩腌菜和辛辣酸咸甘肥的食物，多吃青菜、萝卜、葡萄、柿子、梨、芝麻、蜂蜜等润肺生津、养阴润燥的食物。

预防秋季常见病也可以通过体育锻炼增强体质，如打太极拳、练气功等比较舒缓的运动方式都很合适。另外每天用冷水洗脸、洗脚甚至洗擦全身，对这些疾病也有极好的预防作用。

天气转凉后，还容易导致胃部抽搐，引起腹泻、恶心等症状，尤其是那些比较瘦且平时胃就不太好的人，胃部的保暖非常重要。因为较瘦的人通常胃壁较薄，在气温变化的情况下更容易产生痉挛，轻者导致胃痛和消化不良，重者则可能出现呕吐和腹泻等情况。胃部受凉还会导致"肠易激综合征"，直接表现就是严重腹泻，导致疲劳和浑身无力，甚至会发生脱水等情况。

所以，白露以后要注意保暖，特别是一些年轻的女性，不要舍不得换下夏天单薄的裙子，也要少吃生、凉食物，多吃熟食和暖食，尤其不要在早上吃水果和喝凉水，避免肠胃受到过度刺激。

> **·四季养生小贴士·**
>
> 白露节气里，很多人在调养身体时一味地强调海鲜肉类等营养品的进补，而忽略了季节性的易发病，给自己造成了机体的损伤，影响了学习和工作。因此，有专家提醒，在白露节气中要避免鼻腔疾病、哮喘病和支气管病的发生。

◎ 凉意舒爽果清芬，秋分养生先调阴阳

每年的9月23日左右是秋分节气，秋分正好是秋季的中分点，如春分一样，秋分这天阳光几乎直射赤道，昼夜时间的长短再次相等，秋分过后，北半球开始昼短夜长。

在我国，秋分才是秋天的真正开始，这个时节，大部分地区已经进入凉爽的秋季，南下的冷空气与逐渐衰减的暖湿空气相遇，产生一次次的降水，气温也一次次下降，所以有"一场秋雨一场寒"的说法。

秋分养生与春分养生具有相似的地方，就是要顺应四时变化，保持体内阴阳平衡，具体方法就是保证良好睡眠，保持乐观的精神状态，这样可以避让肃杀之气，适应秋天的容平之气。

在饮食方面，中医从阴阳平衡角度出发，将饮食分为宜与忌，不同的人有其不同的宜忌，如对于那些阴气不足，而阳气有余的老年人，则应忌食大热滋补之品；对发育中的儿童，如无特殊原因也不宜过分进补；对痰湿质人应忌食油腻；对木火质人应忌食辛辣；对患有皮肤病、哮喘的人应忌食虾、蟹等海产品；对胃寒的人应忌食生冷食物等。

这个时候，秋燥还是没有结束，不过这时的"燥"，已经不是刚刚立秋时的温燥，而是凉燥，可以熬煮健胃健脾、补肾强骨、软糯甜香、非常适口的栗子粥，也可以吃些润肺、清火、制燥咳、通便秘的百合粥，菊花粥也是不错的选择，不仅可以温补身体，还可以缓解秋燥。

·四季养生小贴士·

因为秋分节气已经真正进入到秋季，这一节气里昼夜时间大致相等，人们在养生中也应本着阴阳平衡的规律，使机体保持"阴平阳秘"的原则，按照《素问·至真要大论》所说"谨察阴阳之所在，以平为期"，阴阳所在不可出现偏颇。

天高云淡雁成行，寒露"养收"保阴精

每年的 10 月 8 日左右是寒露，因"露气寒冷，将凝结也"而得名。寒露以后，天气渐冷，万物逐渐萧落，是热与冷交替的季节。

寒露是一个冷热交替的节气，此时，人体阳气慢慢收敛，阴精开始潜藏于内，故养生也应以保养阴精为主，也就是说，秋季养生不能离开"养收"这一原则。

在人体五脏中，肺对应秋，肺气与金秋之气相应，此时燥邪之气易侵犯人体而耗伤肺的阴精，如果调养不当，人体就会出现咽干、鼻燥、皮肤干燥等秋燥症状。因此，寒露时节的养生应以滋阴润肺为宜，多食用芝麻、糯米、粳米、蜂蜜、乳制品等柔润食物，少食辣椒、生姜、葱、蒜等易损伤阴精的辛辣之食。

寒露以后，由于气温下降较快，感冒也成为此时的流行病，在城市，这个时间已经开始接种流感疫苗了。而在日常养生中，首先要做到适时添加衣物，不要盲目坚持"秋冻"，还要多加锻炼，增强体质。

对于老年人来说，寒露时节可谓"多事之秋"，许多疾病都会缠上老年人，甚至危及生命，其中最需警惕的便是心脑血管病。由于气候开始明显变冷，低温使体表血管弹性降低，外周阻力增加，使血压升高，进而导致脑血管破裂出血；寒冷的刺激可使交感神经兴奋，肾上腺皮质激素分泌增多，从而使小动脉痉挛收缩，外周阻力增加，使血压升高；寒冷还能增加血液中纤维蛋白原的含量，使血液粘稠度增高，促使血液中血栓的形成。所以，心脑血管疾病的高危人群或有病史的患者，在这个时节尤其要注意防寒保暖，进行适当的御寒锻炼，安排合理的饮食起居，并保持良好的心境。

◉ 梅映红霞报晚秋，霜降一定要防寒

　　每年的 10 月 23 日左右是霜降，这是秋季的最后一个节气。霜降，顾名思义就是：由于天气寒冷，露水已经凝结成霜了。这个时候在北方的清晨，我们时常可以看到包裹在干枯树枝上的雾凇，大自然在用这种方式告诉我们：冬天就要来了。

　　霜降是秋、冬气候的转折点，也是阳气由收到藏的过渡，这个时节天气渐冷，很多人手脚易凉，后背易冷，但心里有燥热的感觉，这是气血遇寒循环不畅所致，因此养生就要注意做到"外御寒、内清热"。要依气候变化及时增减衣物，以避免被寒气所侵或者热伤风。对内则要清郁热、祛邪气，可以吃些生的白萝卜块。白萝卜皮白而不透者肉味偏辣，只能熟吃；皮色透明，肉不辣而甜者，可以生吃。生吃白萝卜一是下气，解腹胀；二是白萝卜入肺，肺应秋季，白萝卜可以加强肺的"肃降"功能，既止咳，又促大肠运动，"肺与大肠相表里"。可以吃甜食的人吃些白梨；老弱病者则吃些白木耳；对于小孩子和身体好的人，心里觉得燥热时可以吃些冷饮，但要少吃。

　　天气逐渐变冷，风湿病、"老寒腿"、慢性胃病又成了常见病，防治这些病症主要是注意身体的局部保暖。老年人要适当地多穿些衣服，膝关节有问题的可以戴上一副护膝，晚上睡觉时也要注意保暖。胃不好的人注意不要吃寒凉的东西，觉得胃部不适时，可以用热水袋暖一会儿，疼痛就会缓解。

秋之篇

第二章
金秋时节，滋阴润肺首当先

秋季给我们的感觉常是清肃、干爽。然而，我们此时最容易出现肺部疾病，常见的有感冒、咳嗽、哮喘等，若不小心医治很容易使症状加重。近年临床死因资料表明，感染是引起死亡的主要原因，其中绝大多数为肺部感染。因此，秋季养生重在养肺，滋阴润肺、防治肺气虚衰是秋季养生的当务之急。

◉ 肺为"宰相"，与生命息息相关

《黄帝内经》里说："惟贤人上配天以养头，下象地以养足，中傍人事以养五藏。天气通于肺，地气通于嗌，风气通于肝，雷气通于心，谷气通于脾，雨气通于肾。"意思就是，懂得这些道理的人，把人体上部的头比作天，下部的足比作地，中部的五脏比作人事以调养身体。天的轻清之气通于肺，地的水谷之气通于嗌，风木之气通于肝，雷火之气通于心，溪谷之气通于脾，雨水之气通于肾。因此，肺在人体里的重要地位可见一斑。

对于"命悬于天"这个词，想必很多人都听说过，其道理也很简单。因为人不吃地上的食物可以活上几天，但是不呼吸天上的空气，很快就会危及生命。

然而，却很少有人知道，人悬命于天的过程中，起关键作用的是我们的肺。《黄帝内经》中明确指出，人体与天上的空气相连靠的就是肺。因此，命悬于天，就是命悬于肺。

肺在五脏六腑中的地位很高，相当于一个王朝的宰相。中医有"肺为水之上源"之说，一旦肺热或肺寒，宣发肃降功能失调，人的气机运行就会受阻，人就会生病。最典型的症状就是咳嗽。不过，咳嗽有寒热之别，不能"一视同仁"。受寒后，鼻塞流涕，或者稍微有些发冷打战，这种病应该服生姜、葱白，一日两次，不宜长服；患热咳的人，晚上咳得尤其厉害，喉咙发痒，还会有口渴之感，这种病应该服一些淡盐汤水，病初服用很快就会治愈，也可以长期服用。

同时，生命离不开两样东西，一是空气，二是食物。人体内负责运化空气的是肺，负责传导食物的是大肠。所以，肺经与大肠经相表里。

在五行里，肺与大肠同属金，肺属阴在内，大肠为阳在外。肺为"相傅之官"，主气；大肠为"传导之官"，变化水谷，传导糟粕。正因肺与大肠相表里，所以，大肠的邪气容易进入肺，肺的邪气也可以表现在大肠上。

一旦外邪进入了大肠，就会出现感冒发烧和"上火"等症状，有的人会喉咙、牙齿疼痛，有的人会出现痤疮、雀斑、酒糟鼻，有的人会腹胀、腹泻、便秘、上肢不遂。如果这时候不采取措施阻止外邪的进攻，外邪就会长驱直入，进入人体的内部，表现为较严重的肺部疾病。因此平时感冒发烧，如果不及时治疗，就容易转化成肺炎。

弄清楚了肺与大肠相表里的关系，就会更加深入地明白为什么中医常说"命悬于天"了。

这里，为大家推荐两款养肺的茶饮，是金秋不错的享受。

枸骨叶茶 ───────────────

原料：嫩枸骨叶 25 克。

制法：将嫩枸骨叶洗净，加入适量沸水中沏，加盖焖泡 15～20 分钟即可。

功效：本品具有滋阴退热、养血止咳之功效，适于肺痨咳嗽症患者饮用。

玄麦桔梗茶 ───────────────

原料：玄参 5 克，麦冬 5 克，桔梗 3 克，生甘草 2 克。

制法：将以上各味一同研成末，装入干净纱布袋中，置于杯中用沸水冲沏，加盖焖泡数分钟即可。

功效：本品具有润肺生津、解渴止咳之功效，适于肺痨干咳、盗汗、口渴症患者饮用。

◉ 养肺防衰，重在多事之秋

正值豆蔻年华的女孩刘某，却患上了支气管炎哮喘。经过一段时间的治疗后虽有好转，但一到秋季天气变冷哮喘病就开始发作。

其实，秋季不仅是肺部疾患的高发季节，更是养肺防衰的关键时节。

中医提出"笑能清肺"的观点，笑能使胸廓扩张，肺活量增大，胸肌伸展；笑能宣发肺气、调节人体气机的升降、消除疲劳、祛除抑郁、解除胸闷、恢复体力，使肺气下降而与肾气相通，并增加食欲。清晨锻炼，若能开怀大笑，可使肺吸入足量的大自然中的"清气"，呼出废气，加快血液循环，从而达到心肺气血调和，保持人的情绪稳定。

秋季养肺首先要注意作息有规律。应该早卧以避风寒，早起以领略秋爽，使精神安定宁静，如此才能不受秋天肃杀之气的影响。

在心态情绪方面要使精神内守，不急不躁，这样在秋天肃杀的气象中，仍可得到平和，肺呼吸正常，这是秋天的养生大道。

在饮食方面，由于秋天燥邪为盛，最易伤人肺阴，此时可以通过食疗达到生津润肺、补益肺气之功。

干燥的秋天，每天通过皮肤蒸发的水分在 600 毫升以上，所以，补水是秋季养肺的重要措施之一。一个成年人每天喝水的最低限度为 1500 毫升，而在秋天喝 2000 毫升才能保证肺和呼吸道的润滑。因此，每天最好在清晨和晚上临睡之前各饮水 200 毫升，白天两餐之间各饮水 800 毫升，这样可使肺脏安度金秋。

在秋季经常沐浴也能起到养肺的作用，沐浴有利于血液循环，使肺与皮毛气血相通。一般秋季洗澡的水温最好在 25℃左右，洗浴前 30 分钟，先喝淡盐开水一杯，洗浴时不宜过分揉搓，以浸浴为主。

古代医书中提到"形寒饮冷则伤肺"，就是说如果没有适当保暖、避风寒，或者经常吃喝冰冷的食物、饮料，则容易损伤肺部机能而出现疾病。因此，饮食养肺应多吃玉米、黄豆、黑豆、冬瓜、番茄、藕、甘薯、猪皮、贝、梨等，但要根据个人体质、肠胃功能酌量选用。

"通腑气"是改善肺功能、防止肺病的一个有效途径。古人常说："若要长生，肠中常清。"

肺与大肠相表里，大肠不通就会影响气的肃降，导致肺气上逆，气道不利。临床上大多数慢性支气管炎患者都有大便秘结的症状，而通过通大肠不仅能降肺气、泄浊阴，还有利中焦、调脾胃之效。在生活中则应常吃猪血，因为猪血里的血浆蛋白质经人体胃酸和消化液中的酶分解后，可产生滑肠作用，能与侵入人体的粉尘、有害金属微粒等结合并随大便排出体外。新鲜蔬果、蜂蜜等富含纤维素的食物，不仅可润肠通便，还能治肺补肺。

> **·四季养生小贴士·**
>
> 对于吸烟的人来说，肺部的养护尤为重要。肺每时每刻都在吐故纳新，不断吸入大自然的清新之气，以保证脏腑功能活动的需要，而吸烟是导致空气污染的重要因素。据测定：吸烟有耗伤肺阴，"助热留邪"之弊。近年大量研究资料证实，吸烟会降低肺的换气功能和抗病力，使上呼吸道感染率明显增高；吸烟与肺癌、心血管疾病的发生有着密切关系。因此，应大力提倡戒烟以保护肺功能，减少疾病发生和提高人的生存质量。

◎ 护肺，关键看你会不会吃

肺是我们身体内的重要器官，保护肺是我们的职责，怎么才能更好地保护肺呢？首先就要从吃开始。有养肺功能的水果，在秋季不妨多吃一些：

（1）梨：梨有清热解毒、润肺生津、止咳化痰等功效，生食、榨汁、炖煮或熬膏，对肺热咳嗽、麻疹及老年咳嗽、支气管炎等症有较好的治疗效果。

（2）柑橘：柑橘性凉，味甘酸，有生津止咳、润肺化痰、醒酒利尿等功效，适用于身体虚弱、热病后津液不足口渴、伤酒烦渴等症，榨汁或蜜煎，治疗肺热咳嗽尤佳。

（3）柿子：柿子有润肺止咳、清热生津、化痰软坚之功效。鲜柿生食，对肺痨咳嗽、虚热肺痨、咳嗽痰多、虚劳咯血等症有良效。

（4）白果：白果别名灵眼、银杏、佛指柑、鸭脚子。性平，味甘、苦，入肺、脾经，具有滋阴润肺、养血生肌的作用。

（5）燕窝：中国传统中医学认为，燕窝具有养阴、润燥、益气、补中、抗衰、疗病等功效。用燕窝与银耳、冰糖适量炖服，可治干咳、盗汗、肺阴虚症。

（6）白萝卜：现代研究认为本品含芥子油、淀粉酶和粗纤维，具有促进消化，增强食欲，加快胃肠蠕动和止咳化痰的作用。祖国医学认为本品味辛甘，性凉，入肺胃经，为食疗佳品，可以治疗或辅助治疗多种疾病。

（7）银耳：中医认为，银耳味甘、淡，性平，归肺、胃经，具有滋阴润肺、养胃生津的功效，适用于虚劳干咳、少痰或痰中带血丝，口燥咽干，神经衰弱，失眠多梦等。

（8）玉竹：玉竹性味甘、平，无毒。含生物碱、强心甙、铃兰苦甙等，玉竹的铃兰甙有强心作用，小剂量可使心搏增速和加强，大剂量则相反。玉竹主治时疾寒热，内补不足，止消渴，润心肺。

（9）杏仁：杏仁性味辛、苦、甘、温，有小毒。苦杏仁主咳逆上气。甜杏仁又名巴旦杏仁，为滋养缓和性止咳药，主治咽干、干咳。

不过，肺虚的朋友应忌吃下列食物：

石榴：石榴有损耗肺气之弊，故凡肺气虚者，不宜多食。

荸荠：凡肺气虚弱之人，无论咳嗽或是虚喘，皆不宜多食。

核桃：是一味典型的辛辣刺激食品，古代医家认为多食动气燥液，耗气伤阴。

薄荷：味甘、辛，辛能发散，耗伤肺气。

最后，再向各位朋友介绍几款养肺美味，让你的肺置于温馨的呵护中。

蜂蜜蒸百合

原料：百合 100 克，蜂蜜 50 克。

制法：将百合洗净后与蜂蜜合并混匀，置于碗中上锅隔水蒸熟即可。

功效：本品具有润肺止咳之功效。

白果炖乌骨鸡

原料：乌骨鸡 1 只，白果、莲肉、糯米各 15 克，胡椒 3 克，调料适量。

制法：将乌骨鸡宰杀后，用开水烫去毛，腹部开小孔，取出肠杂，洗净血水。将白果去壳、取仁去芯，莲肉、糯米用温开水泡发并洗净，然后根据自己口味调味后放入鸡腹中。在锅中加入适量清水，放入处理好的乌骨鸡，用旺火烧沸，除去汤面上的浮沫，再改用小火炖至鸡肉熟烂即可。

功效：本品具有补肾固肺、止咳平喘、健脾和胃、平肝祛风之功效。

洋参白木耳炖燕窝

原料：白木耳 60 克，燕窝 90 克，西洋参 30 克。

制法：将白木耳用适量清水泡开后洗净，撕成小朵。将燕窝用适量清水浸泡后洗净，除去羽毛、杂质。将西洋参洗净后切成片。将西洋参片、白木耳碎片、燕窝一同置于炖盅内，加入适量开水，盖上炖盅盖，上锅用小火隔水炖 3 小时，加入适量冰糖调味即可。

功效：本品具有益气、润肺、止咳、降肺火、润肺燥、生津液之功效。

海松子鸡蛋汤

原料：鸡蛋 3 个，香菇、海松子 60 克，醋 30 毫升，骨头汤（鸡汤、肉汤也可以）、蔬菜适量，盐、黄酒、胡椒、芝麻油少许。

制法：将海松子敲破，香菇切成细末。将海松子置于锅中，加入适量清水煎煮半小时后，滤去渣滓，倒入骨头汤内。在锅内加入 3 碗清水，再加入醋烧开，将鸡蛋打入锅内（不要碰蛋黄），煮至半熟时，将鸡蛋捞起置于凉水碗中，除去酸味。将海松子骨头汤倒入锅中煮沸，再加少许盐、黄酒、胡椒、香菇末、蔬菜略煮，将鸡蛋放入锅内煮沸后，淋少许芝麻油即可。

功效：本品具有润肺止咳、滑肠通便、滋补强身之功效。

萝卜蜜饮

原料：萝卜 500 克，蜂蜜适量。

制法：将萝卜洗净后捣碎，置于砂锅中，加入适量蜂蜜及清水煮沸后，改用小火煎煮 10 分钟即可。

功效：本品具有润肺消痰、宽中消食、健脾胃之功效。

·四季养生小贴士·

秋季最简单的养肺方法就是积极补充水分，秋季气候干燥，使人体大量丢失水分。据测算，人体皮肤每天蒸发的水分约在600毫升以上，而鼻腔呼出的水分也不下300毫升，要及时补充这些损失，秋天每日至少应比其他季节多补充500毫升以上，以保持肺脏与呼吸道的正常湿润度。

❷ 鱼际、曲池、迎香，护肺的三大宝穴

在中国的传统医学观念里，秋气与人体的肺脏相通，肺脏开窍于鼻，而其表现在皮毛。秋天，秋高气爽的同时也带着燥气，若肺气失调，则容易出现鼻干口燥、干咳、喉咙痛等上呼吸道疾病。所以，秋季养生要注意呼吸系统的维护，特别要注意肺部的调养。

在刚刚过去的夏天里，人们喝冷饮，穿衣盖被都尽量轻薄，使得脾胃虚寒，而脾又为"肺之母"，脾受凉必然会对肺有影响。中医还有"肺为娇脏"的说法，就是说肺既怕冷也怕热，既怕干也怕湿。即使在其他季节里没有注意养肺，在秋季也要对肺特别关注，因为在适合养肺的季节里多呵护肺，可能会收到事半功倍的效果。

秋季护肺，按揉穴位是一个很好的选择，这些穴位包括鱼际、曲池和迎香穴。

鱼际可以不拘时地进行按压，每天最少3～5分钟，并要长期坚持。

曲池有很好的清热作用，每天下午13～15点按揉这个穴位最好，因为这段时间是阳气最盛的时候，按揉此穴位可以使阳气降下来。

曲池的位置：屈肘成直角，在肘横纹外侧端与肱骨外上髁连线中点。完全屈肘时，在肘横纹外侧端处。

迎香穴属手阳明大肠经。"不闻香臭从何治，迎香二穴可堪攻"。顾名思义，如果鼻子有毛病，每天就用双手按在两侧迎香穴上，往上推或反复旋转按揉2分钟，鼻腔会明显湿润、通畅很多。迎香穴就在鼻翼两侧。例如因为感冒或鼻子过敏等引起鼻腔闭塞，以致不闻香臭，按摩本穴有直接效果。

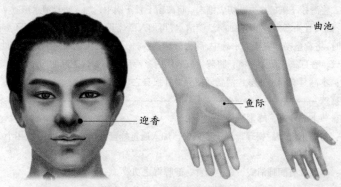

曲池、鱼际、迎香穴的位置

◉ 每天按掐合谷穴，肺部从此不阴虚

　　中医上常说的肺阴虚主要是指阴液不足而不能润肺，从而导致干咳、痰少、咽干、口燥、手足心热、盗汗、便秘等一系列生活中常见的症状。

　　中医有"肺为娇脏"之说，指出肺是娇嫩且容易受邪的脏器。肺既恶热，又怕寒，它外合皮毛，主呼吸，与大气直接接触。外邪侵犯人体，不论从口鼻吸入，还是由皮肤侵袭，都容易犯肺而致病。即使是伤风感冒，也往往伴有咳嗽，说明肺是一个娇嫩的脏器，故名。所以，肺对外邪的抵抗力是很低的，尤其是老人和小孩，抵抗力就更低了。

　　因此，在平时，我们一定要注重肺的保养。肺不阴虚了，抵抗力强了，这些症状也就自愈了。在人体的经穴中，合谷穴是调养肺阴虚的最佳穴位。

　　合谷穴是大肠经上的穴位，俗称"虎口"。在手背，第 1、2 掌骨间，第 2 掌骨桡侧的中点处。只要坚持每天按摩两侧合谷穴 3 分钟，就可以使大肠经脉循行之处的组织和器官的疾病减轻或消除，胸闷气短、多咳多痰、爱发高烧、多出虚汗等症状慢慢消失。但要注意的是体质较差的病人，不宜给予较强的刺激，孕妇一般不要按摩合谷穴。

　　另外，在饮食上，肺虚时要多吃酸味的东西，少吃辛辣的东西。因为肺喜欢收敛，不喜欢发散。顺着肺的喜好就是补，跟肺反着干的就是泻。酸性收敛，正投肺所好，所以能补肺虚；辛味发散，正为肺所恶，会将肺泻得更虚。青梅、杨梅等，都有去虚火、敛肺止咳的功效，是肺虚者日常保健的最佳选择。

◉ 人参补气助阳，健脾又益肺

　　人参是举世闻名的珍贵药材，在人们心目中占有重要的地位，中医认为它是能长精力、大补元气的要药，更认为多年生的野山参药用价值最高。对于气虚体质的人来说，人参可以说是保命强身的良药。

据《本草纲目》记载，人参性平，味甘，微苦，归脾、肺、心经。其功重在大补正元之气，以壮生命之本，进而固脱、益损、止渴、安神。故男女一切虚证，阴阳气血诸不足均可使用，为虚劳内伤第一要药。既能单用，又常与其他药物配伍。

一味人参，煎成汤剂，就是"独参汤"。不过，这种独参汤只用在危急情况，一般情况下切勿使用，常常需要与其他药物配伍使用。如提气需加柴胡、升麻；健脾应加茯苓、白术；止咳要加薄荷、苏叶；防痰则要加半夏、白芥子；降胃火应加石膏、知母，等等。

不过，在大多数情况下，人参还是以补为主，《本草纲目》中记载它的主要功用有：

（1）大补元气。用于气虚欲脱的重证，表现为气息微弱、呼吸短促、肢冷汗出、脉搏微弱等。

（2）补肾助阳。人参有增强性机能的作用，对于麻痹型、早泄型阳痿有显著疗效，对于因神经衰弱所引起的皮层型和脊髓型阳痿也有一定疗效，但对于精神型阳痿则无效。可用少量参粉长期服用，或配入鹿茸粉、紫河车粉等助阳补精药同用，其效甚佳。

（3）补肺益气。用于肺气不足，气短喘促，少气乏力，体质虚弱。

（4）益阴生津。治疗津气两伤、热病汗后伤津耗气。

（5）安神定志。人参能补气益血，故对气血亏虚、心神不安所致的失眠多梦、心悸怔忡等皆有疗效。

（6）聪脑益智。人参能调节大脑皮层机能，改善记忆，增强智力，可用于头昏健忘、记忆力下降、智力减退、脑动脉硬化的治疗。

· 四季养生小贴士 ·

气虚体质的人可以用人参煮粥。用人参 3 克，切成片后加水炖开，再将大米适量放入，煮成稀粥，熟后调入适量蜂蜜或白糖服食，可益气养血，健脾开胃，适用于消化功能较差的慢性胃肠病患者和年老体虚者。

◉ 杏仁是宝贝，补肺、润肠又养颜

杏的种子杏仁，又名苦杏仁。《本草纲目》中记载，杏仁味苦，性温，有小毒，入肺、大肠经，有止咳定喘、生津止渴、润肠通便之功效。李时珍说："杏仁能散能降，故解肌、散风、降气、润燥、消积，治伤损药中之。治疮杀虫，用其毒也。治风寒肺病药中，亦有连皮尖用者，取其发散也。"

杏仁分苦杏仁和甜杏仁两种，临床应用多以苦杏仁为主。苦杏仁能止咳平喘，润肠通便，可治疗肺病、咳嗽等疾病；甜杏仁和日常吃的干果大杏仁偏于滋润，有一定的补肺作用。杏仁还有美容功效，能促进皮肤微循环，起到润泽容面、减少面部皱纹形成和延缓皮肤衰老的作用。另外用其制成粉霜乳膏涂于面部，可在皮肤表面形成一层皮脂膜，既能滋润皮肤，保持皮肤弹性，又能治疗色素痣等各种皮肤病。

我们平时如果偶感风寒，咳嗽不止，也可以试试喝一杯杏仁茶和百合杏仁粥。

杏仁茶

原料：甜杏仁、糯米面、白糖各适量。

制法：将甜杏仁磨细备用。锅中加清水适量煮沸后，放入甜杏仁粉及糯米面调匀，再下白糖，煮至熟即可服食。

百合杏仁粥

原料：新鲜百合球根 100 克，杏仁粉 20 克，米 100 克，白胡椒粉、盐适量。

制法：百合球根洗净，剥成小瓣，加在米中与适量的水熬煮成粥。起锅前，再加入杏仁粉及调味料，拌匀即可。

花生也是宝，大补脾胃和肺脏

花生具有健脾和胃、利肾去水、理气通乳、治诸血症之功效。主治营养不良，食少体弱，燥咳少痰，咯血，齿衄鼻衄，皮肤紫斑，脚气，产妇乳少等病症。

下面，就向大家推荐几款大补脾胃和肺脏的花生美味。

花生小豆鲫鱼汤

原料：花生米 200 克，赤小豆 120 克，鲫鱼 1 条。

制法：将花生米、赤小豆分别洗净，沥去水分；鲫鱼 1 条剖腹去鳞及肚肠。将花生米、赤小豆及洗净的鲫鱼同放碗中，加入料酒、精盐少许，用大火隔水炖，待沸后，改用小火炖至花生烂熟。

花生粥

原料：花生米 50 克，桑叶、冰糖各 15 克。

制法：取饱满花生米洗净，沥去水分，桑叶拣去杂质。花生米加水烧沸，加入桑叶及冰糖，改小火同煮至烂熟，去桑叶，其余服食。

红枣花生衣汤

原料：红枣 50 克，花生米 100 克，红糖适量。

制法：红枣洗净，用温水浸泡，去核；花生米略煮一下，冷后剥衣。将红枣和花生衣放在锅内，加入煮过花生米的水，再加适量清水，用旺火煮沸后，改为小火再煮半小时左右，捞出花生衣，加红糖溶化，收汁即可。

花生粳米粥

原料：花生米 50 克，粳米 100 克，冰糖适量。

制法：将花生米与粳米洗净加水同煮，沸后改用文火，待粥将成，放入冰糖稍煮即可。

秋之篇

145

花生蜂蜜羹

原料：蜂蜜 500 克，花生油 125 ～ 150 克。

制法：首先将蜂蜜 500 克倒入碗中，用锅将 125 ～ 150 克花生油烧开，以沫消为止，然后将油倒入盛有蜂蜜的碗中，搅拌均匀即可，饭前 20 ～ 30 分钟服用一羹匙，早晚各 1 次。忌酒和辣。

此外，还需要提醒大家的是，受潮的花生米对人体危害很大，因此一定不要吃发霉的花生米。

> **·四季养生小贴士·**
>
> 花生虽然是个宝，但在食用时有些禁忌是万万不可忽视的，否则不仅达不到养生的目的，反而会损害健康。
>
> （1）花生中含有一种促凝血因子，跌打损伤、血脉瘀滞者食花生过多，会加重瘀肿。
>
> （2）花生中含有丰富的油脂，肠炎、痢疾、消化不良等脾弱者食用后，会加重腹泻。
>
> （3）花生中含有的脂肪需要胆汁帮助消化，胆囊疾病患者不宜多食。
>
> （4）花生中含脂肪较高，高脂血症患者食用后，会使血脂升高。

◉ 疏通肺气有绝招，心火降下风寒消

"肺气"与人体健康有很大的关系。中医上认为咳嗽、咯痰、气喘等，都是肺气上逆的症状。痰的生成与脾有关；咯血为肺热、肺（阴）虚或肺络受伤的表现；鼻塞流涕、鼻出血等都应从肺考虑；喉痒、声沙哑或喉鸣等也应从肺考虑；眼睑或面部水肿，手足四肢肿，也可能由于肺气壅塞不能通调水道引起。

接下来，我们为大家介绍三种操作简单的护肺妙法，在你闲暇的时候，不妨一试。

1. 摩喉护肺法

端坐，仰头，颈部伸直，用手沿咽喉部向下按摩，直到胸部。双手交替按摩 30 次为 1 遍，可连续做 2 ～ 3 遍。这种方法可以利咽喉，有止咳化痰的功效。

2. 深吸气护肺法

每日睡前或晨起前，平卧床上，进行腹式呼吸，深吸气，再吐气，反复做 20 ～ 30 次，这样有助于锻炼肺部的生理功能。

3. 捶背护肺法

端坐，腰背自然直立，双目微闭放松，两手握成空拳，反捶脊背中央及两侧，各捶 3 ～ 4 遍。捶背时，要闭气不息，同时叩齿 5 ～ 10 次，并缓缓吞咽津液数次。捶背时要从下向上，再从上到下，沿脊背捶打，如此算 1 遍。先捶脊背中央，再捶左右两侧。这种方法可以疏导肺气，通脊背经脉，预防感冒，达到健肺养肺之功效。

同时，中医在调理"肺气"，治疗肺部疾病方面很具特色，既可直接治疗又可间接治疗。直接治疗有宣肺、肃肺、清肺、泻肺、温肺、润肺、补肺、敛肺八法；间接治疗则是通过五

脏生克关系进行。

例如清肺法主要用清泻肺热的药物祛除肺中实热，如白茅根、天花粉、芦根等；润肺法主要用润肺生津的药物来防止燥热损伤肺阴，多用沙参、玉竹、百合等；补肺法则是补益肺气，改善呼吸功能，提高肺的免疫防御屏障，也就是扶正祛邪，常用的药物有人参、太子参、黄芪、山药等。

其实通过清肺、润肺等方法改善肺的功能，祛除病因最终就是为了要达到补肺的功效，祛除了病因，肺的功能自然能恢复，加强了肺自身的功能，致病因素也能自然而然祛除，这是相辅相成的。

除了药物治疗外，中医学者还建议人们平日应该加强锻炼，改善卫生环境，防止空气污染，顺应季节，注意饮食养生，多吃清肺、润肺、补肺的食物，如百合、无花果、甘蔗、苹果、马蹄、桂圆等，以达到保护肺功能，预防和抵御呼吸系统疾病的目的。

· 四季养生小贴士 ·

肺病患者不宜饱食。饱食可能导致肺病患者气喘、呼吸困难，甚至心脏停止跳动而危及生命。这是因为当人吃得太饱时，胃部充盈就会把横膈往上推，压迫肺部。而肺病患者原来已得不到足够的氧气，这样一来，就会促使呼吸更加困难，加剧病情的发展。此外，吃得过饱时，消化食物也需要大量的氧气，从而影响心脏、大脑等重要器官对氧气的正常需求。因此，患有肺炎、肺气肿、哮喘、肺结核等肺部疾病的患者，饮食上应注意以七分饱为宜，特别是在喜庆或节假日里，切忌暴食，以利身体康复。

◉ 足疗保健，千万别爽了脚伤了肺

"人之有脚，犹树之有根，树枯根先竭，人老脚先衰"，脚乃人体的第二心脏，重视脚部健康，做足疗是非常有必要的。但做足疗时必须选择干净的环境，否则会引发哮喘。

而如今一些足疗房"五味俱全"，一些看似体贴的足疗店环境却比较差，由于足疗店空气质量差，很多人可能做完后反而胸闷、头晕。夸张地形容，简直是"舒服了脚，伤了肺"。

小张是某杂志社的记者，有一次收到一位傅姓男士投诉某足疗店的电话。傅先生告诉小张，每到周末或晚饭后的高峰时段，那里都得排号或电话预约，尽管店内装修和设施都很讲究，但空气质量实在不尽如人意。"他们的足疗房在地下，本身就有股霉味。每个房间约10平方米，摆四五个沙发，经常是几个大老爷们在按脚，所有鞋子都脱在门口，一进门就一股臭味。有时候，为了掩盖味道，还点上香，混合后的味道根本没法忍！虽说有排气扇，但也没什么用，屋里空气混浊极了。"用傅先生的话形容："不喘气憋得慌，喘气就是一股臭脚丫子味。"

现在大大小小的足疗店在各大城市都有所见，而绝大多数店都相对密闭，不通风。即使有空调，由于没有空气对流，空气中含氧量低，二氧化碳相对含量高。还有很多足疗场所位于地下，为了掩盖脚臭，经营者会点上香，空气就更混浊了，对健康很不利。

在这种场所待久了，再加上点香会引起氧气消耗，对有呼吸系统疾病的人或患有慢性咳嗽的患者来说，容易诱发哮喘；对心血管疾病患者来说，由于氧气含量降低，还容易出现生命危险。此外，房间内过于潮湿，容易诱发皮肤病等。

所以，如果我们要去做足疗，就要选择通风设施较好的店。

·四季养生小贴士·

足疗虽有保健作用，但是并不是所有的人都适合做足疗，以下这五类人最好不要做足疗：

（1）足部有外伤、水疱、疥疮、发炎、化脓、溃疡、水肿及较重的静脉曲张的患者。

（2）肾衰竭、心力衰竭、心肌梗死、肝坏死等各种危重患者，由于病情很不稳定，对足部反射区的刺激可能会引起强烈反应，使病情复杂化。

（3）患有各种严重出血病的人，如咯血、吐血、便血、脑出血、胃出血、子宫出血及其他内脏出血等，在进行足部按摩时，可能会导致局部组织内出血。

（4）正处于大怒、大悲、大喜或精神紧张的人。

（5）妊娠及月经期的妇女。因为足疗按摩可能会刺激到妇女的性腺反射区，从而影响妇女及胎儿的健康。

◉ 润肺消痰避浊秽，首选茼蒿

湖北有一道"杜甫菜"，用茼蒿、菠菜、腊肉、糯米粉等制成。为什么要叫作杜甫菜呢？其中还有这样一个传说：杜甫一生颠沛流离，疾病相袭，他在四川夔州时，肺病严重，生活无着落。年迈的杜甫抱病离开夔州，到湖北公安，当地人做了一种菜给心力交瘁的杜甫食用。杜甫食后赞不绝口，肺病也减轻了很多。后人便称此菜为"杜甫菜"，以此纪念这位伟大的诗人。

杜甫菜能有这种食疗效果，是因为其中含有茼蒿。据《本草纲目》记载，茼蒿性温，味甘、涩，入肝、肾经，能够平补肝肾，宽中理气，主治痰多咳嗽、心悸、失眠多梦、心烦不安、腹泻、脘胀、夜尿频繁、腹痛寒疝等病症。

现代医学也证明茼蒿具有多种医疗作用。

1. 促进消化

茼蒿中含有特殊香味的挥发油，有助于宽中理气、消食开胃、增加食欲，并且其所含粗纤维有助肠道蠕动，促进排便，达到通腑利肠的目的。

2. 润肺化痰

茼蒿内含丰富的维生素、胡萝卜素及多种氨基酸；性平，味甘，可以养心安神、润肺补肝、稳定情绪、防止记忆力减退；气味芬芳，可以消痰开郁，避秽化浊。

3. 降血压

茼蒿含有一种挥发性的精油以及胆碱等物质，具有降血压、补脑的作用。需要注意的是，茼蒿辛香滑利，胃虚泄泻者不宜多食。

下面，为大家介绍几种源自《本草纲目》的贴心食疗方。

茼蒿蛋白饮 ——————

原料：鲜茼蒿 250 克，鸡蛋 3 个。

制法：将鲜茼蒿洗净备用，鸡蛋取蛋清备用。茼蒿加适量水煎煮，快熟时，加入鸡蛋清煮片刻，调入油、盐即可。

功效：对咳嗽咳痰、睡眠不安者，有辅助治疗作用。

茼蒿炒猪心 ——————

原料：茼蒿 350 克，猪心 250 克，葱花适量。

制法：将茼蒿去梗洗净切段，猪心洗净切片备用。锅中放油烧热，放葱花煸香，投入猪心片煸炒至水干，加入精盐、料酒、白糖，煸炒至熟。加入茼蒿继续煸炒至入味，加入味精即可。

功效：开胃健脾，降压补脑。适用于心悸、烦躁不安、头昏失眠、神经衰弱等病症。

· 四季养生小贴士 ·

虽然一般人群均可食用茼蒿，但因茼蒿辛香滑利，胃虚腹泻者不宜多食。选购茼蒿时，应以叶片无黄色斑点、鲜亮翠绿、根部肥满挺拔为宜。至于其储存，冷藏前先用纸把茼蒿包起来，然后将根部朝下直立摆放在冰箱中，这样既可以保湿，又可避免过于潮湿而腐烂。

第三章
水润少辛，吃掉"多事之秋"

东北有一个"抢秋膘"的习俗，就是人们到了"立秋"这一天，要吃点肉，长点膘。而华东地区则流行另一种习俗，即人们在"立秋"这一天一定要吃点西瓜。不难看出，前者像是展望未来：天气将冷，身上不多些脂肪，怎么御寒？后者像是回首往事：那么闷热又漫长的夏季，是怎么熬过来的？其实，从真正的健康角度讲，秋季饮食应以水润少辛为原则，从而实现滋阴润肺、呵护脾胃的养生目的。

◉ 秋季饮食，少辛多酸、合理进补

秋季饮食，宜贯彻"少辛多酸"的原则。所谓少辛，是指少吃一些辛味的食物。因为肺属金，通气于秋，肺气盛于秋。少吃辛味，可有效防止肺气太盛。

具体来讲，一方面可食用芝麻、糯米、蜂蜜、荸荠、葡萄、萝卜、梨、柿子、莲子、百合、甘蔗、菠萝、香蕉、银耳、乳品等食物，也可食用人参、沙参、麦冬、川贝、杏仁、胖大海、冬虫夏草等益气滋阴、润肺化痰的保健中药制作的药膳；另一方面要少吃葱、姜、韭菜、辣椒等辛味之品，而要多吃酸味的水果和蔬菜。

同时，根据中医"春夏养阳，秋冬养阴"的原则，虽然进入秋季是进补的大好时节，但进补不可乱补，应注意五忌：

一忌无病进补。无病进补，既增加开支，又害自身。如服用鱼肝油过量可引起中毒，长期服用葡萄糖会引起发胖。血中胆固醇增多，易诱发心血管疾病。

二忌慕名进补。认为价格越高的药物越能补益身体，人参价格高，又是补药中的圣药，所以服用的人就多。其实滥服人参会导致过度兴奋、烦躁激动、血压升高及鼻孔流血。

三忌虚实不分。中医的治疗原则是虚者补之，不是虚症患者不宜用补药。虚病又有阴虚、阳虚、气虚、血虚之分。对症下药才能补益身体，否则适得其反。

四忌多多益善。任何补药服用过量都有害，因此，进补要适量。

五忌以药代食。重药物轻食物是不科学的，药补不如食补。

此外，秋季养生可以分为初秋、仲秋和晚秋3个阶段。初秋之时，欲食之味宜减辛增酸，以养肝气。古代医学家认为，秋季，草木零落，气清风寒，少食生冷，以防疾病，此时宜进补养之物以生气。《四时纂要》中说："取枸杞浸酒饮，耐老。"仲秋气候干燥，容易疲乏，此时首先应多吃新鲜少油食品，其次，应多吃含维生素和蛋白质较多的食物。晚秋临近初冬，气候愈渐寒凉，这时秋燥易与寒凉之邪结合而侵袭人体，多见凉燥病症。这时应多吃微温或性平、味甘酸的食物，以养肺强身、抗凉燥；少吃或不吃寒性之品，以免雪上加霜。

现代医学认为，秋燥症应多食含维生素A、B族维生素、维生素C、维生素E类食品，如胡萝卜、藕、梨、蜂蜜、芝麻、木耳等以养血润燥，提高抗秋燥、抗病能力。

◉ 立秋之后，学会全面防"燥"

不知不觉中立秋了。立秋即秋季的开始，人们在享受秋高气爽的同时，也别忘记它还带来了时令主气——燥。秋燥对人体会产生什么影响，具体该怎么应对呢？

一是多补充水分。秋燥最容易伤人的津液，应多喝开水、淡茶、果汁饮料、豆浆、牛奶等，从而养阴润燥，弥补损失的津液。喝水或喝饮料时，以少量频饮为佳，并且要少喝甜味饮料。

二是多吃新鲜蔬菜和水果。梨、橙子、柚子、黄瓜、萝卜、藕、银耳等食物有生津润燥的功效，要多食用。另外，还应多吃些蜂蜜、百合、莲子等清补之品，以顺应肺脏的清肃之性。少吃辛辣、煎炸食物，如葱、姜、八角、茴香、炸鸡腿、油条等，多食皆会助燥伤阴，加重秋燥。

三是多吃粗粮和富含纤维素的蔬菜（如芹菜、白菜等），以促进排便。如果大便不通畅，积在肠内时间过长就会化火，从而减少体内津液，所以，促进排便也是防止秋燥的一个重要方法。

秋季防燥，应尽量少洗澡、多运动。秋季洗澡不宜过勤，尤其是不宜用过热的水洗，而且要少用香皂、洁肤液等碱性清洁剂。同时，由于气候已逐渐转凉，适合人们做各种运动，对预防秋燥也有好处，因为运动能促进血液循环，津液自然会充盈。

◉ 滋阴润燥，麦冬、百合少不了

由于夏天出汗过多，体液损耗较大，身体各组织都会感觉缺水，人在秋季就容易出现口干舌燥、便秘、皮肤干燥等病症，也就是我们常说的"秋燥"。

《本草纲目》里说，麦冬可以养阴生津、润肺清心，适用于肺燥干咳、津伤口渴、心烦失眠、内热消渴及肠燥便秘等。而百合入肺经，补肺阴，清肺热，润肺燥，对"肺脏热，烦闷咳嗽"有效。所以，要防止秋燥，用麦冬和百合最适宜。

至于如何用麦冬和百合来滋阴润燥，还有一些小窍门。

西洋参麦冬茶

秋季需要护气，尤其是肺气和心气，如平时应尽量少说话。不过，那样也只能减少气的消耗，而真正需要的是补气，而补气佳品非西洋参麦冬茶莫属。

原料：西洋参10克，麦冬10克。

制法：泡水，代茶饮，每天1次。

蜜蒸百合 ────────────────────────

秋天多风少雨，气候干燥，皮肤更需要保养，多食百合有滋补、养颜、护肤的作用。但百合因甘寒质润，凡风寒咳嗽、大便稀溏、脾胃虚弱者忌用。关于具体的吃法，《本草纲目》中记载了这样一个润肺的方子。

原料：百合200克，蜂蜜适量。

制法：将新百合加蜜蒸软，时时含一片吞津。

除此之外，预防秋燥，补水同样必不可少。秋季天气干燥，要多吃滋阴润燥的食物，如梨、糯米、蜂蜜等；常吃些酸性食物，如山楂、秋梨膏、柚子等，具有收敛、补肺的功能。尽量不要吃辛辣食物。

还需要注意的是，秋季人体内的阳气顺应自然界的变化，开始收敛，故不宜添加过多的衣服。还有一个非常简便的养生方法：晨起闭目，采取坐势，叩齿36次；舌在口中搅拌，口中液满后，分3次咽下；在意念的作用下把津液送到丹田，进行腹式呼吸，用鼻吸气，舌舔上腭，用口呼气，连续做10次。

> · 四季养生小贴士 ·
>
> 选购麦冬应以表面淡黄白色、半透明、气香、嚼之发黏、无发霉者为佳。至于保存，应将其置阴凉干燥处、防潮。另外，有风寒咳嗽、因脾虚胃寒导致食量少、拉肚子的人最好忌用麦冬。

☉ 秋日进补好时节，先要补补脾和胃

经过炎热的夏天，机体的耗损非常大，所以当凉爽的秋天来临的时候，人们都会利用各种方法来调补身体，但是我们在进补时一定要讲究科学，以免适得其反。

有的人认为，补就是吃补药、补品，所以这类人不管自己的身体是什么情况，就把许多补药补品，如人参、鹿茸等集中起来突击食用，称之为"大补"；有的人则认为，夏天天气炎热，人们不思饮食，所以现在应该好好地吃几顿，把夏天的损失补回来，称之为"贴秋膘"。其实，这些补法都是不科学的，不但浪费财力，还对健康无益，甚至可能有损脾胃。

因为夏天气温高，所以人们胃肠功能普遍不好，多不思饮食。因此，日常中吃的大多是瓜果、粥类、汤类等清淡和易消化食品，脾胃活动功能亦减弱，秋凉后如果马上吃进大量猪、牛、羊、鸡等炖品，或其他一些难以消化的补品，就会加重脾胃的负担，甚至损害其正常消化功能。这就好像跑步一样，我们必须要先经过慢跑后才能逐渐加快，如果一下吃进大量难以消化的补品，胃肠势必马上加紧工作，才能赶上这突然的需要，必将会造成胃肠功能紊乱，无法消化，营养物质不但不能被人体吸收利用，甚至还会引起疾病。

　　有些朋友，家里的红参、白参、西洋参成堆放着，就是不敢吃，因为一吃补品就拉肚子。其实，这种现象往往就是脾胃差，也是很多人在进补时出现的一大现象。究其原因，往往是在秋凉时贸然进补，加重了脾胃负担，使夏季时长期处于疲弱的消化器官不能一下子承受，导致消化功能紊乱，出现胸闷、腹胀、厌食、消化不良、腹泻等症。所以，秋季进补之前要给脾胃一个调整适应时期，可先补食一些富有营养，又易消化的食物，以调理脾胃功能。

西兰花，滋阴润燥的秋季菜

　　经过漫长而炎热的夏季，我们的身体能量消耗大而进食较少，因而在气温渐低的秋天，就有必要调补一下身体，也为寒冬的到来蓄好能量。

　　我们知道汽车没有能源跑不起来，人体没有能源也就无法生存。大家看一看那些长寿的动物，如龟、蛇、仙鹤等，它们的长寿和喜静、注重能源的储存有很大关系。《黄帝内经·素问》中有句名言："善养生者，必奉于藏。"或者说："奉阴者寿。"所以人要想健康长寿，在秋季也应该像那些动物一样，注意养阴，蓄积能量。

　　对此，营养学家提倡，秋季要多吃西兰花，因为这时西兰花花茎中的营养含量最高。常吃西兰花有润喉、开音、润肺、止咳的功效，还可以减少乳腺癌、直肠癌及胃癌等癌症的发病率，堪称美味的蔬菜良药。

　　最新研究证明，常吃西兰花还可以抗衰老，防止皮肤干燥，是一种很好的美容佳品，且对保护大脑、视力都有很好的功效，是营养丰富的综合保健蔬菜。

　　下面，我们就来介绍几款用西兰花制作的菜品。

香菇西兰花 ————————————————————

　　原料：西兰花、香菇各适量，盐、味精、胡椒粉各适量。

　　制法：西兰花洗净，适当切成小朵；用热水把香菇泡软，洗净挤干水分。将西兰花、香菇同时放入开水中焯一下，捞出沥干晾凉待用；炒锅置火上，放油烧热，依次放入香菇、西兰花快速翻炒；待炒熟后，放盐、味精和胡椒粉调味，出锅即成。

　　功效：防癌抗癌，润燥爽口。

兰花虾球 ————————————————————

　　原料：西兰花、虾仁各适量，盐、味精、湿淀粉各适量。

　　制法：西兰花洗净，切成小朵，用开水焯一下，捞出用凉水过一遍，沥干水晾凉待用；虾仁去背上黑线，洗净。炒锅置火上，放油烧热，倒入西兰花和虾仁翻炒；待二者熟后，放湿淀粉勾芡，加盐、味精调味即成。

　　功效：增强免疫力，健脑明目。

凉拌西兰花 ————————————————————

　　原料：西兰花、黑木耳（干）、小葱、大蒜各适量，味精、盐、醋、香油各适量。

制法：黑木耳泡发去蒂洗净，用开水焯一下，切丝备用；将西兰花洗净分成小块，用开水焯一下，摊开，晾凉；葱切丝、蒜切末；将西兰花、黑木耳丝、葱丝、蒜末放一起，加适量盐、醋、味精香油，拌匀即可食用。

功效：润肺止咳，滋润皮肤。

此外，任何一种疾病到来之前，都会客气地和你打招呼，而并不是我们惯常所说的"不懂礼貌的不速之客"。我们的身体就像是一台精密仪器，设有"故障警告器"，当运行过程中有故障发生时，就会产生"警告信号"。那么，哪些警告信号提醒我们该滋阴了呢？

1. 喜欢吃味道重的东西

现在社会上有越来越多的"吃辣一族"，很多人没有辣椒就吃不下饭。这在中医上怎么解释呢？一般有两个原因：一是人的脾胃功能越来越弱了，对味道的感觉也越来越弱，所以要用厚味的东西来调自己的肾精，来帮助自己将元气提上来，以助运化，这说明元气已经大伤，肾精已经不足；另外一个原因就是现代人压力太大，心情太郁闷了，因为味厚的东西有通窜力，而吃辣椒和大蒜能让人内心的瘀滞散开一些。总而言之，如果发现自己越来越爱吃味道重的东西，就表示身体虚了。

2. 年纪轻轻头发就白了好多

走在大街上我们会发现，好多年轻人就已经有了白头发，这是怎么回事呢？中医认为，发为肾之华。华，就像花朵一样，头发是肾的外现，是肾的花朵。而头发的根在肾气，如果你的头发花白了，就说明你的肾精不足，也就是肾虚了，这时候就要补肾气了。

3. 老年人小便时头部打激灵

小孩和老人小便时有一个现象，就是有时头部会打一下激灵。但是老人的打激灵和小孩的打激灵是不一样的。小孩子是肾气不足以用，肾气、肾精还没有完全调出来，所以小便时气一往下走，下边一用力上边就有点空，就会激灵一下；而老人是肾气不足了，气血虚，下边一使劲上边也就空了。所以，小便时一定要咬住后槽牙，以收敛住自己的肾气，不让它外泄。

4. 下午 5 点到 7 点发低烧

有些人认为发高烧不好，实际上发高烧反而是气血充足的表现。气血特别足，才有可能发高烧。小孩子动不动可以达到很高的热度，因为小孩子的气血特别足。人到成年之后发高烧的可能性就不大了，所以，发低烧实际上是气血水平很低的表现，特别在下午 5 点到晚上 7 点的时候发低烧，这实际上是肾气大伤了。

5. 成年了还总流口水

我们知道，小孩子特别爱流口水，中医认为，涎从脾来，脾液为"涎"，也就是口水。脾属于后天，小孩脾胃发育尚弱，因此爱流口水。但是如果成年人还总是流口水，那就是脾虚的表现了，需要对身体进行调养。

6. 迎风眼睛总是流眼泪

很多人都有迎风流泪的毛病，因不影响生活，也就不在意。在中医里，肝对应泪，如果总是迎风流泪的话，那就说明肝有问题了。肝在中医里属厥阴，迎风流泪就说明厥阴不收敛，长时间下去，就会造成肝阴虚，所以遇到这种情况，要及时调理，以免延误病情。

7. 睡觉时总出汗

睡觉爱出汗在医学上称为"盗汗"。中医认为，汗为心液，盗汗多由于气阴两虚，不能收敛固摄汗液而引起，若盗汗日久不愈，则更加耗伤气阴，从而危害身体健康。尤其是青年人，工作、家庭压力较大，体力、精力透支明显，极有可能导致人体自主神经紊乱，若在日常生活中不注意补"阴"，则必然受到盗汗症的"垂青"。

8. 坐着时总是不自觉地抖腿

有些人坐着的时候总是不自觉地抖腿，你也许会认为这是个很不好的毛病，是没有修养的表现，但其实说明这个人的肾精不足了。中国古代相书上说"男抖穷"，意思是男人如果坐在那儿没事就抖腿，就说明他肾精不足。肾精不足就会影响到他的思维；思维有问题，做事肯定就有问题；做事有问题，就不会成功；做事总是不成功，就会导致他的穷困。所以，中国文化强调考察一个人不仅要听其言，还要观其行。

以上所说的这些现象，都是阴不足的表现，都是在警告我们要对身体状态做出相应调整，否则情况就会进一步恶化，疾病也就会乘"虚"而入。

> ·四季养生小贴士·
>
> 西兰花中常有残留的农药，还容易生菜虫，所以在吃之前，可将菜花放在盐水里浸泡几分钟，菜虫就跑出来了，还可有助于去除残留农药。此外，西兰花和猪肝不能同食，猪肝中含有丰富的铜、铁、锌等微量元素，西兰花中含有大量的醛糖酸残基，同时食用能形成螯合物，影响人体对营养物质的吸收。牛奶与西兰花相克，同食会影响钙的吸收。

◉ 喝碗猪肚汤，温胃暖全身

中医认为，秋季进补，应该先把胃养好。这是因为进补的目的就是要让人体摄取营养，从而达到调补气血、补益健康之效，而脾胃是人体之本，进补前当然要调养好脾胃，尤其是那些脾胃虚弱的朋友。

在养胃方面，《黄帝内经》给了我们很好的启示：能够喝些适当的粥浆，可以使胃气慢慢地恢复。对此，猪肚汤便成了难得的佳品。该汤既能健肠胃，又能祛秋燥；既能滋阴，又具有补益之功效。

一般来说，猪肚汤有许多种，常见的有莲子猪肚汤、芡实猪肚汤、清炖猪肚汤、甘菊猪肚汤、白胡椒煲猪肚汤、霸王花猪肚汤、腐竹白果猪肚汤等，下面介绍普通猪肚汤的做法，其他猪肚汤的做法也可触类旁通。

猪肚汤

原料：猪肚 1 只，生姜 250 克。

制法：将猪肚洗净，塞入生姜（切碎），结扎好后放入瓦锅，加水适量，用文火煮至熟烂为度，使姜汁渗透进猪肚内即成。

功效：此汤最适于秋季服用，具有温胃散寒、营养补虚之功效，对老年脾胃虚寒及十二指肠溃疡疗效显著。

注意：服时吃猪肚（淡吃或拌少许酱油），不吃姜，必须喝猪肚汤（如汤味太辣，可加入适量开水），每只猪肚可吃 3～4 天，连续吃 8～12 只。热证及感染性疾病患者不宜服用。

·四季养生小贴士·

《黄帝内经》里讲："浆粥入胃，泄注止，则虚者活；身汗得后利，则实者活。此其候也。"意思是说：能够吃些粥浆，慢慢地胃气恢复，大便泄泻停止，那么五虚之症便可痊愈。如果本来身热无汗，而现在却得汗，原来大小便不通，现在却通了，则五实之症可以痊愈。这就是五虚、五实能够痊愈的情况。

◎ 秋令时节，新采嫩藕胜太医

秋令时节，正是鲜藕应季之时。鲜藕除了含有大量的碳水化合物外，蛋白质和各种维生素、矿物质也很丰富。其味道微甜而脆，十分爽口，是老幼妇孺、体弱多病者的上好食品和滋补佳品。

莲藕含有丰富的维生素，尤其是维生素 K、维生素 C、铁和钾的量较高。它常被加工成藕粉、蜜钱、糖片等补品。莲藕的花、叶、柄、莲蓬的莲房、荷花的莲须都有很好的保健作用，可做药材。

中医认为，生藕性寒，甘凉入胃，可消瘀凉血、清烦热、止呕渴。适用于烦渴、酒醉、咯血、吐血等症，是除秋燥的佳品。而且妇女产后忌食生冷，唯独不忌藕，就是因为藕有很好的消瘀作用，故民间有"新采嫩藕胜太医"之说。熟藕，其性也由凉变温，有养胃滋阴、健脾益气的功效，是一种很好的食补佳品。而用藕加工制成的藕粉，既富有营养，又易于消化，有养血止血、调中开胃之功效。

具体说来，莲藕的功效有以下几种：

（1）莲藕可养血生津、散瘀止血、清热除湿、健脾开胃。

（2）莲藕含丰富的单宁酸，具有收缩血管和降低血压的功效。

（3）莲藕所含丰富的膳食纤维对治疗便秘，促进有害物质排出十分有益。

（4）生食鲜藕或挤汁饮用，对咯血、尿血等症有辅助治疗作用。

（5）莲藕中含有维生素 B_{12}，对防治贫血病颇有效。

（6）将鲜藕 500 克洗净，连皮捣汁加白糖适量搅匀，随时用开水冲服，可补血、健脾开胃，而且对治疗胃溃疡出血效果颇佳。

不仅如此，藕节也是一味著名的止血良药，其味甘、涩，性平，含丰富的鞣质、天门冬素，专治各种出血，如吐血、咯血、尿血、便血、子宫出血等症。民间常用藕节六七个，捣碎加适量红糖煎服，用于止血，疗效甚佳。但凡脾胃虚寒、便溏腹泻及妇女寒性痛经者均忌食生藕；胃、十二指肠溃疡者少食。

下面，再为大家推荐两款贴心药膳。

鲜藕茶

原料：鲜莲藕 250 克，红糖 20 克。

制法：把洗净的莲藕切成薄片，放入锅中，加水适量，以中火煨煮半小时左右，再加入红糖拌匀即可。

功效：清热祛火，养胃益血。

藕粉粥

原料：藕粉 100 克，粳米 100 克，红糖适量。

制法：将粳米淘洗干净，放入锅中加水煨煮，待稀粥将成时，放适量红糖和已经用冷开水拌匀的藕粉，最后搅拌成稠粥即可。

功效：安神补脑，健脾止血。

> **·四季养生小贴士·**
>
> 由于藕性偏凉，所以产妇不宜过早食用，一般在产后 1～2 周后再吃藕可以逐瘀。在烹制莲藕时要忌用铁器，以免导致食物发黑。

◉ 热性食物助长干燥，秋天一定小心吃

现代人口味很重，很多人喜欢调味料放得特别足的食物，油炸、麻辣食品是很多人的最爱。大三女生小张就最喜欢吃学校附近小摊上的麻辣鸡翅。这家的鸡翅味道特别重，葱、姜、蒜、八角、茴香等放得特别多，很符合附近大学生的品味。

秋天，小张觉得特别干燥，经常口干舌燥、皮肤脱屑，嘴唇干枯起皮，还时不时地便秘。她只得去看医生，医生询问了她的生活习惯，发现小张基本上每天都要光顾这家小店吃麻辣鸡翅，于是告诉她，让她"干燥不堪"的元凶就是麻辣鸡翅这类热性食物。

原来，热性食物本身就会助长干燥，而到了秋天，赶上"秋燥"，情况就会更严重了，如此下来就会伤阴。而调理的方法就要从饮食上着手，少吃辛辣、煎炸的热性食物，多喝白开水，并且吃一些养阴、生津、润燥的食物。

《本草纲目》里说，银耳性平无毒，既有补脾开胃的功效，又有益气清肠的作用，还可以滋阴润肺。百合甘寒质润，善养阴润燥。二者同煮粥食用，是对抗秋燥的最好膳食。将银耳、百合、粳米洗净放入锅中，加清水适量，用文火煮熟，可以加入适量冰糖，每日 1 次。

> **·四季养生小贴士·**
>
> 有专家提醒，即使是在秋冬时节，进食温热的食物也要有度，要考虑每个人的不同体质，尤其是阴虚、内热的亚健康人群，不宜进食过多的热性食物。

◎ "饥餐渴饮"，并不适合秋天养生

很多人都认为，渴了饮水，饿了吃饭，这是天经地义的事情。但是，我们却不能用它来指导秋季养生。你肯定会好奇地问："这是为什么呀？"

这是因为秋燥，即使不渴也要喝水。秋季的主气为燥，它又可分为温燥和凉燥。深秋季节凉燥尤重，此时天气已转凉，近于冬寒之凉气。燥的结果是耗伤阴津，导致皮肤干燥和体液丢失。

正常人体除三餐外，每天需要另外补充1500毫升的水。天热出汗多时，饮水还要增加。"不渴也喝水"对中老年人来说尤为重要。如果中老年人能坚持每天主动喝进适量的水，对改善血液循环、防治心血管疾病都有利。

秋凉不能不吃早餐。有些人贪图清晨的凉爽，早上起床晚，又要赶着上班，早餐不是不吃就是吃不好。长时间不吃早餐，除了会引起胃肠不适外，还会导致肥胖、胆石症、甲状腺机能障碍，甚至还会影响到一天的心绪。

总之，秋季养生要有积极的心态，科学地调配自己的饮食，这样才能增强体质，预防各种疾病。

> **·四季养生小贴士·**
>
> 深秋天气渐凉，人们的胃口普遍变好，但也会有一部分人由于季节性情感障碍的缘故，变得"悲秋"，而后者又与饮食互为因果，即营养不良或饮食不当会诱发季节性情感障碍。季节性情感障碍又会影响到人的脾胃功能，产生厌食或食欲亢进。从养生的角度上讲，入秋后应当抓住秋凉的好时机，科学地摄食，不能由着自己的胃口，饥一餐饱一顿。三餐更要定时、定量，营养搭配得当。

◎ 秋天进补多喝粥，美味又滋补

许多人因"苦夏"而致的身体消瘦会在秋天渐渐恢复。秋季，胃口和精神转好，是进补的最佳季节。由于气候干燥，美味而滋补的药粥成为不错的选择。

（1）菊花粥：菊花60克，米100克。先将菊花煎汤，再同米煮成粥。具有散风热、清时火、明目等功效，对秋季风热型感冒、心烦口燥、目赤肿痛等有较好的治疗功效，同时对治疗心血管疾病也有较好效果。

（2）梨粥：梨2个，洗净后带核切碎加粳米100克，和水煮粥。梨具有良好的润燥作用，可作为秋令常食的保健食品。

（3）核桃粥：核桃肉20克，米100克。核桃肉洗净放入锅中，同米大火煮沸，转用文火熬煮至熟。常食核桃粥，有补肾健脑和抗衰老的作用。

（4）赤小豆粥：赤小豆50克，米100克，白糖少许。赤小豆和米同放锅中，大火煮开，改用文火熬煮，食用时，放入白糖即可。可清热、利尿、止渴。

（5）红枣小米粥：红枣 50 克，小米 150 克，白糖适量。红枣用水泡软洗净后，同米下锅大火煮开，然后用文火慢慢熬煮，待黏稠时，放白糖调匀即可。此粥香甜可口，补血安神，滋养肌肤。

对于胃肠功能衰退的老年人来说，饮食清淡很重要，因此，粥成为老年人喜欢的食物。我们不能否认粥有自己的优势，比如老年人牙齿一般都不太好，而喝粥不用细嚼。但专家指出，为了健康，老年人不宜经常喝粥。因为粥毕竟以水为主，"干货"极少，在胃容量相同的情况下，同体积的粥在营养上距离馒头、米饭，还是差得不少。尤其是白粥，单靠各类谷物的搭配远远无法达到人体的需求量，老年人长期喝粥，必将导致营养不良。同时，水含量偏高的粥进入胃里后，会稀释胃酸，这对消化不利。

◉ 秋天，亲近茶就是亲近健康

近年来，人们不断发现茶叶所含的营养成分及其药理作用，其保健功能和防治疾病的功效得到肯定。秋天喝茶可治病，如能根据自身体质选用适宜饮品，对增进健康、增强体质大有好处。

下面，教大家三种可以自己在家操作的天然茶饮，秋天常喝是一种美好又健康的享受。

萝卜茶 —————————————————————————————————

原料：白萝卜 100 克，茶叶 5 克以及少量食盐。

制法：先将白萝卜洗净切片煮烂，略加食盐调味（不要放味精），再将茶叶用水冲泡 5 分钟后倒入萝卜汁内服用，每天 2 次，时间不限。

功效：有清热化痰、理气开胃之功。适用于咳嗽痰多、吃饭不香等。

姜苏茶 —————————————————————————————————

原料：生姜、苏叶各 3 克。

制法：将生姜切成细丝，苏叶洗净，用开水冲泡 10 分钟代茶饮用。每日 2 剂，上午、下午各温服 1 剂。

功效：有疏风散寒、理气和胃之功。适用于风寒感冒、头痛发热，或有恶心、呕吐、胃痛腹胀等肠胃不适型感冒。

银耳茶 —————————————————————————————————

原料：银耳 20 克，茶叶 5 克，冰糖 20 克。

制法：先将银耳洗净加水与冰糖（不要用绵白糖）炖熟，再将茶叶泡 5 分钟取汁加入银耳汤，搅拌均匀服用。

功效：有滋阴降火、润肺止咳之功。适用于阴虚咳嗽。

秋天天气干燥，"燥气当令"，常使人口干舌燥。如果想省事，到外面买茶叶，宜选乌龙、铁观音等青茶。青茶性适中，介于红、绿茶之间，不寒不热，适合秋天气候，常饮能润肤、益肺、生津、润喉，有效清除体内余热，恢复津液，对金秋保健大有好处。青茶汤色金黄，茶叶外形肥壮均匀，紧结卷曲，色泽绿润，内质馥郁，其味爽口。

◎ 多喝蜂蜜少吃姜，安然度清秋

入秋以后，以干燥气候为主，空气中缺少水分，人体也缺少水分。为了适应秋天这种干燥的特点，我们就必须经常给自己的身体"补液"，以缓解干燥气候对我们人体的伤害。

不过，虽然秋天进行补水是必不可少的，但对付秋燥不能只喝白开水。科学地讲，最佳的饮食良方应该是："朝朝盐水，晚晚蜜汤。"换言之，喝白开水，水易流失，若在白开水中加入少许食盐，就能有效减少水分流失。白天喝点盐水，晚上则喝点蜜水，这既是补充人体水分的好方法，又是秋季养生、抗拒衰老的饮食良方，同时还可以防止因秋燥而引起的便秘，真是一举三得。

蜂蜜所含的营养成分特别丰富，主要成分是葡萄糖和果糖，两者的含量达70%，此外，还含有蛋白质、氨基酸、维生素A、维生素C、维生素D等。蜂蜜具有强健体魄、提高智力、增加血红蛋白、改善心肌等作用，久服可延年益寿。蜂蜜对神经衰弱、高血压、冠状动脉硬化、肺病等，均有疗效。在秋天经常服用蜂蜜，不仅有利于这些疾病的康复，而且还可以防止秋燥对人体的伤害，起到润肺、养肺的作用，从而使人健康长寿。

秋燥时节，尽量不吃或少吃辛辣烧烤之类的食品，这些食品包括辣椒、花椒、桂皮、生姜、葱及酒等，特别是生姜。这些食品属于热性，又在烹饪中失去不少水分，食后容易上火，加重秋燥对我们人体的危害。当然，将少量的葱、姜、辣椒作为调味品，问题并不大，但不要常吃、多吃。比如生姜，它含挥发油，可加速血液循环；同时含有姜辣素，具有刺激胃液分泌、兴奋肠道、促进消化的功能；生姜还含有姜酚，可减少胆结石的发生。生姜虽有利，但也有弊，因此不可多吃。尤其是在秋天最好少吃，因为秋天气候干燥，燥气伤肺，再加上吃辛辣的生姜，更容易伤害肺部，加剧人体失水、干燥。古代医书有记载："一年之内，秋不食姜；一日之内，夜不食姜。"

总之，当秋天来临之际，我们最好"晨饮淡盐水，晚喝蜂蜜水，拒食生姜"，如此便可安然度过"多事之秋"。

◎ 天干物燥，秋季补水分三种

在秋天，人们经常出现皮肤干涩、鼻燥、唇干、头痛、咽干、大便干结等秋燥症状。中医认为，在夏季出汗过多，体液损耗较大，身体各组织都会感觉水分不足，从而导致"秋燥"。预防秋燥，补水当然不可少！

少言补气：中医认为"形寒饮冷则伤肺"，所以要忌寒凉之饮。"少言"是为了保护肺气，当人每天不停地说话时会伤气，其中最易伤害肺气和心气。补气的方法：西洋参 10 克、麦冬 10 克，泡水，代茶饮，每天 1 次。

皮肤保湿：秋天对应人体的肺脏，而肺脏的功能是主管人体皮肤，所以皮肤的好坏与人体肺脏相关。食物以多吃百合为最佳，这是因为百合有润肺止咳、清心安神、补中益气的功能。秋天多风少雨，气候干燥，皮肤更需要保养，多食百合有滋补养颜护肤的作用。但百合因其甘寒质润，凡风寒咳嗽、大便溏泄、脾胃虚弱者忌用。

秋燥补水：秋天多吃梨和香蕉，梨肉香甜可口，肥嫩多汁，有清热解毒、润肺生津、止咳化痰等功效。若与荸荠、蜂蜜、甘蔗等榨汁同服，效果更佳。不过，梨是寒性水果，对于寒性体质、脾胃虚弱的人应少吃。香蕉有润肠通便、润肺止咳、清热解毒、助消化和健脑的作用。但胃酸过多者不宜吃香蕉，胃痛、消化不良、腹泻者也应少吃。

· 四季养生小贴士 ·

补水是直接补给肌肤角质层细胞以所需要的水分，滋润肌肤的同时，也可改善微循环，增强肌肤滋润度。保湿则仅仅是防止肌肤水分的蒸发，根本无法解决肌肤的缺水问题。两者不可混为一谈。

第四章
早睡早起多注意，秋季健康很容易

很多朋友非常不喜欢秋天，因为在这个季节，中午烈日当头，早晚却凉风瑟瑟，气温很难让人适应。同时，由于"秋乏"，人们总是感觉很累，经常连觉都睡不好。你可能会说："管那么多干吗，前人不是告诉我们要'秋冻'吗？秋天只要少穿点就养生了！"可事实上，我们稍有不慎，又很容易被冻着，不仅起不到养生的作用，反而损伤身体。对此，中医指出，秋季是人体阳消阴长的过渡时期，日常起居及相关生活细节对保健养生非常重要。

◉ 秋三月，生活起居有节律

"秋三月，此谓容平，天气以急，地气以明，早卧早起，与鸡俱兴，使志安宁，以缓秋刑，收敛神气，使秋气平，无外其志，使肺气清。此秋气之应，养收之道也。"

这是《黄帝内经》中关于秋季养生之道的论述。秋三月是指农历七、八、九三个月，这个季节表现在天地之气上，特点是降大于升，收敛过于生发，天气下降，地气内敛，外现清明，所谓秋高气爽就是指的这个气象。秋季属金，在人体是属肺经，肺脏娇贵，十分怕燥，因此，秋季要滋养肺阴。人在秋季也要由夏季的散发状态转入收敛，应该早睡早起，与鸡同步，使肾之志安宁稳定，以缓和秋气的肃杀；令心之神气收敛内藏，使秋气得以平和。

起居主要是指生活作息及日常生活的各个方面。要保持身体健康，就必须注意起居调摄，妥善安排工作和生活中的各个细节，使其更加符合自然规律和自身的生理特点。

起居调摄所包含的内容很多，诸如作息安排、苦乐劳逸、衣食住行、站立坐卧等。在这其中，有规律的作息对健康非常重要。

宇宙间存在着有规律的周期性变化，人生活于自然环境中，必然与之息息相关。因此，人们的作息安排只有与自然界的变化规律相适应，才能有益于健康。中医学认为，人类依天地而生，一年之中，四季的自然气候变化对人体的影响十分明显，人们应该根据季节变化和个人的具体情况制定出符合生理需要的作息制度，并养成按时作息的习惯，使生理功能保持稳定平衡的良好状态。例如，春季夜间缩短，白昼渐长，风和日暖，人们应早起，增加户外活动，沐浴温暖阳光，以应春天的生机而养生，避免睡眠过多，使人困倦、头昏；夏季作息，宜晚些入睡，早些起床，以顺应自然界阳盛阴衰的变化；入秋后，白昼渐短，夜晚延长，可以早些就寝，早些起床活动；冬季昼短夜长，晚间宜早卧，早晨可稍迟起身，待日出再外出活动，以避开严寒。

现代科学证明，人体内的所有活动都可能产生有规律的周期性变化，而规律性的生活可以使机体形成条件反射，让各器官组织的生理活动能不致疲倦地长时间运行。如果不注意拟定科学的作息制度，经常"开夜车"，必然会影响到工作效率和身体健康。培养有规律的生活习惯的最好办法是主动安排好日常生活节奏，做到每日定时睡眠、定时起床、定时用餐、定时工作学习、定时锻炼身体、定时洗澡、定时排便等，通过井井有条的生活安排，保证生机勃勃、精神饱满地投入工作和学习，保证健康长寿。

◎ 秋爽宜睡有讲究

"天凉好个秋"，秋天气候宜人，实在是睡眠的好季节。但有些人，只知道秋爽宜睡，却不注意秋季睡眠的方式方法，不仅辜负了凉爽宜睡的条件，而且不利秋季的养生保健。因此，讲讲秋季的睡眠之道，还是很有必要的。

秋季睡眠的总体原则是——早睡早起，以应秋候。《素问·四气调神大论》中说："秋三月，此谓容平。天气以急，地气以明，早卧早起，与鸡俱兴，使志安宁，以缓秋刑，收敛神气，使秋气平，无外其志，使肺气清。此秋气之应，养收之道也。"这就是说，在秋季的这三个月中，秋爽气清，万物收藏，人的起居调摄应与气候相适应。经过一个相对少眠的夏季，秋季能注重搞好睡眠，正好借此予以补偿。

除了早睡早起，秋季的睡眠还应注意以下几个方面。

（1）忌睡前进食。睡前进食，会增加肠胃负担，不但会影响入睡，而且容易造成消化不良。如长期睡前进食，肯定有害身体。当然，也不能饿着上床。睡前如感到饥饿，可适当吃点温软的食物，且应在食后休息一会儿再睡觉。

（2）忌睡前饮茶和咖啡。茶和咖啡中的咖啡碱能刺激中枢神经系统，引起兴奋，难以入眠。加之饮用过多的茶或咖啡造成夜间尿频，不利睡眠。

（3）忌睡前情绪激动。睡前激动、气愤、情感起伏，会引起气血的紊乱，不但直接导致失眠，而且还会伤害身体。因此，睡前一定要控制好自己的情绪，尽量保持平静，力戒气恼、忧愁、焦虑，特别不能大动肝火。

（4）忌睡前过度娱乐。有人喜欢晚上娱乐，尤其是年轻人，晚上玩起来就不顾时间了。而过度的娱乐活动，会使人的神经持续兴奋，显然要影响睡眠。因此，晚上如要娱乐，切记不要玩得太晚。娱乐后，应通过散步或静坐等方式，使自己平静下来，再上床睡觉。

（5）忌睡时多言。上床后，卧躺着多说话，也会使人兴奋，不易入睡。同时，卧躺多说，易伤肺气。因此，上床后如同室有人，你自己首先不要多与别人交谈，如别人要拉你交谈，那也不要谈得太久，可婉言向对方说明躺在床上，不宜长谈。

（6）忌睡时掩面。睡时，如用毯子或被子掩住自己的脸，会影响呼吸并造成缺氧，对身体健康极为不利。

（7）忌睡时张嘴。睡觉闭口有利保养元气。如果张开嘴巴，用嘴呼吸，吸入冷空气和灰尘极易伤及咽喉、肺部，胃也会因之而着凉。故张嘴睡觉的坏习惯一定要改。

（8）忌睡时被风吹。人体在睡眠状态下对环境变化适应能力下降，易受风邪侵袭。因此秋季睡觉时，千万不要睡在风口上，卧室的窗户不宜开得太大，特别在风大的时候，更要警惕。

·四季养生小贴士·

关于秋季睡眠，除了上面提到的"两早"（早睡早起）与"八忌"（注意8个方面），每人还应该根据自己的具体情况加以注意。一定要认识到，凉爽的秋季虽然有利于睡眠，但睡眠则不会因秋季的到来而无条件地来"照顾"你。要在秋季真正实现睡眠好，还是很有讲究的。

◎ 秋夜凉，别让身体着了凉

在夏天的时候，因为天气炎热，所以许多人都喜欢开着窗户、光着膀子、什么也不盖睡觉。到了初秋的时候，虽然气温开始下降，但是下降的幅度不是很大，而且当微风吹进室内时，能带给人一种清新凉爽的感觉，因此有些人仍然延续着夏天的习惯，睡觉时什么也不盖。

人的肚脐部位没有脂肪组织，表皮角质层比较薄嫩，所以肚脐的屏障功能很差，是腹壁薄弱处之一。而初秋时节正是寒暖交替、冷热交锋的时候，前半夜暑去emerge来，让人感到非常凉爽，后半夜寒邪下注，室内暑湿上蒸，二者相交在一起，这时寒邪就很容易从没有盖着的肚脐进入人体内，导致人体经脉阻滞、气血不通，出现腹部疼痛、呕吐、不思饮食、腹泻等症状。

另外，在我们的鼻腔、口腔黏膜周围，存在着各种各样的细菌，它们之所以危害不到我们的身体，是因为身体具有一定的抵抗力，而当我们受凉的时候，就会导致身体的抵抗力下降，这时，这些病菌就会长驱直入，危害身体，引发感冒、发烧甚至更严重的疾病。

所以，在秋天的时候，我们在睡觉时一定要盖上被子之类的保暖用品，只有这样，当入夜或清晨秋凉袭来时，我们才不至于因为身体受凉而染上疾病。

> **·四季养生小贴士·**
>
> 中医认为，当寒邪入侵腹部时，就易引起人体经脉阻滞、气血不通，从而出现腹部疼痛、呕吐呃逆、不思饮食、肠鸣腹冷、大便泄泻或秘结不通等症状。所以，秋夜入睡时，最好穿上一件贴身背心，以防止寒湿之邪入侵。

◎ 把握冷暖度，"秋冻"好过冬

老百姓常说"春捂秋冻"，意思是说春天的棉衣要晚脱一段时间，以免受凉生病；秋天则相反，厚衣服要晚些穿，多经受寒冷的刺激，从而增强机体抵抗力。不过，不同的人群、人体的不同部位，都应区别对待，一味地秋冻就会把身体冻坏。

首先，要因人而异。年轻人血气方刚，对外界寒冷的适应及抵御能力都比较强，可以冻一冻；而老年人大多肾阳衰微，禁不起太冷的刺激；还有一部分慢性病患者，如心血管疾病患者和哮喘患者，他们对寒凉的刺激更加敏感，稍不注意就会引起疾病发作。因此，这些人不仅不能"秋冻"，还应采取一些保暖措施。

其次，对身体的不同部位要区别对待：有4个部位一定要注意保暖。第1个是腹部，上腹受凉容易引起胃部不适，甚至疼痛，特别是有胃病史的人更要加以注意；下腹受凉对女性伤害大，容易诱发痛经和月经不调等，经期妇女尤其要加以重视。有些女孩爱穿露肚皮的时装，我们建议秋冬季节最好不穿。第2个是脚部，脚是人体各部位中离心脏最远的地方，血液流经的路程最长，而脚部又汇集了全身的经脉，所以人们常说"脚冷，则冷全身"。全身若受寒，机体抵抗力就会下降，病邪就有可能乘虚而入。第3个是颈部，这个部位受凉，向下容易引起肺部症状的感冒；向上则会导致颈部血管收缩，不利于脑部供血。第4个是肩部，肩关节及其周围组织相对比较脆弱，容易受伤。

最后，要领悟"秋冻"内涵。对于"秋冻"的理解，不应只局限于未寒不忙添衣，还应从广义上去理解，诸如运动锻炼，也要讲求耐寒锻炼，增强机体适应寒冷气候的能力。不同年龄可选择不同的锻炼项目。无论何种活动，都应注意一个"冻"字，切勿搞得大汗淋漓。当周身微热，尚未出汗，即可停止，以保证阴精的内敛，不使阳气外耗。

> ·四季养生小贴士·
>
> 　　对于儿童来说，一般建议让孩子比大人多一件。秋天，幼儿着装从里到外，内衣可以穿冬天夹棉的低领棉服，厚度比冬天的棉服要薄，最好是开衫款式；毛衣最好也换成低领，因为幼儿一般是脖子最容易出汗；最后在外面套上一件春秋款的马夹或背心。

◎ "秋冬毒雾杀人刀"，出门注意看天气

到了秋天，雾也会多了起来，于是，很多人喜欢趁着大雾出门，欣赏一下雾中的美景。然而，"秋冬毒雾杀人刀"，这个时节的雾不仅会诱发多种疾病，还会引起心理疾病、车祸高发等问题。

相关专家介绍，秋冬一直是最容易发生大雾的季节，而且多出现在早上。这主要是因为白天温度比较高，空气中可容纳较多的水汽。但是到了夜间，温度下降了，空气中能容纳水汽的能力减少了，一部分水汽便会凝结成为雾。秋冬的清晨气温最低，也是雾最浓的时刻。

由于雾是空气中的水汽凝结物，雾滴里面包裹着作为凝结核的尘埃、细菌或其他微粒，因此雾气里有很多的脏东西。在近地层，空气污染往往较严重，雾滴在飘移的过程中，不断与污染物相碰，并吸附它们，会明显降低空气质量。

正因如此，雾对人类的健康威胁最大。在多雾的气候条件下，咽喉炎、气管炎、结膜炎等炎症易发，雾中的一些病原体还会导致头痛，甚至会诱发高血压、脑溢血等疾病。与此同时，由于大雾时空气相对湿度过大，会影响人体内分泌腺的正常分泌，使人无故感到疲劳，情绪烦闷抑郁，脾气也易变得焦躁。

当然，大雾对人们影响最大的方面，还有交通。它不但会使飞机延误、高速封路，给人们的出行带来大的麻烦，而且会频频引发交通事故，危害市民的生命。

因此，为了我们的健康着想，在有雾的天气里，应适当停止一些户外活动，尤其是一些剧烈运动。如果一定要出门的话，应该戴好口罩出门，防止毒雾由鼻、口侵入肺部。另外，雾天还应加强自我体检，注意身体的感受和反应，一旦感觉不适，就要及时休息、就诊。

◎ 秋闲晒太阳，远离细菌和疾病

一般人认为，冬天应常晒太阳。其实，秋天也应多晒太阳。

光线按其波长可分为可见光线、红外线和紫外线。可见光介于红光和紫光之间，波长为

400～800nm，对细菌一般无影响。但连续照射对某些细菌，如链球菌、脑膜炎双球菌有杀菌作用。

红外线能使物体发热，人的皮肤表层能吸收长波红外线，深层能吸收短波红外线。因此在阳光的照射下，可使毛细血管扩张，血流加快，增强新陈代谢，促进细胞增长，改善皮肤营养。因而能使人精神愉快，食欲增加，强身健体，提高学习和工作效率。另外，红外线还有消炎止痛的作用。正因为如此，在昔日的碧空蓝天之下，人们能够在海水、沙滩、阳光下自由徜徉，在湖光山色中任意翱翔，袒胸露背地进行阳光浴成为不少人所追求的一种时尚。

阳光是有效的天然杀菌因子，许多细菌在阳光的直接照射下容易死亡。烟尘笼罩的空气、玻璃及有机物等均可减弱阳光的杀菌能力，因此阳光只能作为辅助消毒的方法。阳光杀菌作用的主要成分是紫外线。

紫外线与红外线相比，其波长最短，但对人体的益处较多。

紫外线能促进黑色素生长，使皮肤角质层增厚，阻碍病毒、细菌等有害物质侵入皮肤。直射的紫外线能直接杀死细菌和病毒，散射的紫外线能削弱病毒和细菌活动，抑制其生长繁殖。

伤寒杆菌、结核杆菌在日光下数小时就会死亡，百日咳嗜血杆菌在日光下1小时即死亡，痢疾杆菌在日光下30分钟可被消灭，肝炎病毒在紫外线照射下1小时便失去活性。流感病毒对紫外线很敏感，晒太阳可防止流感的传播。

晒太阳既可预防又可治疗佝偻病。阳光中的紫外线能使人体皮肤中的7-脱氧胆固醇转变成维生素D。据有人统计，1平方厘米皮肤暴露在阳光下，3小时可产生维生素D约20国际单位。因此，采用晒太阳来预防和治疗佝偻病是最好的方法。

另外，紫外线作用于皮肤时具有抗炎症、抗过敏、抗神经性头疼、改善皮肤营养状况等多种效应。阳光中的可见光部分还可增强情绪活动，振奋精神。

因此，秋天要多晒晒太阳。

·四季养生小贴士·

晒太阳也要得法。一天当中，有两段时间最适合晒太阳：第一段是上午6～10时，此时红外线占上风，紫外线偏低，使人感到温暖柔和，可以起到活血化瘀的作用；第二段是下午16～17时，此时正值紫外线中的α光束占上风，可以促使骨骼正常钙化。每天晒太阳的时间也不能过长，以免给皮肤带来伤害，一般以30～60分钟为宜。

◉ 循序渐进冷水浴，增强秋季抵抗力

秋季的自然水温正适合冷水浴。冷水浴有着明显的保健作用，它可以加强神经的兴奋功能，使得洗浴后精神爽快，头脑清晰。冷水浴可以增强人体对疾病的抵抗能力，被称作是"血管体操"，有助于消化功能的增强，对慢性胃炎、胃下垂、便秘等病症有一定的辅助治疗作用。

但是，冷水浴锻炼必须采取循序渐进的方法：秋天，气温逐渐降低，人体对寒冷和冷水

也逐渐适应，以至于到了深秋和冬季，洗冷水浴也不会感觉太冷。

冷水浴的"循序渐进"，还应包括洗浴部位的"由局部到全身"、水温的"由高渐低"以及洗浴时间的"由短渐长"。

概括来讲，常见的冷水浴主要有以下四种：

（1）头面浴，即以冷水洗头洗脸。

（2）脚浴，双足浸于水中，水温可从高逐渐降低。

（3）擦浴，即用毛巾浸冷水擦身，用力不可太猛，时间不宜太长，适可而止。

（4）淋浴，先用温洗，渐渐降到用自来水洗浴。需要注意的是：患有严重高血压、冠心病、风湿病、空洞性肺结核、坐骨神经痛以及高热患者不宜冷水浴。

此外，女性因其特殊的生理原因，特别是在经期、哺乳期、怀孕期间的女性朋友，遇到冷水的刺激会引起女性内分泌失调、闭经、腹痛，而且许多细菌也会进入阴道引发阴道炎等妇科疾病，严重的对女性以后怀孕、生理健康都有一定的影响。洗冷水浴时因水温过低，人体会感到寒冷，产生一系列应激反应，如心跳加快、血压升高、肌肉收缩、神经紧张等，不但不能消除疲劳，还易引起感冒，应尽量避免。

◉ 秋季洗手，别太频繁别太热

生活中，手部不仅要从事繁杂的工作，还经常暴露在日光下，每天频繁清洗，或是经常使用含消毒杀菌成分的香皂，都会对我们的手部造成损伤。如果洗手不当，最容易造成损害的是手掌心，这个部位角质层厚，皮脂腺稀少，稍不注意就会粗糙、干裂，甚至脱皮。手背皮肤柔软、细嫩，比脸颊的皮肤还薄，也极易老化、松弛。

因此，在秋季，我们一定要掌握正确的洗手方法：第一，避免频繁洗手，在清洗衣物时，不要让双手长时间浸泡在水中。第二，洗手时水温不应过热，否则会破坏手部表面的皮脂膜，促使角质层更加干燥甚至皲裂，最佳水温应该在20℃～25℃之间。第三，洗手时应选用无刺激性的中性洗手液，最好含有维生素 B$_5$、维生素 E 或羊毛脂、芦荟等滋润型护肤成分，尽量不使用肥皂等碱性较强的清洁用品。第四，手洗干净后，不能任其自然风干，因为在干燥的空气中，手部皮肤内的水分，会伴随未擦干的水分一起蒸发掉。

正确的方法是洗手完毕，用干净、柔软的毛巾擦手，在皮肤未干时，涂抹具有保湿功能的护手霜，及时锁住皮肤内的水分。

· 四季养生小贴士 ·

手接触外界环境的机会最多，也最容易沾上各种病原菌，尤其是手闲不住的孩子，哪儿都想摸一摸。如果再用这双小脏手抓食物、揉眼睛、抠鼻子，病菌就会趁机进入宝宝体内，引起各种疾病。而经常正确地洗净双手，可以显著减少手上所带的各种病原菌，有效预防感冒、腹泻、肺炎、脑膜炎、肝炎、细菌性痢疾等疾病。

◎ 养护怡人秋花，呵护敏感身心

秋天，虽然是一个落叶纷飞、百花凋零的季节，但出于养生的目的，我们可以选择在家里种植一些有益身心的花花草草。这样一来，不仅可以预防一些疾病，还可以不受大自然枯败景象的不利影响。

具体来说，秋季是菊花怒放的时节，如果能在自家花盆里栽上那么几株，时常浇浇水，观赏一番，自然心情舒畅。菊花不仅具有观赏价值，还药食兼优，有着良好的保健功能。我们可以把菊花晾干，然后做成枕头，既能明目清心，又能保健防病。另外，将菊花与粳米一起煮成粥食用，还有清心、祛烦躁及明目的功效。

除了菊花，桂花也是不错的秋花选择。桂花的香气具有辟浊、化痰止咳、温通经脉及安宁心神等功效。我们可以在自家阳台上摆放一盆或几盆桂花，清风袭来，满屋飘香，自然神清气爽。同时，将桂花风干后做成香囊随身携带，还能防治气管炎、咽喉肿痛等秋季常见病。

因此，在金秋送爽的时候，赶快去花市上买些怡人的秋花吧！

· 四季养生小贴士 ·

入秋后，虽然树枯叶萎、零落纷飞，但红红的枫叶还是别有一股迷人的气息。养生专家建议，如果你在秋天出现失眠、忧郁、易怒、注意力不集中等症状，就去看看枫叶吧。秋赏枫叶，可以使我们感受到秋日的美好与积极向上，裨益身心健康。

◎ 气候干燥，起居慎防静电伤身

在气候干燥的秋季，我们常常会碰到这种现象：晚上脱衣服睡觉时，黑暗中常听到"噼啪"的声响，而且伴有蓝光；见面握手时，手指刚一接触到对方，会突然感到指尖针刺般疼痛，令人大惊失色；早上起来梳头时，头发会经常"飘"起来，越理越乱；拉门把手、开水龙头时都会"触电"，时常发出"啪、啪"的声响……这就是人体的静电对外放电的结果。

人体活动时，皮肤与衣服之间、衣服与衣服之间互相摩擦，便会产生静电。随着家用电器的增多以及冬天人们多穿化纤衣服，家用电器所产生的静电荷会被人体吸收并积存起来，加之居室内墙壁和地板多属绝缘体，空气干燥，因此更容易受到静电干扰。

由于老年人的皮肤相对比年轻人干燥，以及老年人心血管系统的老化、抗干扰能力减弱等因素，因此老年人更容易受静电的影响。心血管系统本来就有各种病变的老年人，静电更易使病情加重或诱发室性早搏等心律失常。过高的静电还常常使人焦躁不安、头痛、胸闷、呼吸困难、咳嗽等。

为了防止静电的发生，室内要保持一定的湿度，要勤拖地、勤洒水或用加湿器加湿；要勤洗澡、勤换衣服，以消除人体表面积聚的静电荷。发现头发无法梳理时，将梳子浸入水中片刻，等静电消除之后，便可以将头发梳理服帖了。脱衣服之后，可用手轻轻摸一下墙壁，摸门把手或水龙头之前也要用手摸一下墙，将体内静电"放"出去，这样静电就不会伤你了。对于老年人，应选择柔软、光滑的棉纺织或丝织内衣、内裤，而且尽量不穿化纤类衣物。

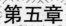

第五章
秋高气爽，让你的全身动起来

夏季，天气炎热，人们喜欢躲在房间里不外出运动。然而，立秋之后，早晚凉爽，户外湛蓝的天空和习习秋风都让人有到外面活动活动筋骨的想法。没错，这个时节确实是让人全身活动舒展的好时节，但我们要是没有掌握正确的锻炼原则，没有选择适合自己的锻炼项目，或在锻炼中伤了自己，恐怕就得不偿失了。因此，我们每个人都应该根据自己的个人情况，在氧气充足、空气清新的地方选择适合自身的体育锻炼。

◉ 想长寿，把小劳留给秋天

从许多长寿老人的生活起居都可发现，他们的长寿之道就是——常欲小劳。这也是唐代孙思邈的养生观点之一。所谓"小劳"，其实就是动一动的意思。秋天阳消阴长，所以宜"收"，要保养体内的阴气。而运动作为养生保健中的一大主要方面，也应遵循这一原则，即运动量不宜过大。

孙思邈还认为，养生的方法在于适当的活动，但不要过于激烈，应该多做轻微的活动，但要持久。他在实际生活中非常重视运动，并且身体力行。

这里，我们为大家介绍两种养生保健运动，与"小劳"有异曲同工之妙，大家不妨一试。

1. 扭脚运动

做完腹式呼吸后，双脚并拢，脚趾慢慢朝下压，再慢慢地抬起，尽量向上抬，然后放松，做30～50次。这时，你会感觉脚趾及小腿的肌肉酸酸的、胀胀的。然后，两脚稍分开一些，两脚腕同时向外、向内做30～50次。然后反过来向内、向外再做30～50次。这样做下来，你会觉得脚腕及腿酸胀得特别舒服，腿和脚特别暖和。脚和腿上有3条阳经和3条阴经，分别是肝、胆、脾、胃、肾、膀胱经，从而加速这6条经络的气血运行，因脚及腿部的气血通畅了，浊气下行，对治疗高血压等病有很好的作用。有高血压病的人，晚上做过脚部操以后，睡眠状态很好，血压也平稳了。早晨做完脚部操再起床，更是血压稳定，头脑清晰。坚持半月后，再增加脚部运动的次数，效果更佳。

此法降压效果明显，但血压低和身体虚弱的人不适合做。

2. 扭手运动

做完腹式呼吸和脚部操后，手臂向前向左右伸直，双手分别用劲慢慢地张开到尽可能大的程度，然后再慢慢地用力握拳，再放松，如此反复做10～20次，同样会有手及手臂的酸胀感。然后，两手腕同时向外、向内、向下各做30～50下，旋转时速度要慢，要用劲，然后两手腕再向内、向下、向外各做30～50下。做完后双手及双臂都会感到非常热并有明显的酸胀感。双手及双手臂同样有6条经络通过，它们是心、心包、肺、大肠、小肠、三焦经，活动手腕能够促进这6条经脉的运行，坚持3个月左右，能改善相应脏器的功能。如心脑血管疾病、呼吸系统疾病、便秘、肠胃不舒服等症状可以很快得到改善，效果非常明显。特别是有失眠现象的人，在晚上睡眠前做一次，可以很快进入梦乡。

这两种保健运动都是固肾、养肾的，肾暖全身暖。

◎ 初秋，耐寒锻炼正当时

养生专家指出，初秋适当进行一些耐寒锻炼，有助于提高人对环境变化的适应能力，提高心血管系统的功能。这样做，也可以更好地度过冬天。

一般来说，耐寒锻炼包括：登山、步行、太极拳、洗冷水浴、骑自行车等。我们可以根据自身的健康状况、兴趣来选择具体的项目。

需要注意的是，秋季人体的柔韧性和肌肉的伸展度下降，运动前要热身以舒展肢体，同时运动中不应突然加大运动量。

有些人认为，耐寒锻炼是纯粹的受冻，事实并非如此。耐寒锻炼是有一定原则的。

首先，锻炼要把握好"度"。我们出门进行耐寒锻炼时，不要过度地"动"，应该以不打寒战为宜。尤其到了秋末冬初的交界时，稍微出一点汗就可以了，否则就会损伤阳气。

其次，锻炼应循序渐进。很多人认为，锻炼的时候要少穿，否则稍微一动就出汗。其实，我们在进行运动的过程中，衣服应该一件一件地减少，千万不要以为穿件单衣、冻得不得了就出门，以为可靠运动产热来升温。同时，我们的活动时间应由少开始，逐渐增多，以给身体一个适应的时间。

最后，锻炼后要记得补水。秋天气候干燥，容易出现口舌少津、嘴唇干裂、大便干燥等症状，再加上运动时会有汗液蒸发等，体内更加容易丧失水分，从而加重身体因缺水而产生的各种燥症。因此，进行耐寒锻炼后，要给身体进行一次补水。

> **·四季养生小贴士·**
>
> 耐寒锻炼后，我们应该在心脏跳动感觉稍微平稳时，再开始缓慢、小口、多次地喝些温开水，每喝一小口的频率最好能大概保持与心跳频率相近。这样，心脏可以有规律、平稳地接受并促进水分的吸收。

◎ 重阳登山，登出一生健康

重阳节，农历九月初九，起源于战国时代，因在《易经》中九为阳数，九月初九两九相重，故称重阳。每逢此佳节，民间就会有登高的习俗，源远流长。其实，这些习俗对于养生保健具有重大的积极意义。

登高，不仅是一项有益的体育锻炼，也是一种有情趣的"秋游"活动。它能够增强心肺功能，促进血液循环，增进食欲，改善睡眠，安定情绪，并使小便酸度上升，进而加速新陈代谢。同时，在登山的过程中，随着海拔高度的增加，气压逐渐降低，可以促进人体生理功能的一系列变化，对哮喘等疾病起到辅助治疗的作用，并对降低血糖、增高贫血患者的血红蛋白和红细胞数同样具有很好的作用。现代研究还表明，新鲜空气可以清肺健脾，攀峰越岭能够舒筋骨，以防关节老化。此外，站在高处凝眸远眺，还可以延缓视力的退化。

但需要注意的是，老年人要量力而行，切不可操之过急，以防过累损伤身体。

年老体弱者，登高时间要避开气温较低的早晨和傍晚，登高速度要缓慢，上下山时可通过增减衣服达到适应空气温度的目的。高血压、冠心病等患者更要量力而行，以防产生不测。

骑车，健康与快乐同行

网上曾流行这样一句话：每天骑车 1 小时，健康工作 50 年，幸福生活一辈子！其实，在丹桂飘香、层林尽染的秋天，以骑自行车代替坐车，不仅能节约能源，不污染周围的环境，而且可以强身健体。

科学地讲，骑车这项运动对我们的健康大有裨益，主要体现在四个方面：

第一，加强下肢锻炼。骑自行车可直接锻炼腿足，能增强腿部力量和双腿的弹跳力，并延缓膝关节韧带的衰老进程，使膝关节活动更加轻便、灵活、有力，进而改善血液循环，有助于身体各器官的协调一致。

第二，有助于减肥。骑自行车 40～50 分钟，相当于步行 4～5 千米路程所消耗的热量。因此，常骑自行车可以防止身体肥胖。

第三，加强脑力锻炼。随着年龄的增长，神经系统机能逐渐衰退。经常骑车，可以锻炼大脑的反应能力，有利于健全大脑功能，活跃思维，防止老年痴呆。

第四，增强体质，延缓衰老。骑车时，人体与车的接触主要有 3 个部位：脚掌心同车踏板，手掌心同车把手，臀部同车鞍座。

中医学经络理论认为：脚掌心和手掌心集中了人体肾、脾、胰、肝、心等脏腑器官的经脉，也是上述器官在脚掌心和手掌心的反射区。经常按摩脚掌心和手掌心，对于疏通经络气血、滑利关节、增强体质、防止衰老有着重要的意义。特别是脚掌心的"涌泉穴"和手掌心的"劳宫穴"都是养肾、强肾的重要穴位。骑车时有意识地在车脚踏板上按摩"涌泉穴"，在车把手上按摩"劳宫穴"，对于防治心脏、神经、消化、泌尿等系统疾病有特殊效果。在骑车蹬动时，对协调和改善泌尿、生殖系统功能，增强脑垂体和肾上腺、甲状腺、前列腺、性腺的作用大有裨益。

自行车运动应当坚持并有规律地进行，最好能使自行车成为你日常生活的一部分。为了能真正从自行车运动中获得好处，你应当坚持每天骑行 15～20 分钟，保持 16 千米／小时的车速最佳。

当然，如果你想不离开家进行自行车锻炼，也可以使用固定的自行车运动器械，而且其运动强度是可调的。

为预防骑自行车引起的阴部不适，须注意以下几点：第一，车座太硬的，可用泡沫塑料做一个柔软的座套套在车座上，以减少车座对阴部的摩擦。第二，调整车座的高度和角度。车座太高，骑车时臀部必然左右错动，容易造成会阴部的擦伤；车座前部上翘，更容易损伤会阴部。第三，骑车时间较长时，要注意变换骑车姿势。

◉ 快步踏清秋，让你更长寿

美国有位医学博士发现，每天坚持10分钟快步行走，不但对身体健康极有裨益，还能使消沉的意志一扫而光，保持精神愉快。更值得一提的是，这也是秋季一项非常不错的运动之选。

按照速度计算，快步行走10分钟约1千米的路程，老年人步速可略减慢。在快步行走时要注意身体挺直，全身放松，步态自然。

快步走路比慢步走路更能锻炼身体，因为它能促进血液循环，有利于提高氧气的消耗，增强心脏的收缩力。

人在行走时，肌肉系统犹如转动的泵，能把血液推送回心脏，而下肢是肌肉最多的部位，其作用最为重要。如果下肢行动过分软弱无力，就不能产生足够的推动力向心脏输送血液。

人们一定有这样的体验，在街上或商场闲逛时，虽步伐缓慢，但回家后却感到十分疲劳。当人们情绪欠佳，就想出去活动一下，此时若能采取快步走，烦恼就会很快消失。睡前如能进行一次快步走，有利于很快入睡，其效果不亚于口服镇静剂。每天快步走3次，每次15分钟，不仅可以健身，而且可以有效地防治肥胖症、糖尿病、下肢静脉曲张等，对身体也不会有损害。

人们虽相信"生命在于运动"的至理名言，而今更相信"动过则损，静过则废"的道理。而快步走这一运动方式，不存在动过与静过的偏向，"快步走入长寿"是有科学根据的。

现代医学研究证明，坚持快走锻炼，对防止大脑老化、预防痴呆有着积极作用。

痴呆是大脑老化、萎缩、大脑皮质高级功能损害所致的最终结果。当一个人经常健忘、丢三落四变得频繁时，往往就是其大脑迟钝老化的开始，发展下去就会成为痴呆。

许多中老年人也常常有这样的体会，每天坚持快步行走，通常步速在每分钟100～120米之间，每次快走半小时以上，数月下来就会收到明显的健脑效果。慢走则不能获得这种效果，每次快走少于30分钟，效果也不佳。

有关研究还表明，跑步并不比快走效果更好。因为快走容易控制速度，对心肺的刺激小，不会给心脏等器官造成超荷负担，而且能增加肺活量，加大心脏收缩力，促进血液循环，使大脑获得充足的供氧，从而起到预防大脑老化的作用。

·四季养生小贴士·

锻炼身体有多种形式，"快走"就是其中一种。据《美国医药学会季刊》报道，"快走"有利于女性的身心健康。报告指出，中老年女性每天快走30分钟，对于预防糖尿病、心脏病、骨质疏松症、中风以及某些癌症都具有良好的效果。没有运动习惯的女性，只要从现在开始每天快走30分钟，也能达到强身健体的良好效果。如果中老年女性每天快走45分钟到1个小时，那么患中风的概率可以进一步降低40%。

至于走多快才算是"快走"？研究报告指出，如果在12分钟内走完1千米的距离，这样的速度可以称之为"快走"了，因为这个速度可以让心肺功能得到有效的锻炼。

◎ 太极拳，平衡阴阳的养生功

太极拳是我国的国粹，它适合任何年龄、性别、体型的人练习。它集练气、蓄劲、健身、养生、防身、修身于一体，是一种适合经常锻炼的养生功法。秋季经常练习太极拳，对于身心健康有意想不到的收获。

我国著名的水利工程师张含英先生活了102岁，他不仅为我国的水利事业做出了重要贡献，在养生上也有很多经验，他曾荣获"世纪健康老人"的称号。他除了生活规律、乐观豁达外，最喜欢的就是打太极拳。张含英从中学就开始学习太极拳，几十年来一直坚持练习，已经成了他生活的一部分。太极拳手足并用，动作连贯柔和，心与意、气与力、手与脚能有机结合，具有健身、防病、改善生理机能和延缓衰老的功效。张老通过打太极拳治好了疾病，强健了身体，延长了寿命。

太极拳是一种非常柔和的运动，有强身健体的效果，对于消化系统的各种慢性病有良好的辅助治疗及康复作用。太极拳对消化系统疾病的影响在于：

（1）习练太极拳顺应四季的阴阳消长润养五脏，春季养肝，夏季养心，秋季养肺，冬季养肾，四脏阴阳调和滋润脾胃，促进六腑代谢，治疗胃肠、肝胆方面的慢性疾病效果非常明显。

（2）由于打太极拳使血液流畅，循环加强，各脏器的供血增加，同时由于腹式呼吸可使腹腔内各脏器受柔和、持久而有节律的按摩，促进消化液的分泌，加强胃肠的蠕动，使局部供血得到改善，因而对消化系统，特别是胃肠的组织和功能都有良好影响，胃炎或慢性溃疡症状会得到改善修复；肠管的蠕动亦因腹压改变的按摩作用和局部微循环增加而加强，吸收与传输功能也会大大改善。吸收得好，同化与异化作用正常，相应也加强了各脏器的活动功能和机体的生命力，促进新陈代谢过程，形成了一个良性循环。

（3）习练太极拳带动胃、肠、肝、胆、胰做小幅度转动，同时，深、长、细、匀的呼吸，横膈肌活动范围的扩大，腹内压所致的按摩作用，能使肝、胆血行流畅，可以消除肝脏瘀血，改善肝功能。肝组织在经常保持活血通瘀的情况下生机旺盛，机能改善，使得慢性、迁延性肝炎得以康复。

通过长期习练太极拳可以增强消化系统慢性病患者的身体体质，提高机体抗病能力，同时可以预防疾病的复发，起到延年益寿的效果。

> **·四季养生小贴士·**
>
> 练好太极拳，首先是练好拳架，要听从老师的指导，学会一式再练一式，模拟揣摩，参悟其理，不可贪多，"欲速则不达"，要循序渐进，而且要不断地请老师纠正动作。俗话说"练拳容易改拳难"，等到"定型"后再予纠正就困难了。

◎ 邓氏八段锦，祛病又强身

八段锦是古代导引功法的一个重要分支，它起源于南朝梁代，形成于宋代，发展于明清。到了现代，中医大家邓铁涛教授又对其进行归纳整理，使其臻于完善，从而成为养生界广为流传的养生功法。

顾名思义，八段锦一共包括8段，其中前四段的功用在于治病，后四段的功用在于强身。正如邓老所说："八段锦简单易学，经常锻炼，对增强体质，调节人体各脏腑经络气血的运行均有显著的功效。"下面，我们就介绍邓氏八段锦的具体锻炼方法。

第1段：双手托天理三焦

起势：

直立，两臂自然下垂，手掌向内，两眼平视前方，舌尖轻抵硬腭，自然呼吸，周身关节放松，足趾抓地，意守丹田，以求精神集中片刻，两臂微曲，两手从体侧移至身前，十指交手互握，掌心向上。

动作：

（1）两臂徐徐上举，至头前时，翻掌向上（如图1），肘关节伸直，头往后仰，两眼看手背，两腿伸直，同时脚跟上提，挺胸吸气（如图2）。

（2）两臂放下，至头前时，掌心由前翻转向下，脚跟下落，臂肘放松，同时呼气。

收势：如此反复16～20遍，使呼气、吸气均匀，最后十指松开，两臂由身前移垂于两侧。

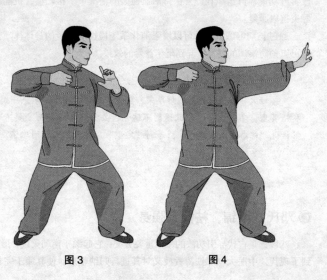

图1　　图2

第2段：左右开弓似射雕

起势：

自然站立，左脚向左侧跨一步，两腿屈膝成马步，上体直，同时两臂平屈于两肩前，左手食指略伸直，左拇指外展微伸直，右手食指和中指弯曲，余下手指紧握（如图3）。

动作：

（1）左手向左侧平伸，同时右手向右侧猛拉，肘弯曲与肩平，眼看左手食指，同时扩胸吸气，模仿拉弓射箭的姿势（如图4）。

（2）两手回收，屈于胸前，呈复原姿势，但左右手指伸展相反，同时呼气。

图3　　　　　　图4

（3）右手向右侧平伸，同时左手向左侧猛拉，肘屈与肩平，眼看右手食指，同时扩胸吸气。

收势：

如此左右轮流进行开弓 16～20 次，最后还原成预备姿势。

第3段：调理脾胃须单举

起势：

立直，两臂自然垂伸于体侧，脚尖向前，双眼平视前方。

动作：

（1）右手翻掌上举，五指伸直并拢，掌心向上，指尖向左，同时左手下按，掌心向下，指尖向前，拇指展开（如图 5），头向后仰，眼看右指尖，同时吸气（如图 6）。

（2）复原，同时呼气。

（3）左手翻掌上举，五指伸直并拢，掌心向上，指尖向右，同时右手下按，掌心向下，指尖向前，拇指展开，头向后仰，眼看左指尖，同时吸气。

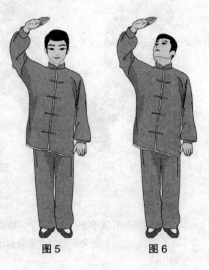

图 5　　　　图 6

（4）复原，再呼气。

收势：

运动时宜注意配合呼吸均匀，如此反复 16～20 遍，恢复起势状态。

第4段：五劳七伤往后瞧

起势：

直立，两臂自然伸直下垂，手掌紧贴腿侧，挺胸收腹。

动作：

（1）双臂后伸于臀部，手掌向后，躯干不动，头慢慢向左旋转，眼向左后方看，同时深吸气，稍停片刻（如图 7），头复归原位，眼平视前方，并呼气。

（2）头再慢慢向右旋转，眼向右后方看，并吸气，稍停片刻（如图 8），再旋转复归原位，眼平视前方，并呼气。

收势：

如此反复 16～20 遍，最后还原成起势姿势。

第5段：攒拳怒目增气力

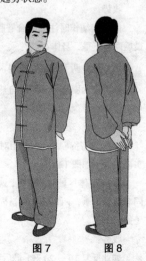

图 7　　　　图 8

起势：

自然站立，两腿分开屈膝成马步，两侧屈肘握拳，拳心向上，两脚尖向前或外旋转，怒视前方。

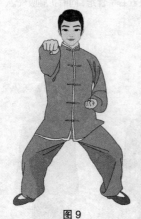

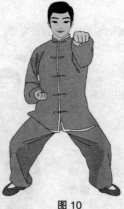

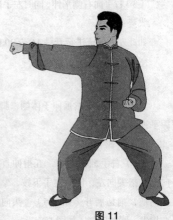

图9　　　　　　　　图10　　　　　　　　图11

动作：

（1）右拳向前猛冲击，拳与肩平，拳心向下，两眼睁大，向前虎视（如图9）。

（2）右拳收回至腰旁，同时左拳向前猛冲，拳与肩平，拳心向下，两眼睁大，向前虎视（如图10）。

（3）左拳收回至腰旁，随即右拳向右侧冲击，拳与肩平，拳心向下，两眼睁大，向右虎视（如图11）。

（4）右拳收回至腰旁，随即左拳向左侧冲击，拳与肩平，拳心向下，两眼睁大，向左虎视。

收势：

做以上动作时注意配合呼吸，拳出击时呼气，回收时吸气。如此反复进行16～20遍，最后两手下垂，身体直立。

第6段：两手攀足固肾腰

起势：两腿直立，两手自然垂于体侧，成立正姿势。

动作：

（1）两臂高举，掌心相对，上体背伸，头向后仰（如图12）。

（2）上体尽量向前弯曲，两膝保持正直，同时两臂下垂，两手指尖尽量向下，头略抬高（如图13）。

收势：

如此反复16～20遍，最后还原收势（注：此段可用自然呼吸）。

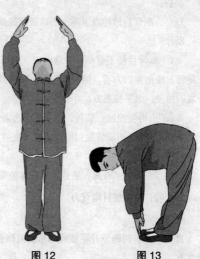

图12　　　　　图13

第7段：摇头摆尾去心火

起势：

两腿分开，屈膝下蹲成马步，两手按在膝上，虎口向内（如图14）。

动作：

（1）上体及头向前深俯，随即在左前方尽量作弧形环转，头尽量向左后旋转，同时臀部则相应右摆，左膝伸直，右膝弯曲（如图15）。

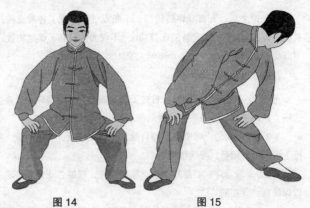

图14　　　　　图15

（2）复原成起势姿势。

（3）上体及头向前深俯，随即在右前方尽量作弧形环转，头尽量向右后旋转，同时臀部则相应左摆，右膝伸直，左膝弯曲。

（4）复原成起势姿势。

收势：

如此反复16～20遍，可配合呼吸，头向左后（或右后）旋转时吸气，复原时呼气，最后直立而收势。

第8段：背后七颠把病消

起势：

立正，两手置于臀后，掌心向后，挺胸，两膝伸直（如图16）。

动作：

（1）脚跟尽量向上提，头向上顶，同时吸气（如图17）。

（2）脚跟放下着地有弹跳感，同时呼气。

收势：

如此反复进行16～20次，最后恢复成起势姿势。

以上八段锦，每一动作都能对某一局部起到应有的作用，并通过局部调节整体。通过此八段动作，运动量不大不小，老弱咸宜，既可以强身防病，又能医疾治病，特别是一些久治不愈的慢性病患者，通过锻炼确能收到意外佳效。

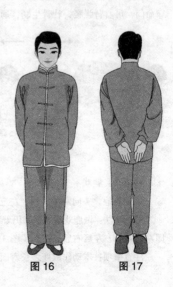

图16　　　　图17

◉ 练好王氏五禽戏，三元合一最长寿

自华佗之后，五禽戏辗转传授，不断发展，形成了各种流派，王玉川教授去粗取精，集各家之长，编成了一套完善的保健功法，不仅大大提高了保健功效，而且也使其更具现代特色。下面我们就把这套健身功法介绍给大家。

1. 练功要领

（1）全身放松：练功时，首先要全身放松，情绪要轻松乐观。乐观轻松的情绪可使气血通畅，精神振奋；全身放松可使动作不致过分僵硬、紧张。

（2）呼吸均匀：呼吸要平静自然，用腹式呼吸，均匀和缓。吸气时，口要合闭，舌尖轻抵上腭。吸气用鼻，呼气用嘴。

（3）专注意守：要排除杂念，精神专注，根据各戏意守要求，将意志集中于意守部位，以保证意、气相随。

（4）动作自然：五禽戏动作各有不同，如熊之沉缓、猿之轻灵、虎之刚健、鹿之温驯、鹤之活泼等。练功时，应据其动作特点而进行，动作宜自然舒展，不要拘谨。

2. 基本动作

第一式：虎戏

手足着地，身躯前纵后退各 3 次，接着上肢向前、下肢向后引腰。然后面部仰天，恢复起始动作，再如虎行般前进、后退各 7 次。

锻炼功法：做虎戏时，手脚均着地，模仿老虎的形象；身体前后振荡，向前 3 次，向后3 次，即前后、前后、前后（如图 1）；做毕，两手向前移，伸展腰部，同时抬头仰脸（如图2），面部仰天后，立即缩回，还原。按照以上方法继续做 7 遍。

注意事项：本动作取虎之神气、善用爪力和摇首摆尾、鼓荡周身的动作。动作过程中意守命门，可益肾强腰，壮骨生髓，通督脉，祛风邪。

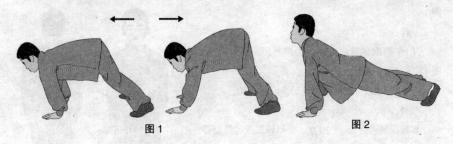

图 1　　　　　　　　　　　　　　　　图 2

第二式：鹿戏

手足着地，头向两侧后视，左三右二。然后伸左脚三次，伸右脚两次。

锻炼功法：做鹿戏时，手脚仍着地，伸着脖子往后看，向左后方看 3 次，向右后方看 2 次，即左后右后、左后右后、左后（图3）；继而脚左右伸缩，也是左 3 次，右 2 次（图4）。

注意事项：本动作取鹿之长寿而性灵，善运尾闾，故做本动作时当意守尾闾（长强穴），

以引气周营于身，通经络、行血脉、舒展筋骨。

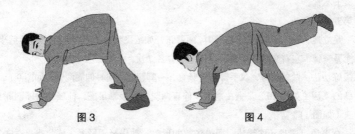

图3　　　　　　图4

第三式：熊戏

仰卧，两手抱膝下，举头，左右侧分别着地各7次。然后蹲地，双手交替按地。

锻炼功法：做熊戏时，身体仰卧，两手抱着小腿（如图5），抬头，身体先向左滚着地，再向右侧滚着地，左右滚转各7次（如图6）。然后屈膝深蹲在地上，两手在身旁按地，上体晃动，左右各7次（如图7）。

注意事项：熊体笨力大，外静而内动，练熊戏时，着重于内动而外静，可使头脑虚静，意气相合，真气贯通，且有健脾益胃之功效。另外，运动过程中要求意守中宫（脐内），以调和气血。

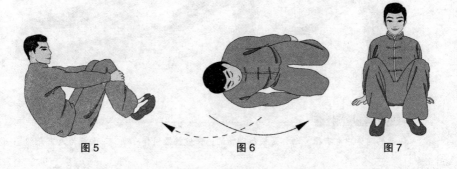

图5　　　　　　图6　　　　　　图7

第四式：猿戏

如猿攀物，使双脚悬空，上下伸缩身体7次，接着以双脚钩住物体，使身体倒悬，左右脚交替各7次。然后以手钩住物体，引体倒悬，头部向下各7次。

锻炼功法：做猿戏时，身体直立，两手攀物（最好是高单杠），把身体悬吊起来，上下伸缩7次，如同引体向上。在两手握杠、两脚钩杠的基础上，做一手握杠、一脚钩杠，另一手屈肘按摩头颈的动作，左右各7次（如图8）。手脚动作要相互配合协调。

注意事项：猿机警灵活，好动无定，练此戏就是要外练肢体的灵活性，内练抑制思想活动，达到思想清静、体轻身健的目的。

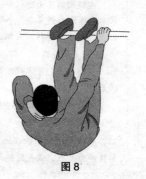

图8

要求意守脐中，以求形动而神静。此动作有一定的危险性，做好准备工作之后方可进行，老人及孩子不宜。

第五式：鸟戏

一足立地，另一足翘起，扬眉鼓力，两臂张开如欲飞状，两足交替各7次。然后坐下伸一脚，用手挽另一脚，左右交替各7次，再伸缩两臂各7次。

锻炼功法：做鸟戏时，双手臂向上竖直，一脚翘起，同时伸展两臂（如图9），扬眉鼓劲，模仿鸟的飞翔（如图10）。坐在地上，伸直两腿，两手攀足底，伸展和收缩两腿与两臂，各做7遍（如图11）。

注意事项：鸟戏又称鹤戏，即模仿鹤的形象，动作轻翔舒展。练此戏要意守气海，以调达气血，疏通经络，活动筋骨关节。

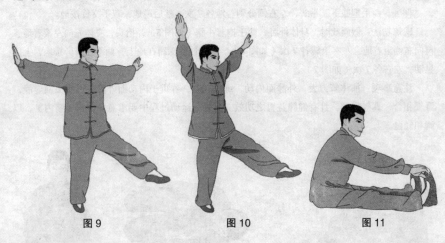

图9　　　　　　　图10　　　　　　　图11

·四季养生小贴士·

印度的瑜伽中也有很多动作是模仿动物的，保健效果同样可观，下面就为大家介绍几招：

（1）鸽王式

左腿回蜷至大腿根部，右腿指向身体后侧，然后将小腿收回，双手在头顶扣住小腿，然后身体向后侧弯曲，手臂与右脚靠拢。

功效：脸部转向左侧，对腰左侧有充分拉伸的作用，能够起到减脂的作用。

（2）蜘蛛式

双腿打开，身体前倾而坐，双手从大腿下穿过，反向后面，在背部相交。下巴、肩膀、脚后跟、屁股四点着地。

功效：能充分锻炼手臂的灵活性和柔韧性，也有助于背部放松。

（3）蝗虫式

腹部向下，平躺在地上；抬起臀部让双手放在腿下，手臂保持伸直；以下巴、胸部和腹部为支点，吸气时腿向上抬起，呼气时缓慢放下。双腿抬起为蝗虫式。

功效：能够锻炼背部的力量和灵活性，塑造腿部的线条，经常做可以缓解背部疼痛。

（4）牛面式

双腿在身体前侧交叉，让大腿相互接触；坐在两脚后跟之间，双脚尽量向臀部靠近，背部保持垂直；右手举起从肩膀上方向下弯曲，左手反向背后与右手相会，紧紧扣住，保持8次呼吸。

功效：在扩胸的同时可以打开肩关节，使手臂变得更加灵活，同时可以增强膝盖的灵活性。

（5）狮子式

保持莲花坐姿，然后整个身体前倾，以手臂承受身体的重量；在吸气时下巴上扬，背部凹下；呼气的时候张大嘴巴，吐出舌头，睁大眼睛，使面部肌肉充分展开，并发出狮子般的吼叫。

功效：这个动作不太雅观，但可以消除脸部的明显皱纹，使皮肤更有弹性和活力，还可以起到瘦脸的功效。

◎ 天天跳绳，强身健体又益智

如今，跳绳已成为全世界流行的健身方法，加上越来越多的娱乐明星也把跳绳作为自己保持身材和锻炼身体的方法，更使得跳绳这一普普通通的活动成为大众健身的明星。

客观来讲，跳绳运动的配备十分简单，只需一根跳绳、轻便衣服及一双合适的运动鞋便可。而且跳绳所占的地方也不多，无须租借特别场地，而且参与人数不限，可单独一人或多人进行。由此可见，跳绳是一项简单方便、容易参与的运动。

跳绳是一项极佳的秋季健体运动，能有效训练个人的反应和耐力，有助于保持个人体态健美，从而达到强身健体的目的。

现代科学研究发现，青少年多参加跳绳运动有助于大脑功能的提高和智力的发展。这是因为：人的双脚部位有许多血管和神经，以及众多的末梢神经感受器，而且双脚还是运行气血、联络脏腑、沟通内外、贯穿上下十二脉的重要起始部分。跳绳时，人的双足匀速地跳起，刺激足部的神经血管，并通过它调节身体器官的功能。另外，手臂摆动，腰部也得协助四肢而扭动，腹部肌群配合提腿，上下肢也不停地交替运动。同时，呼吸加深，使胸膈、腹肌都参与了运动。手握绳头不断地旋转会刺激拇指的穴位，对脑下垂体发生作用，进而增强了脑细胞的活动，提高了思维和想象能力。

另外，跳绳还有助于增强个人的肌肉耐力和心肺功能，加速人体新陈代谢，增强血液运行，强化血管功能，促进身心健康，增加骨质密度。

跳绳的练习方式很多，按人数分有单人跳、双人跳、集体跳；按是否移动分原地跳、行进间跳；按变换花样有向前摇跳、向后摇跳、侧摇跳、体前交叉跳等。还可进行1分钟计时跳，测连续不断的跳次。像多人跳，主要是看人数多少和连续跳多少次，以增加竞争的乐趣。

跳绳的确能强健人的体魄，但是要注意以下几项：

第一，选择一根好跳绳。在选择时只要长度和重量感觉舒适，无论哪种质地都可以。但因为材质的不同，会有太粗、太重或太轻的情形，因此还是选择适当材质做的绳子比较好。建议初学者可以选择较长一点的绳子，摆动的幅度较大、速度较慢，之后再慢慢提高要求，缩短绳子的长度，同时也增加运动的强度。

第二，选择适当的场地。不要选择灰尘多或有沙砾的场地及凹凸不平的水泥地，最好选择铺木板的室内体育馆或具弹性的塑胶场地。

第三，穿着合适的服装。跳绳时，最好穿运动服或宽松轻便的服装，穿软底布鞋或弹性较好的运动鞋，这样活动起来会使你感到轻松舒适，也不容易受伤。

第四，充分做好准备活动。跳绳是一项运动量较大的户外活动，练习前一定要做好身体各部位的准备活动。特别是脚腕、手腕和肩关节、肘关节一定要活动开。

第五，循序渐进地练习。开始练习跳绳时，动作要由慢到快，由易到难。先学单人跳绳的各种动作，然后再学较复杂的多人跳或团体跳绳动作。

第六，注意活动时间。跳绳的时间一般不受任何限制，但要避免引起身体不适，饭前和饭后半小时内最好不要跳绳。

除了要注意上面几项关于跳绳的细节外，还要注意正确的跳绳方法：

第一，两手分别握住绳两端的把手，通常情况下以一脚踩住绳子中间，两臂屈肘将小臂抬平，绳子被拉直即为适合的长度。

第二，跳绳时要用前脚掌起跳和落地，切记不要用全脚或脚跟落地，以免脑部受到震动。当跃起时，不要极度弯曲身体，要成自然弯曲的姿势。跳时，呼吸要自然有节奏。

第三，向前摇时，大臂靠近身体两侧，肘稍外展，上臂近似水平，用手腕发力做外展内旋运动，使两手在体侧做画圆动作。每摇动一次，绳子从地面经身后向上，经过头顶向下，回旋一周，绳子转动的速度和手摇绳的速度成正比，摇动越快，则绳子回旋越快。

此外，养生专家还提醒我们，饭前和饭后半小时内不要跳绳。体重较重者宜采用双脚同时起落。同时，上跃也不要太高，以免关节因过分负重而受伤。剧烈的跳绳运动后不要立刻停止下来，应继续以比较慢的速度跳绳或步行一段时间，待血液循环恢复正常后，才可以停止下来。之后要记住做一些伸展、缓和的动作，才算是真正结束运动。

·四季养生小贴士·

这里，再为大家推荐一套跳绳健美操，既能使体型健美，又有健身的功效。

动作一：举绳弯腰。双手举绳，高过头顶，手臂尽量绷直，随着腰部的左右侧弯，手臂一开一合。此动作锻炼双臂和两侧腰。

动作二：举绳摆动。双脚打开，与肩同宽，脚步左右移动，双手根据脚步的拍子拉紧和放松绳子。此动作锻炼双臂和腹部。

动作三：侧并步。左脚向左侧点地时，双手拿绳，高过头顶向左摆动；右脚向右侧点地时，双手拿绳，高过头顶向右摆动。此动作可锻炼双臂和大腿。

整套绳操跳下来需要45分钟，包括徒手有氧运动、绳操、放松运动、垫上运动几个部分。身体各个关节都得到舒展，手臂更有明显的酸痛感，僵硬的背部感觉很轻松。

1个星期保持2～3次的运动频率，1个月后就能看见自己手臂上的赘肉以喜人的速度消失，肩部的线条出来了，厚实的肥肉被匀称而有弹性的肌肉代替，整个人看上去灵巧了不少。走路的姿态更加优雅了，体态也更加挺拔了。

◉ 锻炼前，先学健康呼吸

不知大家是否已经意识到，我们每天都在不断地呼吸，呼吸的次数一天大约2万次。假设一个人的寿命是80岁，那么他在活着的时候共呼吸60亿次以上。呼吸虽然是一件非常自然的事情，但很多人未必会正确呼吸。而且有关健康调查数据表明，半数以上的人呼吸方式并不健康。

所以，在秋季这个需要养肺的大好时节，运动过程中一定要懂得正确的呼吸方法。

1. 培养正确的呼吸习惯

正确的呼吸方法应是：仰天而卧，手放在肚子上；吸气时，用手抵着肚子；呼气时，让肚子放松，自然下垂。这叫腹式呼吸。它会强迫你用横膈膜而不是依赖于柔弱的胸肌进行呼吸，并且能充分利用肺容量呼出废气，吸进更多的氧气。

一旦你理解了如何用横膈膜呼吸，每小时锻炼几分钟，早上、晚上多做几分钟，持续6～8周以后你将能自动地依照此种方式呼吸。当你遇到压力时，你会自然而然地深呼吸，因为你经过了锻炼。

一旦你形成了自觉的习惯，你的肺就会扩张。这种锻炼可通过刺激各呼吸肌的柔韧性而使你的肺活量大大增强。如果肌肉再扩展一些，它们会把肺组织拉得更开一些，使得更多空气进入。

为了增强效果，你可以这样做：

（1）站定，放松，花几分钟时间进行腹部呼吸。

（2）双臂弯曲，肱三头肌与地板平行，将手指置于肩膀上。

（3）头朝上，通过鼻孔呼吸。两肘向外侧伸展，吸气时，肘向后拉。两臂展开有助于扩张胸腔。

（4）用口呼气，两肘交于胸前，低头，下巴至胸。

（5）重复5～10次。

这种锻炼可使你通过扩胸吸进尽可能多的空气。当你把双肘置于胸前时，胸腔收缩，将气体排出，从而放松肋间肌肉。

2. 爱护你的呼吸器官

除了强化你的呼吸肌，你还可以通过防病来延长肺的使用寿命。

大多数情况下，当空气进入肺时，许多有害物质如花粉、灰尘、病毒及其他微粒都混进来，身体内对细菌作战的武器库可持续不断地净化空气。鼻孔、气管及支气管内的纤毛将这些杂质向着鼻孔方向排斥，它们被咳出、打喷嚏喷出或吞入胃里。附着在呼吸道内的黏液也能粘住细菌、灰尘和其他微粒。如果细菌已深入到肺泡，白细胞将对其发起攻击。

但随着年龄增长，肺在清除细菌时变得力不从心了。对于过了35岁的人来说，纤毛变得不太灵敏了，呼吸也因肋骨缺乏灵活性而遇到麻烦。但你可以通过有规律的饮食、锻炼及放松，预防疾病及肺功能的减弱。

（1）不要吸烟。当你吸烟时，肺就受到了各方面的伤害。吸进的烟雾使呼吸道壁变干，使其生疮。尼古丁通过血管使其变窄从而减少供氧量，使阻滞细菌的纤毛变得毫无用处。没有了这些东西，更多的烟雾进入肺部，产生了许多黏液，使呼吸道充血。烟雾内的二氧化碳能吸收血液中的氧气，而且烟雾的刺激会破坏肺泡，而肺泡是无法恢复的。吸烟与癌症、心脏病、过敏、牙床病及阳痿等都有关。

（2）避免被动吸烟。当人们吸烟时，会喷出苯、甲醛、一氧化碳等有毒物质。他人若把这些都吸进去了，实际上比吸烟者本人吸入了更厉害的致癌物质，因为二次吸烟比起直接吸烟来，它经历了一个不同的化学加工过程。研究表明，二次吸烟者中患肺癌的概率为1/1000，这个比率是其他致癌污染物的1000倍。

（3）在不利的环境里工作。许多人干的是脏活，钻孔、锯木甚至耕作都会对肺造成伤害。在那些破烂与浓烟四处飘荡的工作环境中，你应戴上口罩或防护性面具。

（4）一些不良习惯造成的影响。尽管人们在想到空气污染时总会联想到户外活动，但实际上更应注意室内活动。许多人因为室内活动而使肺部受损。包括使用化学物质在内的活动都应在通风良好的地方进行。这意味着当你漆家具或擦鞋油时应打开窗户。

（5）避免空气污染。不要在黄昏时分锻炼，此时正值污染最严重之时，应在大清早或太阳落山后的晚间进行锻炼。此时，太阳照射在汽车尾气及其他污染物上形成的近地面污染物是最少的。

（6）清晨不宜在花木丛中深呼吸。植物与人类对环境空气的要求及影响各不相同。清晨，光照较弱，加之温度低，光合作用十分微弱，植物尚不能释放氧气，又由于整个夜间的积累效应，树林或花草丛中二氧化碳的浓度较大。在这种环境中做深呼吸就会吸入大量二氧化碳，对身体产生不良影响。因此，最好不要在清晨到树林、花草丛中做深呼吸。另外，深夜也不宜在树林中久留。

（7）避开汽车。开车在都市公路上兜风，吸进的一氧化碳可抵得上1天吸1包烟。

· 四季养生小贴士 ·

最好的呼吸方法是尽情地进行深呼吸。每个人每天应该休息几次，至少做3次腹部呼吸。例如，躺在床上，在腹部放一本书，深呼吸，使腹部扩张。专家指出，进行缓慢的深呼吸能够降低血压、杜绝心律不齐、增强消化功能，并能减轻忧虑，使大脑思维更加活跃。

◎ 擦胸捶背，提高机体免疫力

现代科学研究发现，要获得较强的免疫力，除了用一些药物调节外，擦胸是调节胸腺素、提高免疫力的一条重要途径。秋季经常擦胸能使"休眠"的胸腺细胞处于活跃状态，增加胸腺素分泌，作用于各脏器组织，提高免疫功能，对防治疾病以及推迟衰老极为有益。

擦胸的具体方法很简便，取坐姿或仰卧位均可。将双手擦热后，用右手掌按在右乳上方，手指斜向下，适度用力推擦至左下腹；然后再用左手掌从左乳上方，斜推擦至右下腹，如此左右交叉进行。一上一下为1次，共推擦36次。还可兼做擦背动作，用双手反叉于背后，沿着腰背部（脊柱两旁）用力上下来回擦背，一上一下为1次，共擦36次。擦背有助于激活背部免疫细胞，促进气血流通，调适五脏功能。擦胸摩背通常每天起床和晚上睡前各做1次，可在午饭1小时后加做1次。

实践证明，坚持擦胸锻炼，可改善脏腑血液循环，促进胃肠和肺肾的代谢，提高免疫功能，对冠心病、高血压、肺心病、糖尿病、肾炎、腰痛症及各种胃肠道疾病有良好的辅助疗效，如患有肿瘤、出血症时应停止锻炼。

与之类似，捶背也是一种比较适合在秋季进行的养生保健方法。捶背可以刺激背部组织与穴位，再通过神经系统和经络传导，促进局部乃至全身的血液循环，增强内分泌与神经系统的功能，提高机体免疫机能和抗病能力。

捶背通常有拍法和击法两种，均沿脊柱两侧进行。前者用虚掌拍打，后者用虚拳叩击，手法均宜轻不宜重，力求动作协调，节奏均匀，着力富有弹性。如此自上而下或自下而上轻拍轻叩，既可自我操作，也可请别人帮忙，每分钟60～100下，每日1～2次，每次捶背时间以30分钟为限。

长期坚持捶背至少有3个方面的好处：一是改善局部营养状态。通过捶背可促进局部血液循环，加速背部组织的新陈代谢，减少皮肤细胞的老化，有利于皮肤的清洁与健康。二是舒筋活血，健身防病。尤其对于从事重体力劳动的中老年人来说，经过一天的劳作，难免会出现腰酸背疼，肌肉紧张，此时如接受轻柔的捶背，不仅有利于肌肉放松，消除疲劳，还能防止慢性病及腰肌劳损的发生。三是宁心安神，振奋精神。人过度疲劳时，就会出现心烦意乱、坐卧不宁的现象，捶背带来的良性刺激会使心绪逐渐安定下来，从而感到全身舒适和精神倍增。

·四季养生小贴士·

从生理学方面讲，摩擦锻炼也是符合科学的。第一，强烈地摩擦皮肤，可以使皮肤的毛细血管扩张，加速血液循环；第二，摩擦与运动一样可以促进新陈代谢，使体内的废物尽快排泄掉。摩擦健身的方法很多：用干毛巾摩擦全身，叫作"干布摩擦"；用柔软的刷子摩擦，称为"刷子摩擦"；用拧干的冷毛巾摩擦，叫"冷水摩擦"；此外还有"手擦法"，等等。

◎ 局部瘦身操，让你窈窕过秋天

秋季到了，天气凉爽，人们胃口大开，不知不觉，脂肪堆积了起来。可据专家介绍，秋冬季节其实最适宜减肥，因为在寒冷的气候条件下，人的基础代谢提高，所消耗的热量比在温暖环境中要多得多，因此可以消耗更多的脂肪。

此刻，如果你抱怨自己的"大象腿"；如果你坐下来就拉扯衣服，想要遮盖凸出的小腹；如果你总是买不到合身的裤子：合腰围的臀部太紧，合臀围的腰就大了好几个尺码……那么，快来试一下"局部瘦身操"吧，保准让你"击中要害"，想瘦哪就瘦哪。

1. 让你凹凸有致的美臀运动

（1）后踢运动

四肢着地，膝盖并拢跪在健身垫子上，双掌与肩同宽，大腿、手臂与地面垂直。提胯，向后伸展右腿，右脚脚背弯曲。同时臀肌收缩，并将腿稍稍往外送。胯部保持平衡，身体重心放在双掌和左脚上，停留数秒，然后把右膝向胸部收缩。做 15 ～ 20 次，换左腿做。整套动作重复 2 组。

（2）抬举臀部

脸向上仰卧，双膝微微弯曲，双足放在高出背部的物体上，如瘪皮球、小枕头或卷起的毛巾（8 ～ 15 厘米高）。左腿伸直，收缩臀肌，抬举胯部，然后再将胯放回地面。做 12 ～ 15 次，然后换另一侧做。整套动作重复 2 组。

（3）侧卧抬腿

脸朝向右面侧卧。双腿向前伸，与身体构成 L 形。右臂枕在头下，双腿叠放，脚背自然弯曲。左手撑地，辅助平衡。轻轻将左腿向上抬起，高度以感觉舒服为准，然后再将腿放回原处。做 15 ～ 20 次，然后换另一侧做。整套动作重复 2 组。

2. 让你亭亭玉立的腿部运动

（1）上楼梯的时候踮起脚尖，抬高脚跟，以腿部承担体重，可以消除大腿内侧和臀部的赘肉。

（2）看电视的时候坐在椅子上，绷直一条腿的膝盖，持续 5 秒，再放下，重复此动作 8 ～ 10 次，然后换另一条腿，可以去掉大腿上的赘肉。

（3）走路的时候加快速度，尽量迈大步，这样腿上的所有肌肉都可以得到锻炼。

（4）睡觉之前，躺在床上，将双腿向上伸直与身体呈 90°，以一条长形毛巾跨过脚底，两手伸直，两脚尽力往上顶，两手用力将毛巾下拉，保持手部与脚部伸直。坚持 5 分钟，小腿有酸胀感即可。

3. 让你小腹平平的美腹运动

（1）呼吸收腹操

第一步，坐在椅子上，两腿慢慢往上抬。

第二步，两手轻轻放在小腹上，慢慢地吐气，吐气的同时渐渐收紧小腹。

第三步，吐气慢慢加快，小腹越收越紧，肩膀保持轻松。

第四步，小腹已收到最紧的程度时，气也同时吐完。

第五步，肩膀与小腹都放松后，开始慢慢吸气。

第六步，尽量吸气，此时小腹不用刻意收缩，转而换成腹部向下压的方式。

（2）扭转腰

双手抱在脑后站立，迅速分别向左右两侧依次扭转上肢，注意不要以膝盖为轴，使运动轴心保持在骨盆以上，扭转30次。

4.让你身姿挺拔的贴壁美体法

久坐电脑前，脖子酸了，背也驼了。怎样恢复挺拔身材呢？告诉你一个贴壁美体的方法，在家里就可以进行。

随便找一处墙壁，背贴着墙壁站好。双脚并拢，将头、肩膀、臀部、小腿、脚跟与墙壁紧贴住，每次坚持20～30分钟。使你的头、肩、臀、小腿、脚跟这几点同时贴在一个垂直的平面上，这种姿势下你脊椎的生理曲线才是正常的，长期坚持，就可以纠正不良姿势，并可使步行时也保持良好的身姿。

> **·四季养生小贴士·**
>
> 进入秋季，秋风秋雨使天气转凉，没有酷暑的煎熬，人们的食欲大振，饮食会不知不觉地过量，使热量的摄入大大增加。再加上睡眠充足，消耗更进一步减少。另外，为了迎接冬天的到来，人体内还会积极地储存御寒的脂肪。因此，身体摄取的热量多于消耗的热量。在秋季，人们稍不小心，体重就会增加，人也就渐渐地发胖起来，这对于本身就肥胖的人来说更是一种威胁。

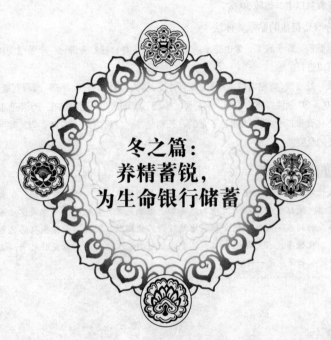

冬之篇：
养精蓄锐，
为生命银行储蓄

　　冬季，天寒地冷，万物蛰伏，树木萧萧，百草凋零，一派萧条零落。在这个气候寒冷的季节，万物敛藏，人体新陈代谢亦趋缓慢，机体的生理功能和食欲都会有所减退。因此，人也应该遵循"闭藏"的养生法则，多保存体内的阳气，收敛充实阴气，这样才能保持来年蓬勃的生命力。所谓"闭藏"，一方面是指调节饮食，适度进补；另一方面也告诉我们要"神藏于内"，即保持精神上的平静。这样，我们才能做好冬季的养生保健，为生命银行增加足够的储备。

第一章
立冬到大寒，冬天送给人类的六份厚礼

走过生机勃勃的春天，熬过酷热难耐的盛夏，经过凉风瑟瑟的金秋，我们的身体消耗了大量的元气，迫切需要固本培元。而冬季的六个节气，正是大自然送给人们养阳敛阴、休养生息的好时节。从立冬到大寒，每个节气都有寒冷干燥的气候，但是它们又各有不同。所以，我们养生必须区别对待每一个节气，通过选择合适的食物和运动等方式，来好好接纳大自然送给我们的这六份厚礼。

◉ 万物收藏梅开红，立冬最宜补身体

每年的 11 月 8 日前后是立冬，这是冬季的第一个节气。在民间，立冬是进补的好时节，认为只有这样才足够抵御严冬的寒冷。

中医学认为，立冬到来时阳气潜藏，阴气盛极，草木凋零，蛰虫伏藏，万物活动趋向休止，以冬眠状态养精蓄锐，为来春生机勃发做准备。人类虽然不冬眠，但到了冬季人体阳气潜藏，在养生方面也应注意补肾藏精，中医就有"冬不藏精，春必病温"之说，意思是冬天如果不好好养精蓄锐，来年春天就会疾病缠身。

进入冬天以后，在起居方面应该做到"无扰乎阳，早卧晚起，必待日光"。也就是说，进入冬季以后，每天要早睡晚起，等太阳出来以后才起床，这样才能保证充足的睡眠。睡觉前，应养成用热水泡脚的习惯，然后用力揉搓足心，这样不仅能御寒保暖，还有补肾强身、解除疲劳、促进睡眠、延缓衰老，以及防治感冒、冠心病、高血压等多种疾病的作用。

传统中医养生还有"冬时天地气闭，血气伏藏，人不可作劳汗出，发泄阳气"之说，意思是冬天天气闭藏，人体的气血也潜藏起来了，这时候人不可以过分劳作大汗淋漓，发泄阳气。立冬以后，天气还不是太冷，在衣着方面也要注意，不能穿得过少过薄，这样容易引起感冒损耗阳气，当然也不能穿得过多过厚，否则腠理开泄，阳气不得潜藏，寒邪也易于侵入。

经常晒太阳对人体也有很多益处，特别是冬季，大自然处于阴盛阳衰状态，人体内部也不例外，所以在冬天常晒太阳，能起到壮人阳气、温通经脉的作用。

在饮食方面，冬季也是进补的最好季节，民间有"冬天进补，开春打虎"的谚语。冬季食补应注意营养的搭配和平衡吸收。元代忽思慧所著《饮膳正要》曰："……冬气寒，宜食黍以热性治其寒。"意思是说，少食生冷，有的放矢地食用一些滋阴潜阳、热量较高的膳食为宜，同时也要多吃新鲜蔬菜以避免维生素的缺乏，例如牛羊肉、乌鸡、鲫鱼，多饮豆浆、牛奶，多吃萝卜、青菜、豆腐、木耳等。冬季进补还应因人而异，因为食有谷肉果菜之分，人有男女老幼之别，体质有虚实寒热之辨，故"冬令进补"应根据实际情况有针对性地选择进补方案，万不可盲目进补。

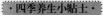
◉ 保暖增温雪初降，小雪要有好心情

每年的 11 月 22 日或 23 日是二十四节气中的小雪节气。小雪表示降雪的起始时间和程度，是指初冬北方冷空气势力增强，气温降至 0℃ 或以下，开始出现降雪，但还不到大雪纷飞的程度。小雪过后是制作腊肉的最好时节。

小雪前后，天气经常是阴冷晦暗的，一些容易受天气影响的人就会觉得郁闷烦躁，特别是本身就患有抑郁症的人还可能会加重病情，所以在这个节气要着重调养心情，保持开朗豁达，尽量少受天气的影响。也可以多参与一些户外活动，在晴朗的时候多晒太阳以增强体质，预防疾病。

冬季天气寒冷，在饮食方面应适当多吃些热量较高的食物，提高碳水化合物及脂肪的摄入量。如全麦面包、稀粥、糕点、苏打饼干等均属碳水化合物，这些食物的摄入有助于御寒，其中所含的微量矿物质硒还可以振奋精神。还要注意增加维生素的供给，多吃萝卜、胡萝卜、辣椒、土豆、菠菜等蔬菜以及柑橘、苹果、香蕉等水果。动物肝、瘦肉、鲜鱼、蛋类、豆类等食品也可以保证身体对维生素 A、维生素 B_1、维生素 B_2 等的需要。

◉ 朔风怒吼飞瑞雪，大雪就要综合调养

每年的 12 月 7 日前后是二十四节气中的大雪。大雪，顾名思义，就是说此时已经到了雪花漫天飞舞的时节，民间有"瑞雪兆丰年"之说，可见大雪节气的到来，预示着来年能否丰收。

关于大雪节气的养生，从中医的角度来看，此时已到了"进补"的大好时节。这里的进补并不是一般狭义理解上的随便吃些营养价值高的食品，或者用点壮阳的补药。进补其实是养生学的一个分支内容，具体来说是要通过养精神、调饮食、练形体、慎房事、适温寒等综合调养，从而达到强身健体益寿的目的。

但是进补要有讲究，首先要注意适度原则，不可太过，不可不及。如若稍有劳作则怕耗

气伤神，稍有寒暑之异便闭门不出，食之唯恐肥甘厚腻而节食少餐，这样不仅无益于补养，甚至会损害健康。所以，即使是补养也要注意动静结合、劳逸结合、补泻结合、形神共养，不可失之偏颇。

此外，大雪节气的养生还要注意以下几个方面。

（1）保暖。冬属阴，以固护阴精为本，宜少泄津液。所以，在冬天预防寒冷侵袭是必要的。但忌厚衣重裘，向火醉酒，烘烤腹背，暴暖大汗，否则不仅易损津液，阳气也不得潜藏。

（2）注意脚部保健。冬天脚部应保持清洁干燥，袜子要勤洗换。另外，每天坚持用热水泡脚，同时要按摩和刺激双脚穴位。有时间的话，每天还应坚持步行半小时以上，以活动双脚，强身健体。

（3）早睡晚起。冬日阳气肃杀，应早卧迟起，以养阳气固阴精。

（4）调养情绪。天寒地冻，人们的活动相应减少，情绪易低落，改善这种情况的方法就是多参加一些户外活动，如慢跑、跳舞、滑冰、打球等，以消除烦闷，保养精神。

（5）常通风。为抵御寒冷，我们在冬天通常是门窗紧闭，这就导致室内的空气混浊，因此，即使是在冬季也应经常开门窗通风换气，以清洁空气，保持健康。

（6）多喝水。冬天虽然人体排汗量较少，但人体各器官仍需要水分滋养，以保证正常的新陈代谢。特别是在寒冷干燥之时更应多饮水，一般来说，冬日每天进水量最少应在2000毫升以上。

（7）多喝粥。营养专家提倡，晨起服热粥，晚餐宜节食，以养胃气。特别是羊肉粥、糯米红枣百合粥、八宝粥、小米牛奶冰糖粥等最适宜。

> ·四季养生小贴士·
>
> 大雪时节降雪量骤增，空气中水分含量减少，较为干燥。而人们普遍习惯在冬季进补，但如果饮食不当就容易造成阳气瘀积于体内，使人内热上火，损伤肝肺，故应多食温润多汁食物。此外，大雪时节多下雪天，外出时一定要注意防滑、防跌、防撞，特别是步履不稳的老年人，下雪天最好不要出门。

◎ 日短阳生炉火旺，冬至保养要全面

每年的12月22日左右是二十四节气中的冬至，这是一个很重要的节气。冬至这一天的白天是一年中最短的一天，过了冬至后，白天的时间逐渐变长，夜晚逐渐变短，俗话说：吃了冬至饭，一天长一线。冬至的到来是阴气盛极而衰、阳气开始萌芽的时候。早在汉代曾把冬至作为法定节日，文武百官皆可放假一天。在我国台湾则有"冬至过大年"的说法，他们把这一天看得跟过年一样重要。冬至之受重视，由此可见一斑。

在养生学上，冬至是一个重要的节气，在《易经》中有"冬至阳生"的说法，冬至过后体内的阳气开始萌芽，这个时候人们应该顺应这一身体机能的变化，做好各方面的身体调养。

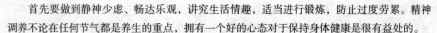

首先要做到静神少虑、畅达乐观，讲究生活情趣，适当进行锻炼，防止过度劳累。精神调养不论在任何节气都是养生的重点，拥有一个好的心态对于保持身体健康是很有益处的。

其次是节欲保精。每个人都应根据自身实际情况节制房事，不可因房事过度，劳倦内伤，损伤肾气。因为肾为先天之本，肾精充足，五脏六腑皆旺，抗病能力强，身体健壮则人能长寿；反之，肾精匮乏，则五脏虚衰，多病早夭。孙思邈在《备急千金要方》中曾经提出："人年二十者，四日一泄；三十者，八日一泄；四十者，十六日一泄；五十者，二十日一泄；六十者闭精勿泄，若体力犹壮者，一月一泄。"这说明严格而有规律地节制性生活，是健康长寿的必要保证。

最后是饮食调养。按照传统中医理论，滋补通常可分为四类：即补气、补血、补阳、补阴。

补气食品：是指具有益气健脾功效，对气虚证有补益作用的食品，如糯米、党参、黄芪、大枣、山药、胡萝卜、豆浆、鸡肉等。

补血食品：是指对血虚证有补益作用的食品，如动物肝脏、动物血制品、红枣、花生、龙眼肉、荔枝肉、阿胶、桑葚、黑木耳、菠菜、胡萝卜、乌鸡、海参、鱼类等。

补阳食品：是指具有补肾助火、增强性功能的功效，对阳虚证有补益作用的食品，如狗肉、羊肉、虾类、鹿肉、核桃仁、韭菜、枸杞子、鸽蛋、鳝鱼等。

补阴食品：是指具有滋养阴液、生津润燥的功效，对阴虚证有补益作用的食品，如银耳、木耳、梨、牛奶、鸡蛋等。

冬至是进补的好时节，日常饮食应对照上述分类，选择适合自己的食物，为来年打下一个好的身体基础。

· 四季养生小贴士 ·

冬至意味着阴极阳生，此时人体内的阳气蓬勃生发，最易吸收外来的营养，并充分发挥其滋补功效，也就是说，人们在冬至前后进补是最好时间。如果说立冬的进补是补充已经过去的春夏秋对人体的消耗，那么冬至的进补则是为了明年打好根基。饮食以温热为主，如食用糯米、大枣、桂圆、芝麻、木耳等，少吃冷饮、海鲜等寒性食物，平时多喝水、多吃水果，卧室内要适当通风并注意保持一定的湿度，预防上呼吸道感染疾病。

◉ 冷风寒气天地冰，小寒更要合理锻炼

每年的 1 月 5 日前后是小寒节气。民间有句谚语：小寒大寒，冷成冰团。小寒表示寒冷的程度，从字面上理解，大寒冷于小寒，但在气象记录中，小寒却比大寒冷，可以说是全年二十四节气中最冷的节气。

俗话说"冬练三九"，小寒正处于三九天，是一年中天气最冷的时候，所以此时正是人们加强锻炼、提高身体素质的大好时节。但此时的锻炼也要讲究方式、方法。

首先，锻炼之前应做好充分的准备活动。因为冬天气温低，体表血管遇冷收缩，血流缓慢，肌肉的黏滞性增高，韧带的弹性和关节的灵活性降低，如准备活动不充分易发生运动损伤。

其次，冬季运动过程中，宜采取鼻吸口呼的呼吸方式。吸气时用鼻是因为鼻腔黏膜有血管和分泌液，能对吸进来的空气起加温和过滤作用，抵挡住空气里的灰尘和细菌，对呼吸道起保护作用。随着运动量的增大，只靠鼻吸气感到憋闷时，可用口帮助吸气，口宜半张，舌头卷起抵住上腭，让空气从牙缝中出入。

最后，若遇到大风、大雾等天气，则不适宜进行露天锻炼。此外，老年人在冬天不应起得过早，最好在日出后出门锻炼。锻炼时的衣着，既要保暖防冻，又要轻便舒适，有利于活动。最初活动时由于气温较低，应多穿些衣服，待做些准备活动，身体暖和后，再脱掉厚重的衣物进行锻炼。锻炼后要及时加穿衣服，避免寒邪入侵。

寒冷的冬天有一种简单的健身方法——搓手。搓手的做法很容易：双手抱拳，从虎口接合，捏紧，再移动双手转动，在转动过程中使手的各部分互相摩擦。搓手的时间没有限制，时间稍长，两只手都会感到暖暖的。经常搓手，可以预防冻疮的发生，使手指更加灵活自如，同时对大脑也有一定的保健作用。对于经常待在室内的人，经常搓手，还能促进血液循环和新陈代谢，预防感冒。

此外，在严冬季节，人们经常一进屋就把冻僵的手脚放到取暖器旁边烤，或插入热水中取暖。其实这样对手脚皮肤保健非常不利，日后很容易生冻疮。正确的方法是在距取暖器不远的地方，将裸露的手脚互相搓擦，使手脚的温度自然回升，待皮肤表面变红时，再移到取暖器旁或放入热水中取暖。

◉ 银装素裹腊梅俏，大寒养生宜温补

每年的 1 月 20 日左右是大寒，这是一年中的最后一个节气，在气象记录中虽不像大雪到冬至、小寒期间那样酷冷，但仍处于寒冷时期。大寒过后，特别是在农村，人们便开始忙着除旧布新，腌制年肴，准备年货。

大寒期间有一个对于北方人来说非常重要的日子——腊八，即阴历十二月初八。在这一天，人们用五谷杂粮加上花生、栗子、红枣、莲子等熬成一锅香甜美味的腊八粥。民间又把腊八节叫小年，意指其为春节的序幕，以这天为开始，人们就准备过年了。总之，大寒是二十四节气之尾，也是冬季即将结束之际，大地回春的迹象已经隐约可见。

关于大寒节气的养生，依然要以温补为主，这是年尾调养身体的重要时刻，以养精蓄锐迎接新的一年。大寒虽然已经不像小寒那样酷寒，但天气还是比较寒冷，所以在衣着上还是

要注意保暖，早晚天气较冷时尽量减少在户外的时间。

饮食仍然是温补的重要途径，不妨多吃红色蔬果及辛温食物，如红辣椒、红枣、胡萝卜、樱桃、红色甜椒、红苹果等蔬果能为人体增加热能，使体温升高，多吃还能抵抗感冒病毒，加速康复，是冬季的首选食物。此外，一些辛温食物如紫苏叶、生姜、青葱、洋葱、花椒、桂皮等，也对风寒感冒具有显著的食疗功效。

一些根茎类食物，如芋头、番薯、山药、马铃薯等具有丰富的淀粉及多种维生素、矿物质，也可快速提升人体的抗寒能力。

若无尿酸高、肾脏病、糖尿病、高血压等疾病，可在大寒之时喝一点酒，如米酒、葡萄酒等，有助于气血循环，睡前小酌 1 杯，更能提高睡眠质量。

冬末气候寒冷干燥，许多人还容易出现嘴唇干裂、口角炎等问题，这主要是缺乏维生素 B_2 所致，可多食酸乳酪、花粉等，症状很快就会有所改善。

·四季养生小贴士·

大寒是一年中的最后一个节气，但却是一年"气"的开始，做好大寒时节的养生尤为重要。由于大寒中经常有春节这样的盛大节日，充满了喜悦与欢乐的气氛，所以我们应把大寒养生保健的重点放在饮食及起居上，切忌暴饮暴食，起居不规律。同时要以固护脾肾、调养肝血为调理的首要原则。

第二章
冬季养好肾，健康根基才牢固

现代生活节奏日益加快，越来越多的人感到体力透支，精力日下。其中很大程度上是因为人们没有好好照顾自己的肾，致使体虚。肾作为先天之本，生命之根，如今越来越多的人认识到补肾的重要性，补肾能使男人更健壮，使女人更美丽。人体衰老与寿命的长和短在很大程度上取决于肾气的强弱。冬属水，其气寒，主藏，故冬天宜养精气为先，对性生活有节制，以益长寿。如何才能在冬季保养好自己的肾呢？食补为重。好好在冬季滋补自己的肾吧！

◉ 避咸忌寒养好肾，唱响冬季健康歌

冬天气候寒冷，万物肃杀，是寒冷当令季节。中医古籍《黄帝内经》云："冬者，天地闭藏，水冰地坼。"其性寒冷，寒与肾相应，最易耗伤肾的阳气。保养宜以抗寒为中心，重在补肾，以闭藏为主导，以温补为大法。

肾，俗称"腰子"，作为人体一个重要的器官，是人体赖以调节有关神经、内分泌免疫等系统的物质基础。肾是人体调节中心，人体的生命之源，主管着生长发育、衰老死亡的全过程。它对人体的意义非凡，具体功能如下所述。

肾藏精，主生长发育和生殖。《黄帝内经·上古天真论》云："女子七岁，肾气盛，齿更发长……七七，任脉虚，太冲脉衰少，天癸竭，地道不通，故形坏而无子也。丈夫八岁，肾气实，发长齿更……五八，肾气衰，发堕齿槁……而天地之精气皆竭矣。"在整个生命过程中的生、长、壮、老的各个阶段，其生理状态的不同，决定于肾中精气的盛衰。故《素问》说："肾者主蛰，封藏之本，精之处也。"因此，平素应注意维护肾中精气的充盛，维护机体的健康状态。

肾主纳气，与肺司呼吸的功能相辅相成。《医碥》中记载："气根于肾，亦归于肾，故曰肾纳气，其息深深。"《类证治裁·喘证》中说："肺为气之主，肾为气之根。肺主出气，肾主纳气，阴阳相交，呼吸乃和。若出纳升降失常，斯喘作矣。"肺为气之主，肾为气之根，肾有摄纳肺所吸入的清气、防止呼吸表浅的作用。如果肾的纳气功能正常，则呼吸均匀和调；如果肾不纳气，则会出现动辄气喘、呼吸浅表、呼多吸少的病象。冬季是呼吸系统疾病高发季节，养肾有助于肺气呼吸，预防此类疾病。

肾主骨，《素问·痿论》说："肾主身之骨髓。"《病机沙篆》指出："血之源在于肾。"《侣山堂类辨》认为："肾为水脏，主藏精而化血。"这里的髓包括骨髓、脊髓、脑髓。老年人常发生骨质疏松，就与肾虚、骨骼失养有关。中医认为血液的生成，其物质基础是"精"和"气"，精包括水谷精微和肾精，气是指自然之清气。慢性肾衰患者常出现肾性贫血，就与肾虚密切相关。

肾主管水液代谢。《素问·逆调论》指出："肾者水脏，主津液。"这里的津液主要指水液。

《医宗必读·水肿胀满论》说："肾水主五液，凡五气所化之液，悉属于肾。"中医学认为人体水液代谢主要与肺、脾、肾有关，其中肾为最关键。肾虚，气化作用失常，可发生遗尿、小便失禁、夜尿增多、尿少、水肿等。尤其是慢性肾脏病的发生发展与肾虚密切相关。

既然肾对人体的作用如此重要，那我们冬季应该怎么养护它呢？

俗话说："民以食为天。"那么，首先我们就来看看，冬天吃什么，怎么吃对肾好吧。

中医认为，在饮食保养方面，冬天可适当进食羊肉、狗肉等滋肾壮阳的食物，这对素体虚寒、阳气不振者尤其有益。对于肾之阴精亏少、阴阳渐衰的中老年人来讲，还可配食乌龟、甲鱼等护阴之品，以求阴阳平衡。另外，不少干果和坚果具有补肾养肾的功效，如核桃、板栗、松子、榛子等，冬天食用正合时宜。中医专家还认为，保护肾脏要多吃黑色食物，少吃刺激性食品及甜食。黑色食品能入肾强肾，冬宜食"黑"，可择食黑米、黑豆、黑芝麻、黑木耳、黑枣、蘑菇、海带、紫菜等食物。

需要注意的是，咸味入肾，可致肾水更寒，寒凉之品则易损元阳，所以冬令饮食不能过咸，并忌寒凉。

在食补的同时，如果我们能改掉那些有损肾脏的坏习惯，那么就能产生事半功倍的效果。

首先应停止暴饮暴食。暴饮暴食会加重肾脏负担，经常如此，有损肾脏，已有肾病者更应注意。还要注意扁桃体炎，扁桃体链球菌感染会导致急性肾炎，因此，扁桃体炎反复发作者，要考虑尽早手术根治。年纪大的人要注意不要经常憋尿，冬夜憋尿的习惯很不利于肾脏，因为尿液长时间储留在膀胱，易造成细菌繁殖，使细菌通过膀胱、输尿管感染肾脏，造成肾盂肾炎。

中医学认为，肾是先天之本，也就是一个人生命的本钱，人体肾中精气是构成人体的基本物质，与人体生命过程有着密切的关系。肾阳是人体一身阳气之本，又称为"命门之火"，可以起到充养一身阳气的作用，就像太阳光照射地球一样使人的机体温暖。肾的阳气一伤，容易发生腰膝冷痛、易感风寒、夜尿频多、阳痿遗精等疾病；肾阳气虚又伤及肾阴，肾阴不足，则咽干口燥、头晕耳鸣诸病随之而生。因此，冬天养肾不仅能增强人体抵御寒冷的能力，而且还可提高人体免疫力和抗病力，延缓衰老。

其次，冬天还要注意健脑并加强秀发护养，因为"肾生髓，其华在发"。冬天还要经常叩齿，因为肾主骨，齿为骨之余，经常叩齿有益肾、坚肾的功效。此外，肾在液为唾，所以平时不要随便吐唾液，特别在冬日要养成以舌抵上腭、待唾液满口后、慢慢咽下的习惯，这样是滋养肾精很好的方法。由于肾与膀胱互为表里，肾中精气有助于膀胱尿液的蒸腾气化，老年人冬日养肾，具有缩尿之功，可减少夜尿频多的现象。而膀胱经脉行于背部，寒邪入侵，首当其冲，故冬天应注意背部保暖，以护肾阳。

> **·四季养生小贴士·**
>
> 糖尿病和高血压都有损于肾脏，可致慢性肾病，而肾病又会加重糖尿病和高血压的病情。所以，糖尿病和高血压患者，要注意控制病情，并定期验尿。而有些泌尿系统结石患者只要疼痛不再发作，就以为病好了，终止治疗，其实这样做很危险。因为泌尿系统结石尤其是输尿管部位结石很易造成肾积水，天长日久，会形成梗阻性肾病，重者会出现肾功能衰竭和尿毒症，必须引起足够的重视。

肾衰有"表现"，补衰有方法

"肾气"，是指肾精所化之气，它反映了肾的功能活动，对人体的生命活动尤为重要。若肾气不足，不仅早衰损寿，而且还会发生各种病症，对健康极为不利。主要表现为以下5个方面。

1. 封藏失职

肾气不足，精关不固，男性易发生遗精、早泄、滑精；老年女性则会出现带下清稀而多、清冷。肾气不足，膀胱失约，会表现为小便频数而清长，夜间更为严重，严重时还会小便余沥不尽或失禁。

2. 肾不纳气

肾主气，肾气不足，气失所主，气逆于上，会表现为喘息气短，气不接续，呼多吸少，唯以呼气为快，动则喘甚，四肢发冷，甚而危及生命。

3. 主水失职

肾气有调节人体水液代谢的作用。老年人肾气不足，水液代谢紊乱，就会造成水失所主，导致水肿发生；还会引起尿频、尿失禁或者尿少、尿闭。

4. 耳鸣失聪

肾气不足，不能充养于耳，就会造成肾虚耳鸣、听力减退，甚至耳聋。

5. 衰老提前

肾气在推动人体生、长、壮、老、死中起着重要作用。肾气不足，五脏六腑功能减退，则会出现诸如性功能减退、精神疲惫、腰膝酸痛、须发早白、齿摇脱落等衰老的现象。

肾衰患者的饮食原则：低蛋白、低脂肪、低磷、低盐饮食。下面就介绍几个中医治疗肾衰的食疗方。

（1）参元汤：人参（或西洋参）益气健脾，桂圆肉养血安神。以人参6克加桂圆肉10枚，共煮内服，对慢性肾功能不全患者伴有贫血、心悸怔忡者，有养血安神之功效。

（2）参枣汤：人参（或西洋参）益气健脾，红枣健脾和胃。以人参6克加红枣6枚，共煮内服，对慢性肾功能不全患者伴有贫血者，有提高血红蛋白的作用。

（3）桑葚蜜膏：桑葚有养血补肾作用，蜂蜜可润燥养血。以鲜桑葚100克（或干品50克），浓煎，加蜂蜜250克收膏，用于慢性肾功能不全肾阴不足、失眠烦躁者。

（4）五汁饮：鲜藕能清热凉血，鲜梨能清心润肺化痰，鲜荸荠能清热凉血，鲜芦根能清热泻火、生津止渴，生甘蔗能助脾健胃。以上诸品各500克，切碎，以消毒纱布拧汁，用于慢性肾功能不全患者伴有鼻出血者，分2～3次服完。

·四季养生小贴士·

肾衰患者应注意：忌食辛辣、海鲜、发物、豆类、豆制品、干果类及易上火之物。忌食鹿、牛、羊、鸡、鹅、狗、驴肉及其膏汤、骨头汤等。水肿病患者宜低盐；无水肿者不忌盐；血尿为主者宜多饮水。适度锻炼，每日坚持散步。但要避免剧烈活动和过度疲劳。预防感冒，避免受凉；不吃保健补品、补药，以防上火病情加重。

◉ 肾虚有区别，防治要对症

肾虚，这个词大家应该都不陌生，就算你不想知道，也逃不过那铺天盖地的补肾药品广告的宣传，但是肾虚到底是怎么一回事呢，很多人还是不明白。其实，肾虚就是指肾脏精气阴阳不足。它是一种统称，在中医学中肾虚的种类有很多，其中最常见的是肾阴虚、肾阳虚。所以，要补肾也要分清自己是哪一种肾虚，不要稀里糊涂地乱补，这样不但无益还有害。

如果您有感冒不断、畏寒怕冷、爱喝水、四肢不温、口干舌燥、口腔常溃疡、夜尿多、腰痛、关节等骨头经常痛、怕热、腰酸、口舌生疮、小便黄热、烦躁且疲劳、坐立不安等症状的话，那么您很有可能已经肾阳虚了。因为这些都是肾阳虚引起的症状。

肾阳虚是每个年龄段的人都容易出现的情况，虽然不是什么大病，但如果不加注意的话，很容易导致胃、肺和肾脏的重大疾病，如肾炎、肾下垂、膀胱炎、糖尿病、阳痿等。所以，我们千万不能掉以轻心，一旦出现上述症状，要及时治疗。治疗不一定都要去医院打针吃药，其实这个时候合理地按一按合谷、足三里、鱼际三穴，会有奇效。

合谷穴是人体保健的要穴，每天早饭前和晚饭前按揉两侧穴位各 3 分钟，就可以很好地提高卫阳的功能。冬天和深秋以及夏、秋之交的时候适宜艾灸合谷，春季和夏季的时候适合按揉合谷。按揉时应该朝着小指方向按，有酸胀的感觉为度，艾灸时应该拿着艾条在距离穴位约两指的地方灸。

足三里是胃经上的要穴，也是人体的长寿穴，主治肚腹上的疾病，每天按揉或艾灸两侧足三里各 3 分钟，可养胃、补肾、补肺，要配合合谷使用。

鱼际是手太阳肺经的穴位，每天坚持掐揉或艾灸双手鱼际各 3 分钟，可保肺的平安无恙。一定要配合合谷、足三里使用。

同时，还可服用一些中成药来增强卫气的护卫防御功能，如玉屏风散、防风通圣散等都是不错的选择。在饮食上，要多吃黑色的食物，如黑豆、黑芝麻等，少吃甜食，忌油炸食品；适当吃一些辛辣的食物，也可以加强卫气的防御作用。

如果你有五心烦热、潮热盗汗、口干舌燥、尿黄便干、舌红少苔、脉细数、腰酸、虚汗、头晕、耳鸣等症状的话，你很可能是肾阴虚。中医认为，肾阴是肾精作用的体现，全身各个

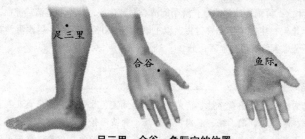

足三里、合谷、鱼际穴的位置

脏腑都要依靠肾阴的滋养；是人体阴液的根本，所以又称"元阴"。人体各个脏腑失去肾阴的滋养就会发生病变，如肝失滋养则肝阴虚、肝阳亢，甚至出现肝风；心失滋养则心阴虚、心火旺、心烦失眠、心神不安；脑失滋养则眩晕耳鸣。反过来，各个脏腑的阴液严重不足时，也会导致肾阴不足，如热邪侵犯灼伤胃导致胃阴不足，进一步就会损伤肾阴，称为"肾阴涸"。由于"阴虚则阳亢""阴虚生内热"，肾阴虚往往会出现潮热、升火颧红、舌红、口干咽燥、脉数无力等热象，但也有虚而无热，则称为肾精亏损。

所以，在平时我们就要注重肾脏的保养，一旦出现肾阴虚，就要及时补阴，以制约偏亢的阳气，来维护我们身体的健康。在人体的经穴中，涌泉、太溪和关元是补阴的常用穴位。涌泉穴，位于足底，在足掌的前1/3处，屈趾时凹陷处便是，为全身腧穴的最下部，乃是肾经的首穴，也是补肾、滋阴降火的要穴。涌泉，顾名思义就是水如泉涌。水是生物体进行生命活动的重要物质，水有浇灌、滋润之能。因此，常按此穴可达到滋阴降火之效，在冬季睡前按摩效果最佳。

太溪穴位于内踝尖和足跟上大筋的中点。所谓太就是大的意思，也就是说它是肾经上最大的溪流。它是足少阴肾经的俞穴和原穴，俞穴是本经经气汇聚之地，原穴是本经经气较大的"中转站"，太溪穴合二为一，所以太溪穴处肾经的经气最旺。常按揉此穴，就会起到很好的滋阴作用。

关元穴是任脉上的穴位，是三阴经和任脉的交汇处，还是小肠经的募穴，它的主要作用就是壮阳，用在这里是为了稍稍激发一下阳气，借一点阳气的力量来帮助阴气恢复，是取"阴阳相生"之意。所以就不需要采用艾灸等刺激程度深的方法，只要用手掌轻轻地摩擦即可。

具体操作方法：每天晚上泡脚的时候，分别按揉两脚的涌泉穴、太溪穴各5分钟。按揉左脚时手指逆时针转圈，按揉右脚时顺时针转圈。然后躺在床上用掌心逆时针摩擦关元穴，速度不宜太快，感觉皮肤微微发热即可。第二天早上，再按揉两侧涌泉、太溪一次。

只要坚持按照这个穴位疗法按摩，肾阴虚很快就会治愈了。在治疗期间，一定要忌食辛辣、燥热的食物，如羊肉、狗肉等；可以多吃点酸味或稍甜的东西，对滋阴有很好的辅助作用。

另外，每当人们说到肾虚，都会想到这是男人的专利，其实女性也容易患上肾虚。

"男怕伤肝，女怕伤肾"，女性一旦肾虚，很快就会出现精神疲惫、记忆力下降、月经紊乱、反应迟钝、腰酸腿软、皮肤干燥、面容枯槁、骨骼脆弱等症状。

因此，补肾不是男人的专利，女人也要特别爱护自己的肾。只是大家在治疗肾虚的时候，一定要先弄清楚自己是哪种肾虚，选择合适的护肾方法才能达到你想要的疗效。

·四季养生小贴士·

药补不如食补的道理人人都知道，可是面对各种各样的肾虚，又各有各的补法，所以我们要对症进补。例如，肾阳虚时需补虾、虫草、羊肉、狗肉、麻雀肉、韭菜等；肾阴虚时需补银耳、羊乳、猪脑、猪皮、鸽肉、龟肉、鳖肉、蚌肉、黑大豆、黑芝麻、樱桃、桑葚、山药、枸杞子等。

◉ 节欲保精养肾，房事要有度

中医有句话叫"欲不可早"，就是说欲望是不可以提前的。欲多就会损精，人如果精血受到损害，就会出现两眼昏花、眼睛无神、肌肉消瘦、牙齿脱落等症状。所以，养生贵在摄养，在保精护肾方面首要就是节欲。

男耗精，女耗血。过早地开始性生活，对女子来说就会伤血，对男子来说就会伤精，这样将来对身体的伤害是很大的。因此，古代的养生家一直强调人一定要有理性，能控制自己的身体，同时也要控制住自己的性欲，否则的话，就会因为欲念而耗散精气，丧失掉真阳元气。

另外，一个人要想保养人体元气，避免阴精过分流失，除了不能过早进行性生活外，在行房时还应注意季节的变化。四季气候不同，机体的机能状态有相应的变化，性功能有高低强弱的差异，如能根据季节不同、性兴奋的强弱而调整性生活的频率，对防止性功能障碍、保证身体健康有一定的作用。

《养生要集》中说："春天三日一施精，夏及秋当一月再施精，冬当闭精勿施。夫天道冬藏其阳，人能法之，故得长生，冬一施当春百。"认为冬天应尽量减少性生活，以保养肾阳精气。春季万物生长，是生物繁殖生长的季节，可以 3～4 天过一次性生活。夏秋季节则每个月过 1～2 次性生活。虽然"冬一施当春百"的说法并不科学，但冬季气温较低，人的新陈代谢也随之降低，性欲也相对低下，与此相应，应当适度节制性生活，减少性生活的频率，以保养肾阳之气，使精气内守，避免耗伤精血。

此外，喝醉了也不能行房事，因为这样特别伤肾，同时也会导致男子的精子减少；阳痿之后不可通过服壮阳药行房事，因为这是提前调元气上来，元气一空，人就会暴死；人在情感不稳定的时候，尤其是悲、思、惊、恐等情绪过重的时候不能行房事，否则容易伤及内脏，损耗阴精，还可能因此而患病。行房事时间不可选择在早上，以晚上 22 点为最佳。在戌时，心已经很愉悦了，那么下一步就是要让肉体也能够喜悦，这就是身心不二。我们中国人讲究身心不二，一个人的心喜悦了，他的身体也要喜悦，所以这个时候，人体就要进入到一个男女阴阳结合的时期。

人的精气是有定量的，在长年累月折腾之下必然大量损耗，也许在三年五载内难以感觉到身体有什么大的变化，而一旦发病，想要恢复就很困难了。因此，在性生活方面要保持节制的态度。

从中医学分析，人的血气，运行于六经：太阳、阳明、少阳、太阴、少阴、厥阴，一日行一经，六日行遍六经。所以，凡外感最轻者，一般 7 天才痊愈。夫妻房事之时心跳自汗，身热神迷，精液泄漏，一经之气血即伤，一经既伤，必须等待七日气血周转至此经之日，方才能够复原。如果未至 7 日，又再走泄精液，经气尚未能复原，是一伤而再伤，以致外感内伤亏损，长期如此不知谨守七日复原的原理，日积月累，而致百病俱起。其实，手淫等不正当的淫欲也是一样，走漏精液就伤气血。而且思想中产生的妄念会日积月累，像魔障一样，使人难以摆脱这样的精神干扰和折磨。

放纵性欲，会导致内分泌失调，身体的免疫防御功能减退，抵抗力下降，新陈代谢失常，疾病增加，缩短寿命。现代人很多不懂得遵循身体的内在规律，不知道克制和节制情欲色欲，反而当作好事顺着欲望去加强它，大大小小的人生悲剧天天都在发生。夫妻之间虽然不存在道德问题，但也是不能放纵自己的。

饭后不宜行房事。饭后，气血集中在消化系统，应该适当休息，以利于消化吸收。如果饱食后行房，不但影响胃肠消化功能，而且还会影响下一代的健康。《玉房秘诀》指出，饱食后"谷气未行，以合阴阳，腹部彭亨，小便白浊，以是生子，子必癫狂"。

◉ 常食"黑五类"，肾脏安康底气足

祖国的传统中医学，把不同颜色的食物或药物归属于人体的五脏：红色入心，青色入肝、黄色入脾，白色入肺，黑色入肾。所以，多吃黑色食物可以对肾起到很好的滋养和呵护作用，这点也已经受到了现代营养学家的肯定。

黑色食物一般含有丰富的微量元素和维生素，如我们平时说的"黑五类"，包括黑米、黑豆、黑芝麻、黑枣、核桃，就是最典型的代表。如果仔细研究"黑五类"的营养，就会发现，其中个个都是养肾的"好手"。米中的珍品——黑米，也被称为"黑珍珠"，含有丰富的蛋白质、氨基酸以及铁、钙、锰、锌等微量元素，有开胃益中、滑涩补精、健脾暖肝、舒筋活血等功效；豆被古人誉为肾之谷，黑豆味甘性平，不仅形状像肾，还有补肾强身、活血利水、解毒、润肤的功效，特别适合肾虚患者；有"营养仓库"之称的黑枣性温味甘，有补中益气、补肾养胃补血的功能；核桃则有补肾固精、利尿消石、润肠通便、温肺定喘的作用，常用于肾虚腰痛、尿路结石等症；黑芝麻性平味甘，有补肝肾、润五脏的作用，对因肝肾精血不足引起的眩晕、白发、脱发、腰膝酸软、肠燥便秘等有较好的食疗保健作用。"黑五类"个个都是养肾的"好手"，如果这五种食物一起熬粥，更是难得的养肾佳品。

除了"黑五类"外，黑荞麦也是补肾的"好手"。它可药用，具有消食、化积滞、止汗之功效。除富含油酸、亚油酸外，还含叶绿素、芦丁以及烟酸，有降低体内胆固醇、降血脂和血压、保护血管功能的作用。它在人体内形成血糖的峰值比较延后，适宜糖尿病患者、代谢综合征患者食用。

黑木耳也是养肾佳品。中医认为其具有清肺益气、活血益胃、润燥滋补强身之效。现代营养学研究表明，黑木耳胶体具有较强吸附力，能够清洁肠胃，还含有核酸、卵磷脂成分，具有健美、美容，延缓衰老之效。黑木耳含有一种可溶性膳食纤维，能补血，高脂血、心梗、脑梗患者多食可溶栓，降低血小板数量。

此外，李子、乌鸡、乌梅、紫菜、板栗、海参、香菇、海带、黑葡萄等，都是营养十分丰富的食物。肾不好的人，可以每周吃一次葱烧海参，或将黑木耳和香菇配合在一起炒，或炖肉时放点板栗，都是补肾的好方法。

总之，平时要多吃一些黑色的食物，肾不好可补肾，肾好的也可养肾。

检测你的肾是否健康，可以通过每天自身排尿量来判断，一般正常人每天的排尿量应该在1500～2000毫升，正常饮水的情况下多于2500毫升或少于400毫升则有可能是肾出现问题，应及时到医院就诊。

◉ 没事练几招，巩固肾气、强筋壮骨

中医认为，适宜的运动能改善体质，强壮筋骨，活跃思维，有利于营养物质的消化和吸收，从而使肾气得到巩固。因此，保护肾气就要适当地运动。以下专为肾虚患者介绍几种运动。

1. 缩肛功

平卧或直立，全身放松，自然呼吸。呼气时，做排便时的缩肛动作，吸气时放松，反复进行 30 次左右，早、晚均可进行。本运动可以提高盆腔周围的血液循环，促进性器官的康复，对防治肾气不足引起的阳痿早泄、女性性欲低下有较好的功效。

2. 强肾操

两足平行，足距同肩宽，目视前端。两臂自然下垂，两掌贴于裤缝，手指自然张开。脚跟提起，连续呼吸 9 次不落地。

再吸气，慢慢屈膝下蹲，两手背逐渐转前，虎口对脚踝。手接近地面时，稍用力抓成拳（有抓物之意），吸足气。

憋气，身体逐渐起立，两手下垂，逐渐握紧。

呼气，身体立正，两臂外拧，拳心向前，两肘从两侧挤压软肋，同时身体和脚跟部用力上提，并提肛，呼吸。以上动作可连续做多次。

3. 刺激脚心

中医认为，脚心的涌泉穴是浊气下降的地方。经常按摩涌泉穴，可益精补肾。按摩脚心对大脑皮层能够产生良性刺激，调节中枢神经的兴奋与抑制过程，对治疗神经衰弱有良好的作用。方法是：两手掌对搓热后，以左手擦右脚心，以右手擦左脚心。每日早、晚各 1 次，每次搓 300 下。

4. 自我按摩腰部

两手掌对搓至手心热后，分别放至腰部，手掌分别上下按摩腰部，至有热感为止。早晚各 1 次，每次约 200 下。这些运动可以健运命门，补肾纳气。

两手握拳，手臂往后用两拇指的掌关节突出部位自然按摩腰眼，向内做环形旋转按摩，逐渐用力，以至酸胀感为好，持续按摩 10 分钟左右，早、中、晚各 1 次。腰为肾之府，常做腰眼按摩，可防治中老年人因肾亏所致的慢性腰肌劳损、腰酸背痛等症。

> **·四季养生小贴士·**
>
> 女性一般在 50 岁左右出现更年期，而"肾虚"女性则早早表现出闭经、性欲低下、烦躁、焦虑、多疑等更年期症状。所以平时休息非常重要，当然还应该多运动。最好在闲暇之余进行平缓的、安逸平和的传统运动方式——太极拳。

◉ 手脚冰凉，冬天要好好补肾

一到冬天，许多人白天手脚冰凉，穿得再厚身上都暖和不起来；晚上睡觉，被子盖得比别人多，被窝却通宵冷冰冰的。这种怕冷的感觉让人整个冬天都显得缩手缩脚，感冒不断，

老病也易复发和加重。中医认为，怕冷是由于体内阳气虚弱所致，其实说白了就是肾虚。

人体肾阴、肾阳是相互依存、相互制约的，不是一成不变

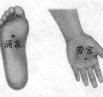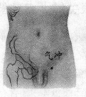

涌泉、劳宫、气冲、肾俞穴的位置

的。到了冬天过度怕冷说明身体当中阳气不足，也就是我们说的肾阳不足。造成肾阳不足的原因首先是脾虚，脾气虚弱之后，消化食物的功能必定降低，我们体内没有足够的食物运化成血来滋养五脏六腑，致使肢体末端血流不畅、血运不足、失其温运，导致手脚冰冷。

要改善脾胃功能，首先要补足肾阳。肾阳不足，人体就像没有汽油的汽车一样，无论外观怎样，也不能发挥功能。肾的阴阳是会变化的，患者不能根据一种症状断言是肾阴虚还是肾阳虚，所以在治疗和调养中很容易把肾阳虚当成肾阴虚来治疗，或是把肾阴虚当成肾阳虚治疗，结果越治症状越严重。

中医认为，要治疗手脚冰凉，主要在于疏通经络、活血化瘀、改善血液循环和新陈代谢。如果经常按摩涌泉、劳宫、气冲、肾俞四穴，往往能起到较好的疗效。下面是按摩的具体方法。

揉搓涌泉穴：涌泉穴位于脚心部，用手掌快速揉搓，直到有热感为佳，每天早晚揉搓涌泉穴100下，接着揉搓各脚趾100下。中医学认为，人体诸多经脉都汇集于足底，与全身各脏腑、组织、器官都有密切关系。尤其是刺激涌泉穴，有益于补肾壮阳、强筋壮骨。坚持揉搓此穴会促使手脚冰凉症状减轻。

揉搓劳宫穴：劳宫穴位于手心部。一手握拳，揉搓另一只手的手心部，直到感到手心微热，再换另一只手，交替进行。

按揉气冲穴：气冲穴位于大腿根里侧，此穴下边有一根动脉。先按揉气冲穴，后按揉动脉，一松一按，交替进行，一直按揉到腿脚有热气下流的感觉为佳。

按揉、拍打肾俞穴：肾俞穴位于两边腰眼，轻轻用力，两边各拍打100余次。

另外，食疗对于改善阳气虚弱的状况也能起到一定作用。如常用的大枣红糖汤（大枣10个，生姜5片，红糖适量，每晚煎茶喝）对改善手脚冰凉的疗效颇佳。冬季手脚冰凉，还可适当吃些羊肉、狗肉等，暖中补虚、开胃健脾、益肾养肝、御寒祛湿，同时也要做好身体的保暖工作。

·四季养生小贴士·

俗话说"寒从脚起"，脚离心脏最远，足部脂肪薄，保温能力差，而脚掌与上呼吸道黏膜有密切关系，肾虚者一旦脚着凉，容易引起上呼吸道黏膜内毛细血管收缩，导致感冒、腰腿疼等临床症状。晚上睡觉前用热水（不低于45℃，最好是60℃～70℃）烫烫脚，既能御寒，又能有效地促进局部血液循环，解除全身疲劳。

◉ 壮阳补肾很关键，多吃鳗鱼有奇效

鳗鱼，别名鳗鲡，分为河鳗和海鳗两种。它肉质鲜美、细嫩，纤维质很少，富含多种营养成分，具有补虚养血、祛湿、抗结核等功效，是久病、虚弱、贫血、肺结核等患者的良好营养品。因此，有"水中人参""鱼类软黄金"的美誉。

不仅如此，由于鳗鱼体内还含有一种很稀有的蛋白，而这种蛋白可以强精壮肾，所以，多吃鳗鱼还能达到壮阳补肾的功效。《本草纲目》中记载鳗鱼"性平，味甘；强肾壮精，祛风杀虫"，可见鳗鱼壮阳补肾的功效在李时珍的论述中也得到了证实。

世界上对鳗鱼最情有独钟的要数日本，还形成一种独特的吃鳗文化：每年7月的时候，家家都要吃鳗鱼，就像中国端午节吃粽子一样。日本人认为：唯鳗鱼最"壮阳补肾"，不吃鳗鱼为"人生一大遗憾"。

鳗鱼富含优质蛋白质，能提供机体所需要的各种必要的氨基酸，还有助于提高人体的免疫力，促进生殖细胞的成长和活力。而枸杞子也是中医在配伍药膳中经常用到的一种食材，除了具有滋补肝肾、益精明目等功效，还能改善体虚乏力、头晕眼花等不适症状。这两种原料都有壮阳的功效，搭配在一起更是威力无穷，通常以熬汤比较常见。

关于具体做法，非常简单：

（1）先将500克鳗鱼处理干净，去除内脏，洗净切段，放入沸水中汆烫，捞出备用。

（2）然后，准备一个炖锅，将所有材料放入锅中，加水没过材料，撒入15克枸杞子之后武火煮沸。

（3）再加入一些水，转用文火煲煮约30～40分钟，至快熟时加入少量盐和15克米酒调味即成。

（4）米酒的使用，一来可以借助甜甜的酒香让汤的味道更醇香，二来不会破坏汤品的清透颜色。

最后，我们再来为大家介绍两种无须中药配伍的鳗鱼吃法：

清蒸鳗鱼 ————————————————————————————

原料：河鳗300克，猪油（板油）50克，火腿肠50克，大葱5克，姜5克，料酒5克，盐3克，味精2克，胡椒粉3克。

制法：先将鳗鱼宰净，切段，放开水锅中汆一下，捞出，用清水洗净。猪油（板油）切丁，火腿切末。然后在盘中放鳗鱼，放入猪板油丁、火腿末、葱、姜、料酒、盐、味精、胡椒粉，上笼用旺火蒸20分钟取出，除去葱、姜即可。

烤鳗鱼 ————————————————————————————

原料：海鳗鱼、生抽、老抽、白酒、胡椒粉、咖喱粉、糖、孜然。

制法：先将海鳗鱼清洗干净，片下鱼肉，然后用1勺生抽、1勺老抽、半勺白酒、半勺糖、小半勺胡椒粉、小半勺咖喱粉、小半勺孜然腌一下。接着烧热锅子，涂一薄层油，放入腌好的肉片。再用中火煎2分钟，翻一面。重复这个过程2～3次，鱼肉煎香煎透就可以了（整个过程也可以用烤箱来做，200℃烤15～20分钟）。

另外，用覆盆子酒配鳗鱼也是壮阳补肾的佳品。而鳗鱼在营养方面唯一明显的缺陷就是几乎不含维生素C，吃鳗鱼时应搭配一些蔬菜来弥补这个缺陷。

鳗鱼也是富含钙质的水产品，经常食用，能使血钙值有所增加，使身体强壮。鳗鱼的肝脏含有丰富的维生素A，是夜盲症患者的优质食品，还具有滋阴润肺、补虚祛风、杀虫等作用，适用于防治肺结核、妇女劳损和白带过多等症。但是，患有慢性疾病和有水产品过敏史的人应忌食。

◉ 板栗，男人的"肾之果"

板栗又称毛栗、栗子等，性甘糯爽口、营养丰富，素有"干果之王"的美誉。在国外，它还被称为"人参果"。它对人体有着很强的滋补功能，可与人参、黄芪、当归等媲美，故又被称之为"肾之果"。

中医认为，栗子能养胃健脾，壮腰补肾，活血止血。历代著名中医都认为栗子味甘，性温，无毒，入脾、胃、肾三经，功能为补脾健肾、补肾强筋、活血止血，适用于脾胃虚寒引起的慢性腹泻，肾虚所致的腰膝酸软、腰肢不遂、小便频数以及金疮等症。唐代医药学家孙思邈说："栗，肾之果也，肾病宜食之。"《本草纲目》中指出："治肾虚、腰脚无力，以袋盛生栗悬干。每日吃10余颗，次吃猪肾粥助之，久必强健。"因而，肾虚者不妨多吃栗子。

但是板栗的吃法也有讲究。我国民间用板栗补养、治病的方法很多，但多数人都是熟吃，殊不知，生食板栗补肾的效果更好。早在唐代，孙思邈就在《备急千金要方·食治》中说："（板栗）生食之，甚治腰脚不遂。"强调了"生吃"这一方法。

"唐宋八大家"之一的苏辙，有首诗中写道："老去自添腰腿病，山翁服栗旧传方。……客来为说晨兴晚，三咽徐收白玉浆。"这其中所提到的"服栗旧传方"就是指把新鲜的栗子放在口中细细咀嚼，直到满口白浆，然后慢慢吞咽下去。这也正是食栗补肾的科学方法。

人到中老年，由于阳气渐渐衰退，不仅会出现腰膝酸软、四肢疼痛，还可能出现牙齿松动甚至脱落，这些都是肾气不足的表现，当从补肾入手，及早预防，食用生板栗就是可行的方法之一。每天早晨和晚上，把新鲜的栗子放在口中细细咀嚼，直到满口白浆，然后再慢慢吞咽下去，就能收到不错的补益治病效果。中老年人若养成每日早晚各吃风干的生板栗5～10枚的习惯，就可以达到有效预防和治疗肾虚、腰酸腿痛的目的。

此外，生食板栗有止血的功效，可治吐血、衄血、便血等常见出血症。将生板栗去壳，捣烂如泥，涂于患处可以治跌打损伤、瘀血肿痛等，中医临床证明有一定疗效。

不仅如此，栗子中还含有丰富的不饱和脂肪酸和维生素、矿物质，能预防高血压、冠心病、动脉硬化、骨质疏松等疾病，是抗衰老、延年益寿的滋补佳品。栗子含有核黄素，常吃栗子对日久难愈的小儿口舌生疮和成人口腔溃疡有益。栗子是碳水化合物含量较高的干果品种，能供给人体较多的热能，并能帮助脂肪代谢，具有益气健脾、厚补胃肠的作用。栗子含有丰富的维生素C，能够维持牙齿、骨骼等的正常功能，可以延缓人体衰老，是老年人理想的保健果品。

但是，栗子含糖分高，糖尿病患者应当少食或不食；脾胃虚弱、消化不良或患有风湿病的人也不宜食用。

将板栗仁蒸煮熟，磨粉制成糕饼，适用于饮食少、身体瘦弱、经常腹泻的小儿，以增加其食欲，收涩泄泻，调理肠胃。用板栗和粳米熬制的板栗粥老少咸宜，既可用于脾胃虚寒导致的慢性腹泻患者的恢复，也适合长期治疗老年人由于机能退化所致的胃纳不佳，气虚乏力。

◉ 天寒地冻，饮对最养肾

现在很流行补肾，补肾的方法也很多，但如果论食补的话，还是喝汤、粥、酒这些饮品比较好，因为这些饮品更容易被身体吸收。就像广告里面说的"吸收是关键"，吃再好，不吸收都是白搭。所以，下面就为大家介绍几款方便又实用的补肾良方。

人参核桃饮

原料：人参5克，核桃肉3个。

制法：将人参切片，核桃肉掰成蚕豆大，把两者放入锅中加水适量文火熬煮1小时即可。

功效：代茶饮，可长期服用。此饮具有益气固肾的作用，常用于肾气不足而出现的头昏健忘、耳鸣失眠、须发早白、神疲乏力、汗多气短等。

灵芝人参枸杞酒

原料：灵芝50克，人参（西洋参、生晒参均可）30克，枸杞子50克，冰糖100克，白酒500毫升。

制法：灵芝洗净切薄片，人参切片，枸杞子洗净，共置于酒罐中，加入冰糖、白酒，密封罐口，浸泡15天即成。

功效：每日2次，每次10毫升，可长期饮用。此酒的功效在于益气补肾，抗衰老。适用于须发早白、失眠健忘、腰酸耳鸣、头昏眼花、气短乏力等肾气不足者。

枸杞莲药粥

原料：枸杞子30克，莲子50克，新鲜山药100克，白糖适量。

制法：新鲜山药去皮洗净切片，枸杞、莲子淘洗干净。将以上三物加清水适量置于文火上煮熬成粥，加糖食用。

功效：每日早、晚温服，可长期服用。常喝枸杞莲药粥可补肾健脾，养心安神。此粥适用于脾肾虚弱而致的健忘失眠、心悸气短、神疲乏力等症。

首乌龟肉汤

原料：乌龟1只，制首乌30克，桑葚15克，旱莲草15克，女贞子15克，适量葱、姜、食盐。

制法：将乌龟宰杀后去肠杂洗净，放入沸水中余去血水，去里皮，斩成2厘米见方的块状备用；将制首乌、桑葚、旱莲草、女贞子洗净后装入纱布袋中扎紧口；将龟肉及龟壳、药袋、葱段、姜丝适量一齐放入锅中，加清水适量，武火煮沸捞去浮沫，文火煮2小时，略加食盐调味即可。

功效：食肉喝汤。常喝此汤可滋阴补肾。用于肾阳不足而致的黄褐斑、肥胖症、头昏耳鸣、腰腿酸软、心烦易怒等。

鲜栗子鸡肉汤 ————————————————————————

原料：光鸡半只（约500克），鲜栗子肉500克，冬菇30克，生姜2片。

制法：鲜栗子肉用开水烫，稍浸后剥去衣；冬菇用水浸软，去蒂，洗净；光鸡洗净，斩块；将鸡、栗子、姜片一齐放入锅内，加清水适量，武火煮沸后，文火煲1小时，再加冬菇煲20分钟，调味供用。

功效：食肉喝汤。此汤具有益气养血、滋阴补肾的功效。用于食欲欠佳、倦怠乏力的脾胃虚弱，肝肾不足导致的消瘦、体虚及老年人慢性支气管炎。

> **·四季养生小贴士·**
>
> 一些体质虚弱和患有关节炎等病的人，在严冬季节多吃些狗肉是有好处的。但不宜盲目食狗肉，避免食用狂犬肉。吃狗肉后不要喝茶，这是因为茶叶中的鞣酸与狗肉中的蛋白质结合，会生成一种物质。这种物质具有一定的收敛作用，可使肠蠕动减弱，大便里的水分减少。因此，大便中的有毒物质和致癌物质就会因在肠内停留时间过长而极易被人体吸收。

◉ 养肾，试试疏通任督法

中医对肾的认识，内涵比现代医学解剖之"肾"广泛。它认为肾在人体内是一个极其重要而又包含多种功能的脏器，与膀胱、骨髓、脑、头发、耳、二阴等构成系统，内藏元阴元阳，为水火之宅，是先天之本、生命之根。在整个生命过程中，正是由于肾中精气的盛衰变化，而呈现出生、长、壮、老的不同生理状态。人从幼年开始，肾精逐渐充盛；到了青壮年，肾精进一步充盛，达到极点，体壮实，筋骨强健；等到老年，肾精衰退，形体也逐渐衰老，全身筋骨运动不灵活，齿摇发脱，呈现出老态龙钟之象。因此，养肾很重要，因为肾养得好就可以延缓衰老。但是，养肾不等于吃补药。

中医理论认为，肾气充足，性功能旺盛，可有效保持身心健康。然而，强肾保健并不像我们平常所认为的那样，吃点大补的药就可以了。正如《黄帝内经》中所说的"肾恶燥"，有时候反而越补越虚。

其实，中医关于养肾的方法有很多种，除药物之外，还有饮食、推拿按摩、针灸、气功等，都能达到强肾壮阳的目的。

疏通任督法是一种非常简单易行、效果显著的养肾功法，这里推荐给大家。

取半仰卧位。点神阙：一手扶小腹，另一手中指点按神阙穴（位于脐窝正中），默数60下，然后换手再做一次。搓尾闾：一只手扶小腹，另一手搓尾闾（即尾骨）30～50次，然后换手重做30～50次。揉会阴：一只手或双手重叠扶在阴部，手指按在会阴穴上，正反方向各揉按30～50次。揉小腹：双手重叠，在小腹部正反方向各揉按30～50圈。此功法温运任脉，疏通任督，培补元气，调理阴阳，久练有疏通经络、滋阴补肾、调节任督冲脉等功能，对前列腺炎、泌尿系统结石、子宫疾患有良好的防治功效。

生活中，只要认真坚持这种保健功法的锻炼，就能使肾气旺满，阴阳协调，精力充沛，从而起到防治疾病、延缓衰老的作用。

◉ 不仅是男人，女人也应该补肾

补肾应该是养生保健的重要措施，特别是在冬季这个需要"养精蓄锐"的季节。然而，在现实生活中，有很多错误的观念束缚着人们的补肾行为——女人不需要补肾。它就像一个无形的枷锁，严重影响了女性的健康。

你可能会说，女人先天以肝为本，肝藏血，女人虽然每次来月经时会失血，但并不会因此而影响健康，这是女人先天的生理特性所决定的。一般讲起女人的进补，都会主张养血、柔肝。其实，女人更应该补肾。

俗话说，女人是水做的。肾也属水，那么按照中医的理论，人体的一切体液都与肾有关系。我们在形容一个女人漂亮时，会用水灵灵来形容，试想，一个形体干涩、皮肤粗糙、脾气暴躁的女人，会有谁喜欢呢？皮肤干涩、毛发粗糙就是典型的肾水亏虚、肝血失养的外在表现。对于爱美的女性来说，实在是心腹大患。面色润泽、肌肤柔嫩、没有皱纹是每个女人毕生追求的梦想，肝为刚脏无补法，真正的养肝之法是补肾。女人补肾的具体方法有哪些呢？从中医的角度来看，方法并不复杂。

首先，要保证充足的睡眠。夜里的23点到凌晨1点是胆经运行的时间，但此时正是天地之间能量交换、生子水的时候。这个子水，翻译成现在的语言，我们可以勉强称其为能量，对人体的健康非常有益。女性朋友长期熬夜会导致子水丢失，长期在子时不睡的话，人就不会得到天地赋予我们的能量，气血也不能鼓荡充盈，是健康与美容的大敌。

其次，要学会控制自己的情绪，不要动不动就发脾气、生气。尤其是月经期间，由于情绪低落，会导致女人无缘无故地发脾气，此时一定要学会控制，否则对于生理、心理影响很坏，于己于人都没有好处。女人要善于利用自己的先天优势来影响别人，用似水柔情去善待他人、感化别人，这样也能得到别人的关爱，心情好了，自然也就美丽了。

再次，女性朋友在生活中要少进食寒凉的食物，不要盲目服用保健品，一定要保持每个月月经的通畅。女性朋友只有月经通畅才能保证体内瘀血的减少或不发生。女性体内如果有了瘀血，会引起面部色素沉着、蝴蝶斑及子宫肌瘤、卵巢囊肿等一系列疾病或症状。所以，女人一定要保证每个月的月经通畅，只有月月通，才能天天漂亮。

最后，为自己设计一套个人护肾办法。从日常生活开始，除了做到劳逸结合，均衡饮食，平时多参与休闲活动，减轻精神压力，释放不良情绪外，应当多做一些简单的按摩和体操，也能达到护肾健肾的功效。例如经常活动腰部，可使腰部气血循环畅通，使肾气得到不断充养；自我按摩脚心，脚心的涌泉穴是浊气下降的地方，经常按摩涌泉穴，可益精补肾、强身健体、防止早衰。

◉ 女人补肾，四个穴位就足够

"男怕伤肝，女怕伤肾"，古话说得一点没错！补肾就是女人美容的新革命，只有肾健康了，才能拥有"气血两旺，容颜焕发"的状态，胜过你频繁地去美容院，或是买名贵的化妆品。古今保健专家都把冬令视为进补的大好时机。

而且现在很多女性有尿频的毛病，最明显的特征就是"量少次多"。中医学认为，这是由于身体素质下降时，尤其是到了冬季天冷的时候，女性肾气出现虚亏，膀胱会表现出气化无力，膀胱平滑肌的肌纤维张力就会下降，使得膀胱的伸缩性降低，肾关不固，就像大门关不严，所以会出现尿频和尿失禁现象。简单地说，女人尿频也是肾虚惹的祸。要治好尿频的毛病，补肾是关键。

祖国传统医学认为，肾为先天之本，生命之源，有藏精主水、主骨生髓之功能，所以肾气充盈则精力充沛，筋骨强健，步履轻快，神思敏捷；肾气亏损则阳气虚弱，腰膝酸软，易感风寒、生疾病等。冬季肾脏机能正常，可调节机体适应严冬的变化，否则，会使新陈代谢失调而引发疾病。所以，冬季注意对肾脏的保养是十分重要的，女人更应注意。

补肾说起来简单，做起来却并不那么容易，特别是对上班族女性。如果采用食补，会让她们担心身材；如果让她们运动，她们会告诉你没时间。在这种情况下该怎么办呢？幸好还有按摩穴位这一招。特别是丹田、关元、太溪和肾俞这四穴，更是女人护肾的法宝。下面就介绍一下具体的按摩方法。

1.揉按丹田

丹田，分上、中、下三处，这里指的是下丹田，在肚脐附近。丹田乃人之真气、真精凝聚之所，为人体生命之本。两手搓热，在腹部丹田处按摩30～50次。常用此法，可增强人体的免疫功能，提高人体的抵抗力，从而达到强肾固本的目的，有利于延年益寿。

2.按揉关元、太溪和肾俞

每天晚上临睡前，先泡脚1小时，然后按揉两侧太溪穴（在足内侧，内踝后方，内踝尖与跟腱之间的凹陷处），每穴5分钟，然后艾灸关元（在前正中线，脐下3寸处）5分钟，再艾灸两侧肾俞（在腰部，第2腰椎棘突下，旁开1.5寸）5分钟。

坚持以上方法进行按摩，可祛乏护肾，解决痛经、尿频等问题，还可让你气色红润、皮肤有光泽，这么好的事，何乐而不为呢？

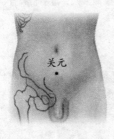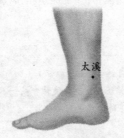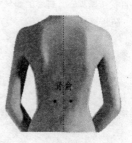

关元、太溪、肾俞穴的位置

·四季养生小贴士·

补肾如果追求快、猛，将使机体生理功能更加失调，造成健康的透支。所谓的速效保健品，一般都含激素成分，这类药物看似见效迅速，实际上治标不治本，甚至会使肝肾之本源深受其害。

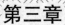

第三章
温补一个好身体，寒冬无情食有情

现在的人都知道，好身体是养出来的，其中以食养为根本。俗话说"民以食为天"，在养生中也是以食疗为本。冬季万物萧条，不宜出行，却是进补的大好时机。食物也分寒性、热性，冬季自然以热性食物为主，如狗肉、羊肉、萝卜、白菜、腊八粥，都是祖传下来的冬季滋补良品。但是美味却不可贪食，而且在进补的时候要特别注意搭配和禁忌。也不是所有的人都需要补，而且补的时候也要对症进补。

◉ 冬季滋补，饮食为先

人们往往习惯于冬季进补，为什么要冬季进补呢？因为冬三月是养精蓄锐的大好时期，这时人的皮肤肌腠比较致密，汗出较少，摄入的营养物质也容易贮藏起来，况且在冬令季节里，人的食欲也比较旺盛，所以这时是进补的最好时节，冬至以后尤为相宜。

虽说冬季是进补的大好时机，但到底吃什么最好呢？

首先应该注意，对于一般无病而体弱者，冬补还是以"食补"为主，兼有慢性病者则需食补加药补。有许多食品为"药食两兼"物品，因此食补和药补并无严格区别，关键在于合理调配，对症施补。

在进补中要坚守4个原则。

一是多补充热源食物。因为冬季比较寒冷，膳食中应多补充产热营养素，如碳水化合物、脂肪、蛋白质，以提高机体对低温的耐受力。尤其应考虑补充富含蛋白质的食物，如瘦肉、鸡鸭肉、鸡蛋、鱼、牛奶、豆类及其制品等。

二是多补充含蛋氨酸的食物。因为蛋氨酸可提供一系列耐寒适应所必需的甲基。寒冷气候使得人体尿液中肌酸的排出量增多，脂肪代谢加快，而合成肌酸及脂酸、磷脂在线粒体内氧化、释放能量都需要甲基。因此，在冬季应多摄取含蛋氨酸较多的食物，如芝麻、葵花子、酵母、乳制品、叶类蔬菜等。

三是适量补充无机盐。医学研究表明，人怕冷与饮食中无机盐缺少很有关系。专家建议冬季应多摄取含根茎的蔬菜，如胡萝卜、百合、山药、藕及青菜、大白菜等，因为蔬菜的根茎里所含无机盐较多。钙在人体内含量的多少可直接影响人体的心肌、血管及肌肉的伸缩性和兴奋性，补充钙可提高机体御寒能力。含钙较多的食物有虾皮、牡蛎、花生、蛤蜊、牛奶等。

四是多吃含维生素 B_2、维生素 A、维生素 C 的食物。寒冷气候使人体氧化功能加强，机体维生素代谢也发生了明显变化，饮食中要及时补充维生素 B_2，以防口角炎、唇炎、舌炎等疾病的发生。维生素 B_2 主要存在于动物肝脏、鸡蛋、牛奶、豆类等食物中。维生素 A 能增强人体的耐寒力，应多吃些富含维生素 A 的动物肝脏、胡萝卜、南瓜、白薯等食物。维生素 C 可提高人体对寒冷的适应能力，对血管具有良好的保护作用，应注意摄取新鲜蔬菜和水果。

现在人们在选择补品的时候往往存在一个误区，那就是越贵重越好，其实不然，因为补品的价值和价格根本不成正比。"药症相符，大黄亦补；药不对症，参茸亦毒。"因此，李时珍认为，药无贵贱，对症即可。下面介绍的这些食品并不贵重，只要合理搭配，对症进补，就能起到"贵重药"的效果。

（1）补气类：具有补益脾胃、益气强身的作用。适用于脾胃虚损、气短乏力者。如小米、糯米、莲肉、山药、扁豆、鸡肉、大枣、鹌鹑、鲫鱼等。

（2）补血类：具有补益气血、调节心肝之效。如龙眼、枸杞子、葡萄、牛羊肝、猪心、带鱼等。

（3）补阴类：具有滋阴润肺、补脾胃和益气之效。适用于阴虚火旺、体弱内热者。如黑豆、百合、芝麻、豆腐、梨、甘蔗、兔肉、蜂蜜等。

（4）补阳类：具有补肾填髓、壮阳强身之效。如核桃肉、狗肉、羊肉、韭菜、虾类等。

·四季养生小贴士·

冬季是养生的季节，适合多吃一些具有滋补作用的食物。坚果含有丰富的、对人体有益的不饱和脂肪酸以及大量维生素、微量元素等，是专家推荐的最适合冬季食用的食物之一。榛子、核桃、杏仁、腰果，被人们称为"世界四大坚果"。它们不论从营养成分还是从口感上来说，在各种坚果中都属于佼佼者，冬季适当多吃一些，会让你的身体更加强壮。

◉ 天寒，多吃偏温热性食物

冬季是四季之中人体进补的最好时节，人们应该利用这个好时节来补益身体。其中，以饮食进补为最佳选择。在冬季，除了应该适当多吃一些五谷杂粮外，还应该注意补充足够的蛋白质、维生素、矿物质及适量的脂肪类食物。因为这些食物有御寒的作用。

中医认为，冬日养阴。寒冬腊月，身体进入"能源危机"的时期，人体的一切生理活动、能量消耗、基础代谢都需要更多的热能来维持。因此，冬季应该多食用一些偏温热性的食物，特别是能够温补肾阳的饮食，以增强机体的御寒能力。

下面就介绍几种冬季进补大有益处的食物及做法。

（1）当归生姜羊肉汤：当归20克，生姜30克，羊肉500克，黄酒、调料适量。将羊肉洗净，切为碎块，加入当归、生姜、黄酒及调料，炖煮1～2小时，食肉喝汤。有温中补血、祛寒强身的作用，适用于神疲乏力、面色苍白、畏寒肢冷等血虚及阳虚的人群。

（2）羊肾粥：羊肾（或猪肾）1只，大米100克，调料少许。将羊肾切开，剔去内部白筋，切为碎末，大米洗净，加入适量水及调料，煮1小时食用。有益气壮阳、填精补髓的作用，适用于虚弱无力、腰膝酸软、畏寒怕冷、性功能减退等肾阳不足的人群。

（3）核桃仁饼：核桃仁50克，面粉250克，白糖少许。将核桃仁打为碎末，与面粉、白糖混合在一起，加水适量，搅拌均匀，烙为薄饼食用。有补肾御寒、润肠通便的作用，适用于腰痛腿软、肺虚咳喘、大便干结等肺阴肾虚的人群。

同时，狗肉、羊肉、牛肉、鸡肉、鹿肉、虾、鸽、鹌鹑、海参等食物中也富含蛋白质及脂肪，产热量多，中医认为有益肾壮阳、温中暖下、补气生血的功能，御寒效果也很好。

虽然以上介绍的都是冬季大补的食物，但是不要因为是美食就贪吃，吃多了身体就会出问题的。而且在进补的时候，要针对自己的身体状况进行，如果自己本身阳气就旺，就无需再补，而身体虚弱的也要找到病因再对症而补。此外，人们虽有冬令进补的习惯，其实不用大吃补品，只要饮食得当，青菜萝卜吃得好也是进补。

◎ 冬天多喝汤，驱寒又防病

冬天天寒地冻，阴气盛而阳气衰，故冬天进补正当时。但进补是有讲究的，不是人人都需要进补，也不是单纯进补品、服补药就可以达到健身壮体的目的。一些家庭认为，天冷人不出汗，热量散发少，因此吃饭就不用烧汤喝。

其实，这是一个误解，汤不仅夏天要喝，冬天也要多喝，冬季喝汤不仅利于消化吸收，更能养身健身。冬天是进补最佳时节，同时气候寒冷，人易患感冒，多喝汤是防治感冒有效的方法。鸡汤、骨头汤、鱼汤、菜汤可使人体得到充足的补充，增强人体抵抗力和净化血液的作用，能及时清除呼吸道的病毒，有效地抵御感冒病毒。此外，将芝麻、猪排、海带、生姜放在一起烧汤喝，能起到清火、解毒、润肤、健肌的作用，并能增强体力。

下面就来介绍几种适宜冬天喝的汤及其功效，大家一定记得对症喝汤。

1. 多喝鸡汤抗感冒

冬季喝鸡汤对感冒、支气管炎等防治效果独到，它可加快咽喉部及支气管黏膜的血液循环，增加黏液分泌，及时清除呼吸道病毒，促进咳嗽、咽干、喉痛等症状的缓解，特别有益于体弱多病者。

2. 常喝骨汤抗衰老

50～59岁这个年龄段是人体微循环由盛到衰的转折期，老化速度快。如果中老年人不注意保养，皮肤常常会变得干燥、松弛、弹性降低、出现皱纹，常有头晕、胸闷、神经衰弱等不适，这些都是微循环障碍的结果。骨汤中的特殊养分以及胶原蛋白等可疏通微循环，从而改善上述老化症状。

3. 多喝面汤可增强记忆

乙酰胆碱是一种神经传递介质，可强化人脑记忆功能。而补充脑内乙酰胆碱的最好办法就是多吃富含卵磷脂的食物，面条即是其中之一。卵磷脂有一个特点，极易与水结合，故煮面条时，大量的卵磷脂溶于汤中，因此，多喝面汤可补脑并增强记忆力。

4. 喝鱼汤可防哮喘

鱼汤中含有一种特殊的脂肪酸，具有抗炎作用，可阻止呼吸道发炎，防止哮喘病发作。每周喝2～3次鱼汤，可使因呼吸道感染而引起的哮喘病发生率减少75%。喝鱼汤可防哮喘，而用大马哈鱼、金枪鱼、鲭鱼等多脂鲜鱼熬汤，防哮喘的效果更好。

5. 喝菜汤可增强人体抗污染能力

各种新鲜蔬菜含有大量碱性成分，并溶于汤中，喝蔬菜汤可使体内血液呈弱碱性，并使沉积于细胞中的污染物或毒性物质重新溶解，随尿排出体外，所以蔬菜汤有"最佳的人体清洁剂"的美称。

6. 喝海带汤可使人体新陈代谢增强

海带是一种含碘非常高的食物，而碘元素有助于甲状腺激素的合成，此种激素具有产热效应，通过加快组织细胞的氧化过程，提高人体的基础代谢，并使皮肤血流加快，从而促进人体的新陈代谢。

虽然这些汤都很美味很补养，但如果你喝得不得当，不但起不到补养的效果，还会给身体造成伤害。比如，有的人喜欢喝比较热的汤，其实太烫的热汤和热饭一样，容易烫伤食道，也很容易致癌。而有的人喜欢喝炖的时间特别长的"浓汤"，其实鱼汤、骨头汤炖到发白就可以停火食用了，如果再继续炖的话，就会破坏其营养。

大家都认为冬天需要多补充一些营养，于是不少人喝起带有补品的汤来，其实正常人体内的各种营养是保持平衡的，其相互间的比例也是一定的，无论哪一种营养过多或过少，都会导致营养失衡，进而影响身体健康。所以，就一般健康的人来说，绝对没有必要人为地去打破这个平衡，为了所谓的更健康而进食带有大补性质的汤类。

> **· 四季养生小贴士 ·**
>
> 鸡汤虽美味，有些人却不宜喝。胆道疾病患者、胆囊炎和胆结石症经常发作者不宜多喝鸡汤。因鸡汤内脂肪的消化需要胆汁参与，喝鸡汤后会刺激胆囊收缩，易引起胆囊炎发作。胃酸过多者不宜喝鸡汤，因为鸡汤有刺激胃酸分泌的作用；有胃溃疡、胃酸过多或胃出血的患者一般不宜喝鸡汤；肾功能不全者不宜喝鸡汤，因为鸡汤内含有一些小分子蛋白质；患有急性肾炎、急慢性肾功能不全或尿毒症的患者，由于其肝肾对蛋白质分解物不能及时处理，喝多了鸡汤会引起高氮质血症，加重病情。

◉ 寒冬离不开的美味：腊八粥

冬季是各种疾病的多发季节，因此，保健就显得至关重要，喝粥是既方便又有营养的选择。而我国自古就有喝腊八粥的习俗，腊八粥的原料没有规定，所有的五谷杂粮都可以入粥。

冬天喝腊八粥可畅胃气、生津液，温暖滋补，可以祛寒。所以，腊八粥不应该仅仅成为腊八节的节日食品，而应该成为老百姓冬季餐桌上的不可或缺的美食。

最早的腊八粥是红小豆和糯米来煮，后经演变，加之地方特色，逐渐丰富多彩起来。现在可以根据各人的口味和身体状况不同而做成各种各样的腊八粥。

1. 补脾健胃的薏米腊八粥

主要原料为粳米、糯米和薏米等。粳米含蛋白质、脂肪、碳水化合物、钙、磷、铁等成分，具有补中益气、养脾胃、和五脏、除烦止渴、益精等功用。糯米具有温脾益气的作用，适于脾胃功能低下者食用，对于虚寒泻利、虚烦口渴、小便不利等有一定的辅助治疗作用。薏米具有健脾、补肺、清热、渗湿的功能，经常食用对慢性肠炎、消化不良等症也有良效。

2. 养心补肾的果仁腊八粥

主要原料为花生、核桃仁、莲子、枸杞子、大枣、松子、栗子、粳米等。花生有"长生果"的美称，具有润肺、和胃、止咳、利尿、下乳等多种功效。核桃仁具有补肾纳气、益智健脑、强筋壮骨的作用，还能够增进食欲、乌须生发。核桃仁中所含的维生素 E 更是医药学界公认的抗衰老药物。对于经常失眠的患者，如果在粥里加点龙眼肉、酸枣仁，将会起到很好的养心安神作用。莲子可补气健脾；枸杞子具有延年益寿的作用，对血脂也有辅助的调节作用；大枣能益气养血、健脾，对脾胃虚弱、血虚萎黄和肺虚咳嗽等症有一定疗效；松子能滋润心肺、通调大肠；栗子能补肾益气，治腰酸腿软。

3. 降糖降脂的燕麦腊八粥

主要原料是燕麦、大麦、黑豆、红豆、绿豆、奶花芸豆、粳米等。燕麦具有降低血中胆固醇浓度的作用，对于糖尿病以及糖尿病合并心血管疾病的患者很有好处。腊八粥中的各种豆，能使蛋白互补，而且纤维素含量较高。糖尿病患者喝腊八粥最好不放糖，如果想吃甜食，可以放些甜菊糖、木糖醇甜味剂。

4. 补充蛋白质的黄豆腊八粥

主要原料为黄豆、红豆、奶花芸豆、豌豆、绿豆、黑豆、粳米等。黄豆含蛋白质、脂肪、碳水化合物、粗纤维、钙、磷、铁、胡萝卜素、硫胺素、核黄素、烟酸等，营养十分丰富，并且具有降低血中胆固醇、预防心血管病、抑制多种恶性肿瘤、预防骨质疏松等多种保健功效。红豆含蛋白质、脂肪、碳水化合物、粗纤维、钙、磷、铁、硫胺素、核黄素、烟酸等，具有健脾祛湿、利水消肿之功，对于脾虚腹泻以及水肿有一定的辅助治疗作用。

5. 滋阴益肾的黑米腊八粥

主要原料是黑米、枸杞、大枣、黑豆、糯米、葡萄干等。许多黑色食品都是绝好的美容食品。比如黑米，含有多种维生素和锌、铁、硒等营养物质，能滋阴益肾、明目活血。黑豆蛋白质含量高、质量好，还含有丰富的不饱和脂肪酸和钙、铁、胡萝卜素及 B 族维生素。

6. 补气血的香软腊八粥

主要原料是大枣、黑豆、花生、核桃仁、黄豆、青豆、松子、莲子、桂圆肉、粳米等。用这些原料做出来的腊八粥具有补气养血的作用，是准妈妈和新妈妈的理想选择。

> 不少女性都喜欢喝腊八粥来美容，但是这里还有个美容小秘密，那就是不要舍弃粥油。粥油其实就是煮粥时反复煮沸而浮于粥面上的那层浓稠的液体，也称米油。中医认为，粥油味甘性平，其滋补之功胜于熟地黄，每日若能喝一碗米粥，黑瘦者不出百日即可肥白。

◉ 冬食萝卜保健康，不用医生开药方

都说"冬吃萝卜夏吃姜，不劳医生开药方"。说的就是萝卜的养生妙用。为什么提倡冬天多吃萝卜呢？冬季气温低，所以人们经常待在室内，饮食上还常进补。进补加上运动少，人的体内易生热生痰，尤其是中老年人，症状就更明显。

《本草纲目》中记载，萝卜可消积滞、化痰、下气宽中、解毒，所以萝卜可以用来消解油腻、祛除火气，又利脾胃、益中气。多吃一些萝卜，温中健脾，对健康大有裨益。

这里的萝卜是指大白萝卜。中医认为，冬天阳气向里向内，人的机体容易出现"阳气在里，胃中烦热"的情况，易生痰热，出现咳嗽、哮喘、胃部不适等症状。生吃白萝卜具有止渴、清内热作用，加工后可消食健脾。随着气温的下降，人们的户外活动减少，热性食物进食较多，比如羊肉等，容易让人体产生内热而引起消化不良。此时多吃白萝卜，也有助于消化。此外，冬吃白萝卜还可保暖防寒，温中健胃。

如果每晚睡觉前吃30克白萝卜，不但能消食化积，清热解毒，还可延年益寿。一般情况下，儿童在冬季也应该多吃一些白萝卜。因为多数幼儿感冒时会出现喉干咽痛、反复咳嗽、有痰难吐等上呼吸道感染症状，多吃点白萝卜可滋养咽喉，化痰顺气。

萝卜含有各种水溶性维生素，钙、钾、镁含量也较多，并含有胆碱、葫芦巴碱、淀粉酶、糖苷酶等。特别是它富含抗坏血酸和胆碱，能降低血脂和预防脂肪肝。萝卜含膳食纤维也较多，尤其是其中的木质素，能使大便通畅，从而使食物中的毒物提早排出，可起到防癌的作用。此外，萝卜含有能诱导人体产生干扰素的多种微量元素，可增强机体免疫力，并能抑制癌细胞的生长，对防癌、抗癌有重要意义。近年来有研究表明，萝卜中所含的微量元素和膳食纤维在生吃时才能发挥最好的效果。所以，冬天养生最好最简单的方法就是生吃白萝卜。

萝卜肉多汁浓，味道甘美，不仅能生吃，还有多种烹调方法。在餐桌上，摆上一碗萝卜炖羊肉，就是一家老小的养生大餐。

将羊肉去筋膜洗净切成小方块，将萝卜去皮切成滚刀块，将羊肉块放入开水锅中，用微火煮20分钟后放入萝卜块，加入少许精盐、料酒、味精，煮5分钟后，撒上香菜末即成。

不过需要注意的是，吃萝卜也有一些禁忌。现代医学研究证明，萝卜不能与橘子、柿子、苹果、葡萄等水果同食，因为萝卜与这些水果一同摄入后，产生的一些成分相互作用形成硫氰酸，会抑制甲状腺功能，从而诱发或导致甲状腺肿。此外，萝卜性凉，脾胃虚寒者不宜多食。

萝卜也经常用做食疗，以下是一些萝卜食疗方。

（1）治扁桃腺炎：萝卜汁100毫升（用鲜萝卜制成），调匀以温开水送服，每日2～3次。

（2）治哮喘：萝卜汁300毫升，调匀以温开水冲服，每次服100毫升，每日3次。若与甘蔗、梨、藕汁同饮，则效果更佳。

（3）治偏头痛：鲜萝卜捣烂取汁，加少许冰片调匀滴鼻，左侧头痛滴右鼻孔，右侧头痛滴左鼻孔。

（4）治咳嗽多痰：取霜后萝卜适量，捣碎挤汁，加少许冰糖，炖后温服，每日2次，每次60毫升。

（5）治咽喉痛：萝卜300克，青果10个，共煎汤当茶饮，每日数次。

> ·四季养生小贴士·
>
> 萝卜"下气宽肠"，气虚及泄泻者不宜多吃。萝卜皮含钙丰富，入膳最好不削皮。民间相传萝卜解中药，最好与服中药间隔2小时以上。一般不与人参、地黄、首乌同食。

◉ 香菇伴你过一冬，来年疾病去无踪

香菇又名香蕈，是冬令的滋补食品。香菇性味甘平，中医书中多有记载。《本草求真》中说："香蕈味甘性平，大能益胃助食，及理小便不禁。"

《日用本草》中说香菇："益气，不饥，治风破血。"具有益气补虚、健脾胃、祛痘疹的功效，适用于久病体虚、食欲不振、小便频数、高血压、糖尿病、贫血、肿瘤、动脉硬化等病症。

香菇每100克干品中含有蛋白质20克，膳食纤维31.6克，糖类30.9克，胡萝卜素20微克和亚油酸、海藻糖、腺嘌呤、各种维生素及微量元素。

近年证实香菇中含有干扰素诱生物，可以诱导体内产生干扰素，具有预防感冒的作用。香菇中含有的麦角固醇，可以在人体内转化成维生素D，预防小儿佝偻病。香菇中的多糖物质具有抗癌作用。在癌症手术后可用槐蕈10克，水煎服，每日1次，作为辅助治疗方法。此外，香菇中还含有一种核酸类物质，能抑制血清及肝脏中的胆固醇升高，阻止血管硬化及降低血压，是高血压、动脉硬化及糖尿病患者的食疗佳品。

冬季是疾病多发的季节，香菇中含有提高免疫力的真菌多糖，多吃有助于增强免疫力，可防冬季病的发生。"双笋烩香菇"的菜肴特别适宜冬季食用。原料为芦笋、香菇、玉米笋、姜，调料是盐、味精、胡椒粉、淀粉、色拉油。先将芦笋切段，和其他原料一起用沸水焯一下，锅内放油，下入姜片炒香，放入全部原料，调味后翻炒，勾芡即成。芦笋中丰富的纤维素可有效促进肠道废物排出。玉米笋中含有丰富的木聚糖和阿拉伯木聚糖，不仅能促进肠道蠕动，还能包裹结合食物中的污染物质，从肠道排出。这道菜堪称食品中可溶性膳食纤维、不可溶性膳食纤维、活性多糖类的大聚会，可以有效提高人体的抗污染和抗病能力。需要注意的是，香菇不要反复洗泡，洗净后用少量水发开即可，以免损失其中宝贵的真菌多糖。

香菇与野生毒菇易混淆。毒菇有80多种，含有毒蕈碱、毒蕈溶血素等，食后会中毒，甚至死亡，应严格区分。

下面教大家几个简单鉴别香菇的方法。

第一，看香菇的外表形状和颜色。优质的香菇，肉厚，菇盖边缘向内卷成"铜锣形"，菇的盖面无皱褶，有明显裂纹或花斑，菌褶呈米黄色或奶白色，菌柄不超过菌盖直径的一半。

第二，闻香菇的气味。一般情况下，香菇应有其独特的清香，无腐烂、发霉味道。

第三，用手指按压。手指甲压菌盖上部及菌柄，如果坚硬、稍留有指甲痕，则说明水分基本符合要求。

第四，检查香菇中是否有虫蛀、发霉、烤焦以及非食用菌等杂物混入。

·四季养生小贴士·

香菇具有极强的吸附性，必须单独贮存，即装贮香菇的容器不得混装其他物品，贮存香菇的库房不宜混贮其他物资。另外，不得用有气味挥发的容器或吸附有异味的容器装贮香菇。光线中的红外线会使香菇升温，紫外线会引发光化作用，从而加速香菇变质。因此，必须避免在强光下贮存香菇，同时也要避免用透光材料包装。

◎ 冬至吃狗肉，养好身体第一宗

在20世纪80年代，电影《少林寺》可称得上是中国功夫片中的经典之作。电影里有这样一组镜头：几个年轻气盛的和尚因苦练功夫消耗大量的体力，每天的清汤素菜使他们饥肠辘辘。于是他们不顾斋戒，在野外偷偷烤烧狗肉，谁知狗肉香飘数里，引得很有定力的住持寻味而至，双手合十，口念："酒肉穿肠过，佛祖心中留。善哉！善哉！"和尚偷吃狗肉的情节饶有趣味，给人们留下了深刻印象。

这当然是影片中一个虚构的有趣场景，但是狗肉的醇香却是不容置疑的。在民间就有"寒冬至，狗肉肥""狗肉滚三滚，神仙站不稳""吃了狗肉暖烘烘，不用棉被可过冬""喝了狗肉汤，冬天能把棉被当"的俗语。由于狗肉味道醇厚，芳香四溢，有的地方又叫香肉，它与羊肉都是冬至进补的佳品。

冬至吃狗肉的习俗据说是从汉代开始的。相传，汉高祖刘邦在冬至这一天吃了樊哙煮的狗肉，觉得味道特别鲜美，赞不绝口。从此在民间形成了冬至吃狗肉的习俗。现在的人们纷纷在冬至这一天吃狗肉、羊肉以及各种滋补食品，以求来年有一个好兆头。

狗肉的营养价值很高，每100克狗肉含蛋白质14.5克、脂肪23.5克，可与牛肉、猪肉相媲美，而且含有钾、钙、磷、钠及多种维生素和氨基酸，是理想的营养食品。狗肉的食法也很多，有红烧、清炖、油爆、卤制等。烹饪时，应以膘肥体壮、健康无病的狗为佳，疯狗肉一定不能吃。刚被宰杀的狗有土腥气味，不宜立即食用，应先用盐渍一下，以除去土腥味，然后取出切成块，再以清水充分洗净。

狗肉不仅味道鲜美、营养丰富，而且具有入药疗疾的效用。狗肉味甘、咸、酸，性温，具有补中益气、温肾助阳之功效，非常符合冬季进补之要义。《本草纲目》说狗肉："安五脏，补绝伤，轻身益气，宜肾，补胃气，壮阳道，暖腰膝，益气力。补五劳伤，益阳事，补血脉，厚肠胃，实下焦，填精髓。"故此，中医历来认为狗肉是一味良好的中药，有补肾益精、温补壮阳等功用。现代医学研究证明，狗肉中含有少量稀有元素，对治疗心脑缺血性疾病、调整高血压有一定益处。狗肉还可用于虚弱症，如尿溺不尽、四肢厥冷、精神不振等。不仅如此，狗肉还对人体的内分泌、消化、神经、生殖系统疾病等有一定的治疗作用，它可以强壮人体，提高人体的免疫力和消化功能，增强性能力等。用狗肉加辣椒红烧，冬天常服，可增强抗寒能力。

但是，狗肉性温热，多食易生热助火，故凡发热病、阴虚火旺炎症、湿疹、痈疽、疮疡等患者忌食；因含嘌呤类物质，故痛风患者忌食，孕妇亦忌食。另外，狗肉与鲤鱼相克，不宜共食，更不宜同烹。此外，吃完狗肉后千万不要再喝茶。狗肉也不能与大蒜同食，否则易助火损人，火热阳盛体质的人更应忌食。

狗肉的吃法有很多，现在就介绍一种狗肉中最出名的做法——"沛县狗肉"，这道菜不仅好吃，有历史有典故，而且有温肾散寒、壮阳益精的功效。具体做法如下：

原料：狗肉750克，甲鱼1只约650克，葱姜片各50克，绍酒50克，酱油20克，精盐10克，味精2克，白糖5克，八角5克，花椒10克（用纱布包好），硝水15克，汤800克。

制法：将狗肉切块，用绍酒、葱姜各半、精盐6克及硝水拌匀腌渍约2小时，再用清水泡约1小时。甲鱼宰杀治净，剁成块。将狗肉块下入沸水锅中煮透捞出。将甲鱼沸水锅内焯透捞出，放入砂锅内，加入余下调料（不含味精）、狗肉块及汤，盖严盖，炖至熟烂，去掉葱、姜，加入味精即成。

◉ 冬季鲫鱼最肥美，温补身体正当时

鲫鱼又名鲋鱼，另称喜头，为鲤科鱼类，产于全国各地。《吕氏春秋》载："鱼之美者，有洞庭之鲋。"可知鲫鱼自古为人崇尚。鲫鱼肉嫩味鲜，尤其适于做汤，具有较强的滋补作用。冬季之所以是吃鲫鱼的最佳季节，自然是看好其温补之功。明代著名的医学家李时珍赞美冬鲫曰："冬月肉厚子多，其味尤美。"民谚也有"冬鲫夏鲤"之说。

鲫鱼含有丰富的蛋白质，不仅质优，而且齐全、易于消化吸收，是肝肾疾病、心脑血管疾病患者的良好蛋白质来源，常食可增强抗病能力。

《本草纲目》中记载："鲫鱼性温，味甘；健脾利湿、和中开胃、活血通络、温中下气。"对脾胃虚弱、水肿、溃疡、气管炎、哮喘、糖尿病患者有很好的滋补食疗作用；产后妇女炖食鲫鱼汤，可补虚通乳；先天不足，后天失调，以及手术后、病后体虚形弱者，经常吃一些鲫鱼都很有益；肝炎、肾炎、高血压、心脏病、慢性支气管炎等疾病的患者也可以经常食用，以补营养，增强抗病能力。另外，鲫鱼子能补肝养目，鲫鱼脑有健脑益智的作用。

吃鲫鱼时，清蒸或煮汤营养效果最佳，若经煎炸则上述的功效会大打折扣。冬令时节食之最佳。鱼子中胆固醇含量较高，故中老年人和高脂血、高胆固醇者应忌食。

下面，就介绍几种鲫鱼的食疗制法。

清炖鲫鱼汤 ————————————————————————————

原料：新鲜大鲫鱼1尾，生姜、香葱、花椒、蒜片适量。

制法：将鲫鱼刮鳞、剖肚、去鳃，放入适量沸水中，加诸料慢炖十几分钟，待汤汁白亮浓稠之后，加入适量精盐、陈醋，再稍炖片刻熄火，撒入香菜、味精，滴上少许香油便可食用。

功效：此汤可健脾利湿，促进血液循环，增进食欲，更具有通乳、下奶的功效，很适合顺产和剖宫产的新妈妈食用。

鲫鱼砂蔻汤

原料：大鲫鱼1尾（约200克），紫豆蔻6克，砂仁、陈皮各3克，生姜3克，胡椒1克。

制法：将鲫鱼去鳞、鳃及内脏，洗净。将砂仁、紫豆蔻填入鱼腹中，下锅，加水适量，煮沸后改为小火。起锅前加入胡椒、陈皮、生姜煮1～2分钟即可。

功效：此方具有健脾温胃、行气止痛的功效。适于虚寒型的胃炎、溃疡病，胃炎、溃疡病患者可选用。

蛋奶鲫鱼汤

原料：鲫鱼1条，胡椒粒5颗，牛奶20克，姜10克，葱10克，盐、鸡精各适量。

制法：将鲫鱼剖腹后，清洗干净待用。把鲫鱼放置3成热的油中过油，以去除鲫鱼的腥味。加入适量水和调料，用小火清炖40分钟。起锅时加入少许牛奶，能使汤变得浓稠，口感更佳。

功效：健脾利湿，美容除皱。

·四季养生小贴士·

宝宝脏腑娇嫩，不耐寒热，脾虚肝旺，外感风寒就会影响到肺或导致脾虚而失去正常功能。对久咳不愈的孩子可以用鲫鱼汤治疗，但要注意：不要过浓、过咸。

◉ 冬饮补酒，滋补强身益处多

药酒自古以来就有"百药之长"的说法。《备急千金要方》记载："冬服药酒两三剂，立春则止，终身常乐，百病不生。"药酒制作方便，很适合家庭自制。在这里，介绍几种泡制方法简单、冬令服用有益于滋补强身的药酒，可以根据自己的实际情况泡制服用。

鹿茸酒

鹿茸3克，白酒500克。将鹿茸装入纱布袋内，扎紧口，放入盛有白酒的瓶或罐内，密封，浸泡7天即可。补肾壮阳，适用于肝肾不足诸症。鹿茸味甘、咸，性温，归肝、肾经，为补阳的名贵之品。《本草纲目》说其"生精补髓，养血益阳，强健筋骨，治一切虚损，耳聋，目暗，眩晕，虚痢"。素体阳盛者、阴虚阳亢者忌饮。

灵芝人参酒

灵芝50克，人参25克，冰糖50克，白酒2000毫升。将灵芝洗净，切成薄片，人参切成薄片，放入盛有白酒的瓶或罐内，加入冰糖，浸泡15～30天即成。此酒大补元气、益肺健脾。适用于各种气虚之症，尤适用于脾肺气虚所致食欲不振、倦怠无力、脘腹胀满、反胃及呼吸短促、喘促、久咳、肺痨等。

海马酒

海马 1 对，白酒 500 毫升。将海马洗净，放入盛有白酒的瓶或罐中，浸泡半月即可。此酒温肾壮阳、活血化瘀、散结消肿。适用于肾阳不足之阳痿、遗精、遗尿及跌打损伤、瘀血痞块等，还可用于各种肿瘤、肿毒等。

黑芝麻核桃酒

黑芝麻 25 克，核桃仁 25 克，白酒 500 毫升。将黑芝麻、核桃仁洗净，同放入瓶中，倒入白酒，密封浸泡半月左右即可。此酒润肺止咳、补肾固精、润肠通便、强壮身体、延缓衰老。适用于肺燥咳喘、肺阴虚的干咳少痰、肾虚咳喘、腰膝酸软、遗精、阳痿、小便频数、大便干燥等症。

人参枸杞酒

人参 10 克，枸杞子 20 克，白酒 500 毫升。将人参切片，枸杞子洗净，放入盛有白酒的瓶中，浸泡半月左右即可。此酒大补元气、养肝明目。适用于一切气虚之症，如肺气虚之呼吸短促、脾气虚之食欲不振、肾气虚之小便频数、不禁，心气虚之心悸、失眠，中气不足之脱肛、胃下垂等。另外，还可用于肝肾不足之夜盲、视物不清等。

西洋参酒

西洋参 50 克，白酒 500 毫升。将西洋参切片，放入盛有白酒的瓶中，浸泡半月即可。益气滋阴清热。适用于气血亏虚之少气、口干、咽干、声音嘶哑、干咳、午后潮热、咯血盗汗、肺结核等。西洋参为名贵补药，以益气养阴为主，补而不燥，泡酒常饮是益气养阴、疗虚损之上品。体质虚寒者忌服，有腹冷痛、寒性泄泻者禁饮。

虫草酒

冬虫夏草 15 克，白酒 1000 毫升。将冬虫夏草捣碎，放入瓶中，倒入白酒，密封浸泡半月左右即可。具有补肺益肾、止咳化痰之功效。适用于肺气虚或肺肾两虚而致的咳喘气短、痨咳痰血，或阳痿遗精、腰膝酸痛及病后体虚不复等症。冬虫夏草味甘，性平，归肺、肾经。平补肾阳、阴精，尤益肺阴不足。外感风寒或实热咳嗽者忌用。

·四季养生小贴士·

补酒最好在饭前服用，一般每日早、晚各服 1 次，这样有利于药物乘酒力为人体吸收。药酒性温偏热，每次饮用宜在 10 ～ 30 毫升，切忌贪杯，伤及肝脾。另外，感冒、发热、妊娠、经期应当停服，高血压、心脏病、肝脏病、严重溃疡病患者也应慎服药酒。

◉ 跟着乾隆学养生，冬季就喝固元汤

历代皇帝中的高寿者的确不多，但是清朝乾隆皇帝却一生身体健康。这是因为乾隆皇帝十分注重冬季喝汤进补，在这一点上，我们要向他看齐。

为什么乾隆要在冬季喝汤进补呢？这是他深谙养生之道的结果。冬季寒风凛冽，万物蛰伏，大自然中阳气潜藏，阴气旺盛，因此冬季养生要从养阴藏阳着手，潜藏阳气，养护阴精，

所以要注意补肾。

乾隆爱喝汤，御厨便将各种药材按比例配比后研磨，同牛肚一起放入锅内，共煮6个时辰熬制成汤，传说此汤可以延缓衰老、滋阴壮阳。现在多用牛肚、牛骨，放入当归、党参、枸杞子等中药炖煮两三个小时。

牛肉"安中益气，养脾胃"，当归、党参可以补充气血，枸杞子是滋肝益肾的佳品。这样慢炖出来的汤，肉或是骨头，包括放的当归、党参这些中药，不管是药效成分还是营养成分都溶解在汤里，容易吸收，尤其是对脾胃功能不好的老年人。冬天气候干燥，汤既有营养还能补水。此外，热乎乎的汤是御寒佳品。

除了喝汤进补以外，乾隆喝酒很有节制，他总是根据不同季节适量地喝补酒。在众多的补酒中，乾隆皇帝最喜欢的一种补酒是松龄太平春酒，每到立冬进补，乾隆就常饮这种酒。

酒有活血御寒的作用，加入药材后，药溶解在酒里起到滋补作用。另外，药酒是药不是酒，如果把中药放进酒里再喝这就是药，是一种中成药制剂，所以要根据自己的体质，对症喝酒，并且控制酒量。乾隆的长寿还在于他用药饵补养。清宫药养之品首重人参。人参可以大补元气、补脾益肺、生津止渴和益智安神。乾隆进补人参每天不超过3克，从50岁以后不断地吃，方法是将人参切成片放在嘴里含着，这样不仅进药均匀，而且还能促进消化液的分泌，帮助消化。

以上是乾隆皇帝的养生良方，而且现在的生活水平提高了，普通百姓像皇帝一样养生也不是什么难事了。我们在自己家中的厨房就可以做出古代皇帝才能享受的美味汤品。

冬季由于气温较低，人易出现脾胃虚寒、腹泻、腹部疼痛等病症，因此要适当做好保暖工作：及时添加衣服但不宜过厚，升高室内温度但不宜过高，否则出门时易感冒。此外，腮腺炎、麻疹、流感等疾病在这个季节易高发，治疗它们的最好办法就是注意锻炼身体，提高抗病能力。当然，也可在医生的指导下服用中药来预防疾病，如可用板蓝根来预防流感。

·四季养生小贴士·

冬季养生还要注意以下这些问题：因为冬季排汗较少，因此不宜吃太咸的食物，多吃新鲜蔬菜和水果可有效补充维生素；热量较高的食物往往是滋阴壮阳的佳品，比如羊肉、龟、鳖等。人们在冬季应保持充足的睡眠，最好早睡晚起。

◉ 火锅热腾腾，享用有讲究

冬天天气寒冷，大家都爱吃热腾腾的火锅，但是火锅虽然好吃，却也有很多讲究。涮火锅时，肉片是不可缺少的一道原料。涮肉时，要注意以下几点：肉片越新鲜越好。肉片如果储存时间过长，其营养成分就会大量损失。新鲜肉片要切薄，若肉片厚，涮时不易杀死寄生虫虫卵，涮的时间过长还会引起营养的损失。一般来讲，薄肉片在沸腾的锅中烫1分钟左右，肉的颜色由鲜红色变为灰白，才可以吃。

除此之外，吃火锅还有以下五大忌。

一忌在火锅停用一段时间后立即使用：在使用火锅前一定要用布浸蘸食醋，再加点盐擦拭，把火锅彻底刷洗干净再用。

二忌生食：有些人吃火锅为了鲜嫩，不等肉菜煮熟就下肚，这样很不卫生。应该将生肉、生鱼或海鲜先煮再放蔬菜，待熟后再吃，以便充分杀死食物中所带的细菌或寄生虫卵。但也不宜将蔬菜煮得时间过长，以免破坏蔬菜中的营养。

三忌烫食：刚从火锅中取出鲜烫的食物，不宜马上送入口中，应放在碗内稍凉一下再吃，以免烫伤食道黏膜，造成溃疡或口腔膜起疱。

四忌过辣：有些人吃火锅时辣椒、蒜、葱等调料放得太多，对胃黏膜造成一定的损害。特别是患有肺结核、痔疮、胃炎及十二指肠溃疡的人，更应少吃辛辣食物。

五忌把吃剩的菜和汤放在火锅中过夜：过夜的残菜和汤同样会含有过多的铜氧化物，吃后容易引起中毒，轻者头晕、恶心，重者造成心、肝、肾损害。

另外，吃火锅时还要注意：羊肉不能和醋共食，因为羊肉性热，能益气补虚；醋中含蛋白质、糖、维生素、醋酸及多种有机酸，其性酸温，消肿活血，应与寒性食物配合，与羊肉不宜。喝白酒时不宜吃牛肉，因为牛肉属于甘温食物，补气助火；白酒属大温之品，与牛肉相配则如火上浇油，容易引起牙龈发炎。

此外，吃火锅时还应注意肉类与蔬菜类的均衡，餐后得吃些水果；火锅汤中的钠离子、钾离子较多，有肾病、高血压的朋友不宜吃火锅。火锅料如鱼丸、虾丸等各种丸子，含有大量的油脂，糖尿病、高血压、高脂血的患者要注意。火锅汤中含有大量嘌呤，痛风患者不要吃。调味料如辣椒酱对于肠胃刺激大，有胃肠疾病的人尽可能使用麻油等较清淡的调料。

·四季养生小贴士·

碳酸饮料除了含糖分外，含其他营养成分很少，但其中的二氧化碳可促进体内热气排出，产生清凉爽快的感觉，补充水分的效果也较好。果汁饮料含有丰富的有机酸，可刺激胃肠分泌、助消化，还可使小肠上部呈酸性，有助于钙、磷的吸收，但控制体重的人和老年人、血糖高者要注意选用低糖饮料。蔬菜汁、乳品和植物蛋白饮料，如酸奶、杏仁露、椰汁等，适合有慢性病的人和老年人。吃火锅时适量喝点白酒或葡萄酒，可以起到杀菌等作用。

◎ 冬季补虚，芡实是佳品

芡实，也叫鸡头米、水鸡头等，味甘，性平，入脾、肾、胃经，具有滋补强壮、补中益气、固肾涩精、补肾止泻、开胃进食之功效。芡实含有大量对人体有益的营养物质和微量元素，如蛋白质、铁、钙、B族维生素、维生素C、粗纤维、胡萝卜素等，易消化吸收，是冬季补虚不可或缺的佳品。

古药书中说芡实是"婴儿食之不老，老人食之延年"的粮菜佳品，它具有"补而不峻""防燥不腻"的特点，是冬季进补的首选食物。芡实为睡莲科植物芡的成熟种仁，主产于江苏、山东、湖南、湖北、安徽等省区，其他地区亦有产。以颗粒饱满，均匀，粉性足，无破碎，干燥无杂质者为佳。秋末冬初采收成熟果实，除去果皮，取出种子，洗净，再除去硬壳（外种皮），晒干，生用或麸炒用。有收敛固精等功效，适用于慢性泄泻和小便频数、梦遗滑精、妇女带多腰酸等。

芡实含有丰富的淀粉，可为人体提供热能，并含有多种维生素和碳水化合物，保证体内营养所需成分。芡实可以加强小肠吸收功能，增加血清胡萝卜素浓度。实验证明，血清胡萝卜素水平的提高，可使肺癌、胃癌的发病概率下降，大大减少癌症发生的机会。白带多、肾亏腰脊背酸的妇女、体虚尿多的儿童、小便频数的老人、遗精早泄者、慢性腹泻者、慢性肠炎者，吃芡实会有很好的疗效。但因为芡实有较强的收涩作用，所以便秘、尿赤者及妇女产后皆不宜食。

怎么吃芡实才最能发挥其最大的功效呢？下面就介绍几种吃法供大家参考。

（1）取芡实50克，花生40克，红枣10枚，煎煮。补脾肾、益气养血，对脾胃虚弱者、贫血者、体虚者有效。

（2）用炒芡实25克，红枣8枚，炒扁豆20克，糯米100克，煮粥，每日1次。可治老年人脾肾虚弱、便溏腹泻。

（3）芡实、黄精、玄参、龟板、生地黄、沙参、女贞子、麦冬、天冬、白芍各9克，水煎服，每日一剂。适于肾气不足引起的消瘦、心烦失眠、头昏耳鸣、腰酸遗精等。

（4）芡实15克，薏苡仁15克，山药20克，党参10克，白扁豆10克，白术9克，水煎服，每日1剂。可治脾虚腹泻、消化不良、久泻不止，有良效。

（5）生芡实40克，糯米100克，金樱肉15克，煮粥食用。可治老年人肾气虚弱、夜尿频数。

> **·四季养生小贴士·**
>
> 应用于脾胃虚弱引起的经常性腹泻：芡实散30克，加白糖适量调匀，加水煮成糊状服，每天3次，连服10天。注意吃芡实要用慢火炖煮至烂熟，细嚼慢咽，方能起到充养身体的作用。芡实与鱼头同食，还有健脑效用，可以治疗神经衰弱。

◎ 食补冬三月，吃得安全最重要

冬季是亚硝酸盐、豆角、发芽土豆和食品污染所致的细菌性食物中毒的多发季节，所以在进补的时候一定要注意饮食安全。

亚硝酸盐中毒：一是蔬菜腐烂变质或腌制不透而致的亚硝酸盐含量增高；二是建筑工地多以硝酸盐作为防冻剂加入混凝土中，因其形、态、味与食盐极相似，容易误食发生集体中毒；三是在鱼、肉类制品的加工中，亚硝酸盐作为发色剂被广泛使用。中毒症状为：口唇、指甲以及全身皮肤呈现紫绀等组织缺氧表现，并伴有头晕、头痛、心率加速、烦躁不安、呼吸急促，严重者可有心率减慢、心律不齐、昏迷和惊厥等症状。

豆角中毒：症状为恶心、呕吐、腹泻、腹痛、头晕、头痛等消化系统及神经系统症状。预防措施：冬季炒食四季豆、芸豆时一定要先用开水烫，炒熟煮透。

发芽土豆中毒：潜伏期为数十分钟至数小时，症状为舌、咽麻痹，胃部灼痛及恶心、呕吐等胃肠道症状。预防措施：土豆应存放于干燥阴凉处，发芽后的土豆食用前应将芽眼周围彻底挖掉，烧熟煮透，芽眼超过4个以上的发芽土豆应丢弃。

细菌性食物中毒：由于食品在加工、储存、运输等过程中被致病性微生物污染，以致食用后引起中毒，其共同的临床特点为潜伏期短，集体发病，大多有恶心、呕吐、腹痛、腹泻等胃肠炎症状。中毒食品多为鱼、肉、乳、蛋、豆、面类制品。预防措施：各食品生产经营单位要切实做好各项食品卫生工作，防止加工销售环节的污染，要做好会议、婚宴等大型聚餐活动的食品保障，严格留样制度，防止群体性食物中毒的发生。

另外，大棚蔬菜水果没洗净就食用也会引起食物中毒。大棚种植的植物对农药需要量较大，再加上冬季寒冷，植物进行光合作用时不能完全将农药吸收分解，所以，清洗不净会导致冬季吃蔬菜水果时农药中毒。而腐烂的白菜也容易形成食物中毒。白菜的叶子中含有较多的硝酸盐，腐烂后其含量会明显增高。一旦大量进食，经肠道细菌作用，会还原成亚硝酸盐而发生中毒。主要表现为头晕、呕吐等，严重的会出现呼吸困难、血压下降。为防止中毒，应避免蔬菜在高温下长时间堆放。

第四章
寒九腊月天，生活起居要"养藏"

进入寒冬腊月，一切都步入了沉睡状态，动物冬眠了，植物凋零了，万物萧索，所以人也要遵循自然规律，进入深居简出的阶段，也就是中医里的"养藏"。早上，我们伴随太阳的升起而起床，做什么事都不要急躁，一切以保暖为首要，穿衣、吃饭、洗澡、睡觉都要讲究方式、方法。说得形象些，我们的冬天就要像种子一样，积蓄足够能量，等待春天破土而出的那一天。

◎ 冬天"养藏"，和太阳一起起床

"冬三月，此谓闭藏，水冰地坼，无扰乎阳。早卧晚起，必待日光。使志若伏若匿，若有私意，若已有得，祛寒就温，无泄皮肤，使气亟夺。此冬气之应，养藏之道也。"

这是《黄帝内经》中关于冬季养生之道的论述。冬三月也就是农历十、十一、十二这三个月，这个季节寒水结冰，地表干裂，一派生机闭塞之象。人在此时千万不要扰动阳气的收藏，起居生活方面面要遵守这一原则。

那么，我们具体该如何在冬三月里做好"养藏"工作呢？主要应从以下几个方面着手。

第一，早睡晚起，最好等太阳出来以后再起床。同时，由于寒冷，冬季最好在家里待着，尽量少出门。

第二，保证足够睡眠。俗话说"春困秋乏夏打盹，睡不醒的冬三月"，有些人一到冬天就一副无精打采的样子，这主要是因为冬天天气寒冷，自然界阳气不足，而人与自然界之间相对有一个平衡，人体内随之也会出现阳气不足。阳气不足人就会感到没有精神，成人每天的睡眠时间不应少于 8 小时，青少年每天的睡眠时间不少于 10 小时。不要熬夜，同样是睡 8 小时，但晚上 23 点前入睡和夜里 3 点睡效果肯定不同，后者易感到疲劳。

第三，多参加体育锻炼。比如跑步、游泳等运动量较大的锻炼，可以让人运动过后感到神清气爽，精力充沛。但运动后大量出汗要注意保暖，以免感冒。晨练时间不宜过早，最好是天气晴好，有阳光初照时。

第四，注意保暖，多晒太阳。日常生活中要尽量远离寒气，接近温气，不要让皮肤暴露于寒风之中，使已经收藏的阳气向外散失。特别是脚和腿，不要为了贪恋苗条身材而穿单薄的衣服。

第五，不宜洗冷水澡，也不提倡冬泳，以免阳气耗损太大。

此外，在冬季，老年人可根据自己的体质、爱好，安排一些安静闲逸的活动，如养鸟、养鱼、养花，或练习书法、绘画、棋艺等。如果进行室外锻炼，运动量应由小到大，逐渐增加，以感到身体热量外泄微汗为宜。恰当的运动会让人感到全身轻松舒畅，精力旺盛，体力和脑力功能增强，食欲、睡眠良好。

冬日大脑与身体各器官的细胞仍然需水分滋养，保证正常的新陈代谢。冬季一般每日饮水不应少于 2000 毫升。冬季门窗紧闭，室内空气很差，要经常打开门窗通风换气，保持空气清新。

◉ 科学过冬，室内工作要到位

进入冬季以后，人们的出行次数会大大减少，大多喜欢待在暖暖的屋子里。其实，从健康角度考虑，冬季的室内保健是至关重要的。

第一，冬天再冷，也要适当通风

很多人觉得冬天开门、开窗会放掉屋子里面的热气，太冷了，所以就一直捂着。事实上，这种观念是错误的。有报告显示：成年人每小时大约要呼出 20 升二氧化碳。也就是说，如果两个人在一个密闭的 6 平方米的房间里，8 小时后会使室内二氧化碳的浓度达到严重危害健康的地步，甚至是致命的。这也是为何在室内待得太久会出现头晕、乏力、胸闷、烦躁等症状。对此，冬季室内外通风是非常必要的。由于热空气比冷空气轻，我们开窗通风时应使进风口低于出风口。如果房间自然通风条件差，可以借助电风扇来机械地通风，但要避开冷风直接吹入。

第二，保持室内适宜的温度和湿度

从健康需要而言，冬季室内温度在 16℃～ 20℃比较合适，以 18℃最为理想。不过，长期处于温室之中，会减弱人体适应气温变化的能力。所以，从养生保健的角度出发，我们不可久居温室，应适当进行一些户外锻炼。关于冬季室内的相对湿度，应以 40%～ 60%为宜。我们可以在家里备一个湿度计，以满足监测需要。一般来说，由于冬季气候比较干燥，室内相对湿度通常会偏低。对此，我们可以在室内养一盆水仙，不但能调节室内的相对湿度，还会使居室显得生机勃勃。当然，我们也可以通过向地上洒水、用湿拖布把地板拖湿、在暖器附近放盆水等方式来增加室内湿度。

第三，清除室内过敏原

由于冬季人们大部分时间都待在室内，室内空气携带的过敏原就会较其他季节增多。其中最为常见，也是最重要的过敏原就是尘螨和霉菌。尘螨是一种四季都存在的室内卫生问题，尤其喜好被褥、睡椅和地毯。尘螨引起的过敏反应，包括鼻子、眼睛发痒和哮喘发作。对此，我们要经常清洗晾晒窗帘、床单、被罩和枕套；经常吸去吊扇顶部和天花板上的灰尘；经常清洗空调的过滤网；购买和使用能隔离灰尘的床垫套子；每周用热水洗一次内衣等。霉菌则多滋生在浴缸、洗涤槽和洗衣机内桶等处，解决办法主要是保持卫生间干燥，注意洗衣机内桶的清洁等。

总之，想要在室内度过一个健康而温馨的冬季，上述三方面的工作就一定要做好。

冬季还可以利用空气净化设备消除室内污染。不过，虽然目前市场上有各种空气净化器、空气加湿器等产品，但是由于产品的使用方法和性能不同，一定要在专家的指导下选择好的净化器。

◎ 细节决定睡眠，为冬季健康加分

很多人都有这样的感觉，冬天天气寒冷，觉也睡得比夏天舒服。事实上，睡得多不等于睡得好，一些人没有关注睡眠卫生，长期存在不良的睡眠习惯，导致失眠等睡眠问题。因此，要想提高睡眠质量，最重要的就是创造良好的睡眠环境。

具体说来，冬天要想睡个好觉，为健康加分的话，需要注意以下 8 个细节。

细节1：光线

睡觉与一种叫褪黑素的激素有关，冬天下午 17 ～ 18 时就天黑，光线减少，人体的褪黑素分泌增加，因此有想睡觉的感觉。相比夏天天亮得早，因为有光的抑制，醒来之后想继续入睡也比较困难。农村天黑以后的环境非常适合睡觉，城市还有很多光源，一个好的睡眠环境就要尽量减少光的影响。另外，冬天的气温等其他环境因素也比较适合睡觉。

细节2：门窗

天一冷就把门窗关得严严实实肯定不好，空气不流通容易产生病菌。但把门窗全部打开也不好，风对着吹容易感冒。有些人睡觉容易落枕，这可能是被冷风吹到的原因，有的人甚至睡醒的时候出现面瘫。门窗具体打到什么程度，要根据个人是否怕冷的具体情况来定。如果怕冷，可以把卧室的窗关了，把卧室的门和客厅的窗打开，通过这种方式使室内的空气保持流通。

细节3：睡衣

由于冬天比较冷，有些人喜欢穿比较多的衣服睡觉，这并不利于人体的放松。睡觉时，要尽量让身体得到放松。另外，化纤和尼龙质地的睡衣会对皮肤造成刺激，容易使皮肤发痒，影响睡眠质量。棉质的内衣和睡衣穿得舒服才能睡得香。

细节4：被子

有些父母担心自己的孩子着凉，睡觉的时候会给他盖比较厚的被子，这比较容易堵住他的嘴和鼻。大人的嘴、鼻被堵住后会自己把它拨开，但很小的婴儿和儿童缺乏这方面的能力，因此影响通气。另外，小孩睡觉过程中可能会踢被，父母照看孩子被子有没有盖好的次数要更勤一些。担心小孩着凉而给他穿很厚的衣服是不可取的，因为衣服越厚束缚越多，睡觉越不舒服。

细节5：沐浴露

睡眠质量的好坏不仅跟睡着后有关，在睡眠没有开始之前，人体舒不舒服，也决定了晚上的觉睡得安稳不安稳。比如说，沐浴露有很多类型，可以针对不同人的不同皮肤类型。但冬天的皮肤比较干燥，最好使用滋润型的。沐浴露选用不当，容易因为皮肤不舒服而引起心烦，从而影响睡眠。

细节 6：饮食

晚饭不要喝太多汤。冬天天冷，皮肤出汗不多，水分的循环比较少，因此与夏天比相对多尿，小便的次数要多一些。睡觉的过程中如果需要起来解手，就会打断睡眠，有些人可能需要有一段时间才能再次入睡。并且被窝内外的温差比较大，上洗手间的时候也容易着凉。晚上 7～8 时以后水也少喝一些，尤其是肾功能相对比较差的老人。

细节 7：泡脚

"热水泡泡脚，胜过吃补药"，冬天睡觉之前，用热水泡泡脚能加快血液循环，有助于加快进入睡眠和提高睡眠质量。

细节 8：睡姿

很多小孩喜欢冬天睡觉的时候让父母搂着睡，也有些伴侣喜欢拥抱着睡，这不是好的睡眠习惯。首先是一人翻身会影响到另外一人，更重要的是一个人呼出来的空气很快又被另一个人吸进去，这些气体以二氧化碳为多。如果一定要拥抱着睡觉，最好是采用同一方向的体位，不要面对面，以减少吸入不新鲜的空气。

⊙ 冬季着装，保暖、舒适都重要

冬季温度较低，人体要保持热量平衡，就必须加强组织代谢，增加供养，如不能满足，就会消耗体内细胞的储备。此外，冬季温度过低，会导致身体抵抗力下降，引发各类疾病。所以，冬季科学御寒对养生十分重要。

冬天人们都会穿得厚厚的来保暖，但冬季穿衣也有讲究。有人喜欢将衣服紧紧地"捆"在身上，这样不能达到保暖效果，反而会对身体造成伤害。冬季穿衣要选择保暖、舒适的衣服，要有一定的件数和适宜的厚度。还要根据室温控制穿衣，冬季室内外的温差太大，人体会难以适应而容易诱发感冒等疾病。穿衣忌衣领过高过紧，衣领过紧会使颈部血管受到压迫，使血液不能正常输送，从而导致颈椎病等。

在寒冷的冬天，人们一般都会穿上暖和的衣服来抵御严寒，但是有些却不重视头部的保暖。

人的头部是大脑神经中枢的所在地，头为诸阳之会，因为头部的皮肤很薄，但血管粗、汗毛多，所以体内热能的散发量也很大。静止状态下不戴帽子的人，在环境温度为15℃时，从头部散失的热量约占人体总产热量的30%，4℃时约占50%，零下15℃时可高达75%，所以在寒冬季节如果一个人只是穿了保暖的衣服，却不戴帽子，那就好比热水瓶里灌满了热水，但不塞住瓶口一样，热气会源源不断地向外散发。体热从头部散发出去后，就会损害人的阳气，消耗机体的能量。如果头部长期暴露在外面接受寒冷的刺激，还会使头部血管收缩，头部肌肉紧张，引起高血压、脑出血、血管神经性头痛、伤风感冒、面神经麻痹等病症。

俗话说"冬天戴帽子，胜过穿棉袄"，在寒冷的冬季，戴一顶保暖性能良好的帽子是非常必要的，尤其是体弱多病的人和老人，更要采取必要的头部防寒保暖措施，以预防风寒侵袭头部。

·四季养生小贴士·

> 冬季要合理穿衣，随时增减。有的家长给小儿穿衣过多，孩子稍有活动，汗水把内衣湿透，而小儿不会表示需要更换内衣，只能凭自身的体温把湿衣暖干，天天如此，容易伤风感冒，对健康不利。同时应随气候变化而增减，在活动前或进入有暖气房间时应脱去外衣。此外，孩子外出时最好戴口罩，避免着凉。夜间盖好被褥，家长或保育员应勤查看，幼儿踢被褥时及时盖好，以免孩子着凉。不然，常会引起其他大病发生，如肺炎、心肌炎、大叶性肺炎、急性肾炎。

◎ 一夜寒风冷，注意被窝"小气候"

冬天由于天气寒冷，尤其到了夜里睡觉的时候，更是寒气袭人。对此，许多朋友喜欢紧闭门窗，蒙头入睡。殊不知，这样睡觉看似"保暖"，其实对身体健康非常有害。

研究表明：温度是影响睡眠的最主要的气象要素，最适宜入睡的被窝温度为32℃～34℃。我们知道，人体的恒温一般在36℃～37℃。所以在冬季，睡前被窝温度远低于体温，如果睡前不采取一定的措施，人体在接触被窝后的一段时间内，皮肤受到寒冷的刺激，会引起大脑皮质的兴奋，从而不利于入睡。

同时，被窝里的湿度也是影响睡眠的一个重要因素。实验表明，50%～60%的相对湿度对人体最为舒适。但人在睡眠中因汗液蒸发，被窝湿度常常高于60%，为了获得湿度最佳状态，晴天要多开窗通风，特别是阴雨和降雪天气以后。若长时间阴雨或降雪，可以用空调除湿，或是室内增温达到除湿的目的。

此外，我们家用的被子通常在3千克左右，对睡眠比较有益。如果被子太重了，既压迫胸部，导致肺活量减少，易做噩梦，又易使被窝温度超过35℃，汗液增多，醒后反而感到疲劳，还容易受凉。如果被子过轻了，会达不到良好的隔热和保暖效果。

总之，冬季保持被窝里有适宜的小气候，对保证睡眠的质量极为重要。

在寒冷的冬天，为了使被窝湿度趋于最佳状态，我们应在天晴的时候及时开窗通风、采光，使室内湿度迅速降低。如果遇到长时间降雪或阴雨的天气，我们可以借助空调等对室内进行增温、除湿，从而达到维持被窝适宜小气候的目的。

手套和鞋袜，穿戴有讲究

众所周知，在寒冷的冬天，戴手套、穿棉鞋、穿棉袜，几乎是人们御寒保暖必不可少的部分。然而，却很少有人知道，在这三方面是有很多健康讲究的。

第一，冬天戴手套，既要合适，又要专人专用。

由于疥疮、手癣等病可以通过手套传染，我们每个人都应固定使用自己的手套，不要随便乱戴别人的手套。对于手套的选择，首先要尺码合适，因为太大会达不到保暖的效果，并使手指活动不便；太小会使手部血液循环受阻，引起不适。对于患手足皲裂的朋友，由于冬季皲裂加重，手部常需要擦药，宜选择里层为薄织品的手套；对于患多汗症的朋友，宜选择既保暖又有良好吸水性的棉织手套；对于皮肤对化纤材料过敏的朋友，宜选择不含这类材料的手套。

第二，冬天别穿太紧的鞋子。

很多朋友冬天脚怕冷，刻意穿比较紧的鞋子，以为这样会保暖。其实脚部尤其是脚趾如果受到挤压，会出现血液循环不畅，从而产生脚趾肿胀、疼痛等，甚至形成血栓。特别是走起路来，鞋子太紧会使人体重心前倾，时间一长，脚部皮肤容易磨损或长水疱，再加上冬季寒冷的天气，很容易造成冻伤。此外，鞋子太紧，还会引起足底趾骨炎等疾病。

第三，足跟裂的人要慎穿棉袜。

有些患有足跟裂的朋友，皮肤很干燥，在冬季更容易缺水。这时，最好少穿纯棉袜，因为棉袜吸湿性良好，容易把皮肤水分吸走，反而加剧足跟裂。这类人，可以选择穿尼龙袜，或在尼龙袜的外面套上一层纯棉袜，既保暖又保健。

可见，手套、鞋袜作为冬季穿戴保暖的重要部分，穿着还是非常有讲究的，我们都应加以重视。

对于冬季户外工作者，要避免双手粗糙一定要戴手套。对于家庭主妇，冬季要防双手皲裂，洗涤东西时也应尽量戴上橡胶手套，同时，还要养成洗完手后马上涂抹护肤品的好习惯。

冬之篇

◉ 寒气袭人，重点部位重点呵护

冬季气候寒冷，机体新陈代谢相对缓慢，体温调节能力与耐寒能力下降，人体易受寒发病，尤其是老年人与体质虚弱者。因此，要想平安地度过寒冬，必须重视保暖，而头部、背部、足部则是保暖的重点。

《黄帝内经》上讲"头是诸阳之会"。体内阳气最容易从头部散发掉，所以，冬季如不重视头部保暖，很容易引发感冒、头痛、鼻炎、牙痛、三叉神经痛等，甚至引发严重的脑血管疾病。因此，我们应该在冬天给自己选一顶合适的帽子，不仅能够保暖，还很美观。

祖国医学称"背为阳"，又是"阳脉之海"，是督脉经络循行的主干，总督人体一身的阳气。冬季里如背部保暖不好，则风寒极易从背部经络上的诸穴位侵入人体，损伤阳气，使阴阳平衡受到破坏，人体免疫功能下降，抗病能力减弱，诱发多种疾病或使原有病情加重及旧病复发。因此，在冬季里，给自己加穿一件贴身的棉背心或毛背心以增强背部保暖是必不可少的。

俗语说"寒从脚起"。现代医学认为，双脚远离心脏，血液供应不足，长时间下垂，血液循环不畅，皮下脂肪层薄，保温能力弱，容易发冷。脚部一旦受凉，便通过神经的反射作用，引起上呼吸道黏膜的血管收缩，血流量减少，抗病能力下降，以致隐藏在鼻咽部的病毒、细菌乘机大量繁殖，引发人体感冒或使气管炎、哮喘、关节炎、痛经、腰腿痛等旧病复发。因此，冬季要注意保持自己的鞋袜温暖干燥，并经常洗晒；平时要多走动以促进脚部血液循环；临睡前用热水洗脚后以手掌按摩脚心涌泉穴 5 分钟。

除了头、背和脚以外，人体的颈前部也很容易受寒，冬季也要特别注意保暖。

颈前部俗称喉咙口，是指颈的前下部分，上面相当于男人的喉结，下至胸骨的上缘，有些时髦女性穿的低领衫所暴露的就是这个部位。这个部位受寒风一吹，不只是颈肩部，包括全身皮肤的小血管都会收缩，如果被寒持续较长一段时间，交感—肾上腺等神经内分泌系统就会迅速做出相应的反应，全身的应变调节系统可能进行一些调整，人体的抵抗能力会有一定下调。因此，在冬季给自己买一条或自己织一条漂亮大方的围巾吧，不仅可以让颈前部不受寒，还可以成为你身上美丽（帅气）的闪光点。

> **·四季养生小贴士·**
>
> 肩部受风寒湿邪侵袭，容易引起肩周炎，轻则表现为患侧肩部一处或几处疼痛不适，重则由于肩关节周围肌肉明显痉挛，使手不能梳头，甚至不能穿衣服。预防肩周炎最理想又简单的方法是平时注意肩部保暖，避免肩部过度疲劳。

◉ 冬季洗澡，从脚开始更健康

在夏天时，许多朋友洗澡都是把水龙头打开，从头往下淋，但是在天寒地冻的冬天，如果依然这么做的话，那就对健康不利了。

这是因为冬季的低温使人体皮肤的血管处于收缩状态，而冬季洗澡水的温度又相对较高，温热的水突然从头而至，会让人体调节系统"措手不及"，引起头部及全身皮肤血管骤然扩张，大量血液集中到皮肤表面，导致心、脑等重要脏器急剧缺血，头晕、胸闷等种种不适也会随之找上门来。对素有心脑血管疾病的朋友来说，这种做法更无异于"雪上加霜"。心脏急剧缺血会引发心血管痉挛、心绞痛，严重者甚至诱发急性心肌梗死；脑部急剧缺血易出现偏瘫、失语等"中风"症状；高血压患者的血压还会因此骤然下降，出现头晕、心慌等不适症状，甚至昏厥。

所以，冬天洗澡的正确做法应该是：洗澡前先用热水冲冲脚，待脚部暖和后再慢慢往身体上淋水，让身体有一个逐渐适应的过程。除了洗澡的"顺序"外，水温也不能太高，以37℃～40℃为宜；在时间上，冬季淋浴最好不超过10分钟，盆浴不超过15分钟；洗澡前先喝一杯温开水。

另外，酒后千万不要立即洗澡。因为洗澡时，人体内储备的葡萄糖会因体力活动和血液循环加快而被大量消耗掉，而酒精会抑制肝脏的正常生理功能，使其不能将储存的肝糖原转化为葡萄糖，并及时补充到血液中去，从而造成血糖含量大幅度下降，严重者甚至引起休克。因此，洗澡时间最好选择在酒后2小时左右。

同时，洗澡的次数不宜过频，以隔天一次或每周两次为佳。洗澡前不宜饱餐或空腹。饭后立即洗澡，一方面会加剧心脏缺血，甚至发生心绞痛或猝死；另一方面，由于消化道血流量减少，会影响食物的消化吸收，诱发恶心、呕吐、上腹部疼痛等症状。

所以，冬天洗澡千万不要大意，一定要注意以上提到的一些禁忌和遵循正确的方法。这样才能防患于未然，还有利于身体健康。

· 四季养生小贴士 ·

刚洗完澡是血液供应最容易出问题的时候，如果动作太猛，很容易一下子供血不足，导致严重的心脑血管意外。有冠心病、高血压的老年人需特别注意，最好提前将速效救心丸含于舌下。患有高血压的老年人，洗澡前半小时可服1丸硝酸甘油。

◉ 在外做足疗，不如在家用中药泡脚

现在洗脚城越来越多，可见人们已经对"热水泡脚，加点中药"的好处都不陌生了。但是，每天都去洗脚城专程做足疗，不仅麻烦而且花费也大。那怎么办呢？其实，自己在家也能做足疗。

自己做足疗一点也不难，只要把足疗液配好就行了。所谓的配足疗液，就是根据自己的情况，在洗脚水里加点中药。

在这里推荐几种简单易做的足疗液。当归、桃仁、苏木、川椒、泽兰叶制成足疗液，能让你的脚上皮肤变得柔嫩美丽。脚上皮肤干燥的人，可以试试将桃仁、杏仁、冬瓜仁、薏苡仁熬制的药水兑入热水里洗脚。脚累脚疼的，可以用透骨草、伸筋草、苏木、当归、川椒熬制的药水。冬天里，人容易脚冷，特别是女性，经常整夜都睡不热乎，那么可以在洗脚时，在水中放干姜或樟脑，樟脑会很快在热水中融化，泡后脚会发热，对改善脚凉很有效。

以上提到的这些材料在中药房很容易买到，而且便宜，熬制时先用大火煮开，然后小火煮5～10分钟，取汁即可。这些药水不用每次现熬现用，可以一次多熬制一些，用容器装好，

冬之篇

每天洗脚时兑在水中即可。

另外，如果在泡脚的热水里加入鹅卵石，泡脚的同时用鹅卵石磨脚，则能起到类似于针灸的效果，可治疗长期失眠。热水泡脚，如同用艾条"温灸"脚上的穴位，而在泡脚盆里加入鹅卵石，高低不平的石头表面可以刺激脚底的穴位（涌泉、然谷、太溪等）或脚底反射区，起到类似足底按摩和针刺穴位的作用，从而促进人体脉络贯通，达到交通心肾、疏肝理气、健脾益气、宁心安神的功效，更好地改善睡眠。

泡脚用的鹅卵石并没有什么特别的要求，选择圆滑、大小相近的为佳。泡脚用的水应该保持在45℃左右，水深至少要没过踝关节，脚在鹅卵石上均衡地踩踏，浸泡20～30分钟左右。有心脑血管病和糖尿病的患者用热水泡脚时，要特别注意水温和时间的控制，以免出现头晕、头痛、乏力、心慌等情况。

> **·四季养生小贴士·**
>
> 使用鹅卵石揉搓双脚时要注意力度和水温，要避免擦破或烫伤皮肤。脚部有损伤（包括关节胀痛、拉伤、扭伤等）、炎症还未痊愈的人，不宜进行鹅卵石热水泡脚。

◉ 避寒湿邪，冬季洗头早晚不宜

在生活中，因为工作的繁忙，许多人都喜欢在早上或者晚上洗头，但头发未干就睡觉或出门受冷风吹，这对健康是十分不利的。特别是在冬季，尤为不利。

经过一天的工作后，人们通常会感到很疲劳，人的免疫力也会大大降低，晚上洗头又不把头发充分擦干，就会使湿气滞留在头皮，长期如此，就会导致气滞血瘀，经络阻闭。尤其是在冬季，寒湿交加，更是身体的一大隐患。那些经常在晚上湿着头发入睡的人，过不了多久就会觉得头皮局部有麻木感，并伴有隐约的头痛。有的人洗头后第二天清晨还会觉得头痛发麻。

另外，早晨出门前洗头也是不可取的，尤其是在寒冷的冬季，因为头发没有擦干，头部的毛孔张开着，很容易遭受风寒，容易患上感冒头痛。如果经常这样，还可能导致大小关节的疼痛，甚至肌肉的麻痹。

如果有晚上或早晨洗头的习惯，一定要注意擦干再睡或者擦干再出门。女士洗完澡后一定要注意擦干身体和头发，避免寒邪和湿气乘虚而入，以免罹患头痛、颈腰背痛，甚至引发一些妇科疾病。

> **·四季养生小贴士·**
>
> 喜欢光顾洗头房的人要慎重，最好到正规的、卫生状况好、从业人员都持有健康证的地方去洗头，以免因洗头而惹出毛病。而且即使到正规的洗头房洗头，为了保护你的秀发也需做到以下几点：一要了解自己的发质，根据发质合理选择优质洗发剂，最大限度地减少洗发剂对头发的侵蚀。二要控制洗发剂在头上的保留时间，最好不要超过5分钟，以减少洗发剂中碱性成分对头发的侵蚀。三要要求工作人员做到轻揉轻洗，以减少对头发的损伤。

第五章
冬天动一动，少生几场病

俗话说："冬练三九，夏练三伏。"意思是不管天气多冷或多热，都应坚持体育锻炼，这样才能使身体更好地获得"顺四时、适寒暑"的能力。其实，在严寒的冬季，虽然寒气忽至，万物凋零，山河大地进入了睡眠的状态，为来年的生机储备能量。但我们人类的身体不能随之冬眠，俗话说"冬练身体少吃药"，冬天做运动可以提高免疫力，而且可以锻炼不怕严寒的意志，可谓一举多得。但冬季运动还有很多注意事项要叮嘱大家。

◎ 冬季健身，七点注意不可不知

寒冷的冬季，很多人都贪恋室内的温暖，就疏于锻炼了。其实，冬天的运动也很必要，俗话说："冬天动一动，少生几场病；冬天懒一懒，多喝药一碗。"那么，在寒冷的冬天，应该怎样运动呢？

国医任继学教授曾在《中华医药》上说过这样一段话："太阳不出来你不要出去，冬三月此谓闭藏。冬天是闭藏，水冻地坼，无扰乎阳，这是什么意思，就是闭藏。人在冬天的时候阳气内收，阴气在外，所以到冬天闭藏的时候，早卧晚起，必待日光。"

因此，冬天进行健身运动，我们需要注意以下几点。

（1）以室内运动为主，偶尔出门让脸庞沐浴严寒。冬天还是以室内运动为主，但也不妨偶尔到室外走动走动，让新鲜空气把肺中混浊之气排挤出去，并且让脸庞沐浴在冬天的严寒中也有益无害。任教授说："五脏精华之血，六腑清阳之气皆诸于面。所以你看，一接触血脉呀、腠理呀，毛窍都收缩起来。我让你在里头收敛起来，来抵抗寒气，你外边冷，里边是热的，所以它不受伤。"

（2）冬季晨练宜迟不宜早。冬天的寒气比较重，早上的时候更是如此，因为每天的最低气温一般出现在早上5时左右，而人体的阳气还没旺盛。此时外出锻炼，易受风邪侵害。"虚邪贼风，避之有时"。根据《黄帝内经》的养生法则，冬天人体需要吸收阳光补充自己的阳气。在太阳出来之前运动会损伤阳气，容易患伤风感冒，也易引发关节疼痛、胃痛等病症。所以说，冬季晨练宜迟不宜早。一般太阳出来半个小时后，晨寒才开始缓解，此时才应该开始锻炼。

（3）冬季气温低，体表血管遇冷收缩，血流缓慢，肌肉的黏滞性增高，韧带的弹性和关节的灵活性降低，极易发生运动损伤。因此锻炼前一定要做好充分的准备活动，待热后脱去一些衣服，再加大运动量。准备活动可采用慢跑、拍打全身肌肉、活动上肢和下蹲等。尤其是冬泳下水前，预备活动更要充分，通过慢跑、全身按摩等方法，调动机体各部分的机能活动，提高中枢神经系统的兴奋性和反应能力。

（4）不要过于剧烈运动，避免大汗淋漓。《黄帝内经》认为冬季养生应"无泄皮肤"，否则就会使阳气走失，不利于阳气闭藏，这就是说冬天里不宜剧烈运动，锻炼时运动量应由小到大，逐渐增加，尤其是跑步。不宜骤然间剧烈长跑，必须有一段时间小跑，活动肢体和关节，待机体适应后再加大运动量。通过锻炼，感到全身有劲，轻松舒畅，精神旺盛，体力和脑力功能增强，食欲、睡眠良好，就说明这段时间运动是恰当的。

（5）冬天运动，尽量不要出汗。在冬天只要一出汗就会伤阳，就会伤心。这是因为汗是心之液，出汗就会伤阳气，机体抵抗力也会变低，这在冬天是违背养生规律的。所以，冬天室外运动，不能跑，不能跳，最好太阳出来慢慢走，慢慢溜达。

在进行稍微剧烈的锻炼后，要及时擦干汗液，若内衣已潮湿，应尽快回到室内换上干衣服。对于坚持冬季长跑的人，要特别注意冰雪，防止滑倒。遇冰封雪飘大雾天气时，可在室内、阳台或屋檐下原地跑步。

（6）最好在下午锻炼。一般的健身爱好者都有长年早起健身的习惯，而这在冬季就不太适用。科学研究数据表明，冬季健身的最佳时间是在 14 ～ 19 时之间。

（7）大雾天不宜室外锻炼。冬季健身尤其要注意在大雾天不宜进行锻炼。雾是地面上的水蒸气遇冷后，与飞起的尘土凝结成不透明的小水点，浮游在近地面的空间而成的。在大雾的时候，不仅空气中的水分多、尘土多，而且气压较低，呼吸困难，汗液不易蒸发，这时最好在室内做简易的活动。

总之，运动是需要循序渐进、持之以恒的事情，即使在寒冷的冬天也不应该忽略，否则一冬天积攒下来的身体方面的问题就会在来年春天凸显出来，而长期待在温暖的室内也会降低身体的免疫力，增加患感冒等呼吸道疾病的概率。

· 四季养生小贴士 ·

在寒冷的冬季，年轻人可以选择跑步等高强度的有氧运动，这样可消耗更多热量，锻炼的时间应该比春夏季多出 10 ～ 15 分钟。在时间上，年轻人由于身体对气候的适应能力较强，体质较好，体力恢复快，可以选择在早上和下午进行锻炼。

而中年人则可选择快走、慢跑、爬楼梯等低强度的有氧运动。中年人身体状况一般都处于下降趋势，不要因为忙于工作就放弃健身，否则冬天就是一个"藏病"的季节。中年人可以选择在下班后，18 ～ 20 时身心比较放松的时间段进行锻炼。

避开冬泳误区，游出健康快乐

近年来，冬泳成为人们非常喜爱的一项运动，很多人不顾自身条件，纷纷加入了冬泳的队伍。其实任何一项运动要想起到保健的作用，必须遵循适当的条件，采用相应的方法，比如老年人就不适合跳绳、爬山、马拉松等消耗大、相对激烈的运动。同样，冬泳也是如此，盲目地进行不仅起不到保健效果，还会给身体带来损害。

一般来说，希望参加冬泳的人要注意以下几点。

（1）冬泳不能包治百病：冬泳从本质上讲是一项体育运动，它可以强身健体，提高人体免疫力，能促进一些功能性疾病逐渐缓解、转好。甚至有人因为坚持冬泳而治好了某些疾病。但是，这并不代表冬泳能包治百病。

（2）冬泳并非人人皆宜：患有严重疾病，如高血压、冠心病、脑血管病、肾病、肝病、精神障碍及糖尿病、过敏性体质、先天性心脏病、癫痫病，以及有外伤或有炎症的人和酗酒者都不宜参加冬泳，否则有可能导致疾病突发或伤害身体。儿童由于正处于身体发育期，参加冬泳更要注意适量，必须有成年人监护。另外，冬泳应该从秋季开始，让身体有个适应的过程。

（3）游的时间并非越长越好：冬泳的时间应根据气温、水温和人的体质而异。若在水里游的时间过长，一方面上岸后常会出现全身麻木、冷战不止的现象，这极易损伤某些器官；另一方面刺激过度，容易引起皮质系统衰竭而损害健康。

（4）冬泳后不宜洗热水澡：冬泳后应注意保暖，并立即运动以恢复体温。上岸后，应用干毛巾擦干身体，直到身体发红为止。然后，迅速穿好衣服，慢跑或原地跳动，直到体温基本恢复。冬泳后切忌马上进入高温房间、烤火或者洗热水澡。

（5）不宜饭后冬泳：虽然吃饱了去冬泳比较有劲，也会有更多热量，但这种做法并不科学。消化器官对温度很敏感，热刺激可以引起消化器官兴奋，冷刺激则起到抑制作用，吃饱后立即冬泳影响消化吸收，容易引起急性胃炎等消化系统疾病。而饭前冬泳，脂肪细胞内尚无新的脂肪酸进入，通过运动比较容易将其"动员"出来转化为热量消耗掉，瘦身效果最好。

> **·四季养生小贴士·**
>
> 冬泳有"四游四不游"之说，即游阳不游阴，游雪不游风，游雨不游雾，游清不游混。
>
> 这种说法确实有一定科学道理。例如从天气的角度来说：阳光中的紫外线有杀菌消毒的作用，又能为人体补充维生素D，使血液中的血红蛋白、钙、磷、镁含量升高。适当日晒还能使人保持良好的情绪，但要注意避免晒伤。雨雪天气虽不见太阳，但它可使空气净化，减少污染，对健身有利。大雾天气会使人产生压抑情绪，同时，雾气中还有很多有毒的废气烟尘和细菌等，易引起呼吸系统疾病。而有风的天气，特别是北方冬天的北风，容易带来冷空气，出现寒潮，对人体造成伤害。至于水质好坏对人体的影响是不言自明的，因此冬泳者需选择水质较好的地方锻炼身体。

◉ 漫漫冬季，用慢跑调整我们的身心

慢跑是球类、体操、田径、游泳等运动的基础，它动作简单，易于掌握，活动全面，运动量易调整，锻炼效果显著，因此是一般中老年及体弱者喜爱的运动，特别适合寒冷的冬季。

慢跑的姿势应为两眼平视前方，肘关节前屈呈90°平行置于体侧，双手松握空拳，略抬头挺胸，上体略向前倾与地平面成85°左右，双脚交替腾空、蹬地，脚掌离地约10厘米。全

身肌肉放松，用轻而略带弹跳的步伐前进，上肢屈肘保持 60°～90°，在身体左右侧平行地自然摆动。呼吸自然，鼻吸鼻呼或鼻吸口呼，必要时口鼻同时呼吸。

慢跑时应注意：跑时躯体保持正直，除微前倾外，切勿后仰或左右摆动；肌肉及关节要放松；上肢要前后摆动，以保持前进时的动作及惯性，保证胸廓的正常扩张；尽量用鼻呼吸，这样可有效地防止咽炎、气管炎；跑时脚的前半部先着地，蹬地时亦为前半部用力，而不能整个脚掌同时着地或用力，脚掌不应有擦地动作，否则会加大前进阻力，易使脚掌疲劳、碰伤甚至摔倒。量力而跑，跑步过程中如遇胸部有紧束感、心悸气促及头昏等情况，切勿突然停跑，而要改跑为走，慢慢停止。

研究发现，慢跑能加快血液循环，改善心脏功能，有助于能量消耗，达到减肥与健美的目的。慢跑还可以减缓心肺功能衰退，降低胆固醇，防止或缓解动脉硬化。慢跑对肥胖症、孤独症、忧郁症和虚弱症等病的治疗有显著的效果。

同时，慢跑这一有氧运动能增加身体的耗氧量，促进新陈代谢。进入中年后，人体的最大有氧能力开始持续下降，每 10 年大约下降 5 毫升。当男性的最大有氧能力降至 18 毫升以下，女性的最大有氧能力降至 15 毫升以下后，加大运动量难免会使人感到疲劳。

通常，对一名很少运动的男性来说，60 岁时的最大有氧能力已降至约 25 毫升，几乎只有 20 岁时的一半。但已有证据表明，进行有规律的有氧运动能延缓或逆转这一无情的衰老过程，即使你已步入晚年。

研究发现，长期进行相对高强度的有氧运动能使最大有氧能力增强 25%，也就是会增加 6 毫升，相当于减去 10～12 岁的生理年龄。有充分的证据显示，将最大氧气吸入量维持在一定水平增加了健康老人保持生活独立性的可能性。

此外，有氧运动的积极作用还有：能降低患严重疾病的危险；加快受伤或生病后的康复速度；可维持肌肉控制能力、平衡性和协调性，从而减少老年人摔倒的危险。

滑雪，助你赶走生活中的压力与烦恼

进入冬季以后，有些人会变得忧郁、沮丧、易疲劳、注意力分散、工作效率下降等。要改变这种状态，最好的方法就是运动，特别是户外运动。当在雪地里疾速下滑的时候，生活琐事带来的烦恼和工作压力都会被抛诸脑后。

1. 滑雪的养生作用

（1）滑雪每小时消耗 600 卡的热量，是比较好的减肥运动之一。

（2）滑雪运动能增强人的肺活量。长期坚持滑雪锻炼，肺活量会有明显的增大。

（3）滑雪能有效地增强体质。在寒冷的户外进行高速、大运动量的活动能让人体的各个器官，特别是腿部肌肉得到充分的有氧锻炼，从而达到强身健体的目的。

（4）滑雪有利于培养良好的心理素质。滑雪者站在雪道顶端时，往往会产生一种恐惧感，一旦他发现自己能够平稳地滑下陡坡，就会让身心适应这种速度，并在运动中得到释放，心理障碍也就随之消失了。

2. 滑雪运动健康提醒

滑雪是一项极富刺激性的体育运动，滑雪前了解一些必备的常识非常重要。

第一，应详细了解滑雪道的高度、宽度、长度、坡度以及走向。要根据自己的水平选择适合自己的滑雪道，切不可过高估计自己的水平而贸然行事，要循序渐进，最好能请一名滑雪教练。

第二，严格遵守滑雪场的各项规章制度，因为每一项制度都是为了最大限度地保证滑雪者的生命安全。

第三，视力不好的滑雪者，不要戴隐形眼镜滑雪，如果跌倒后隐形眼镜掉落，找回来的可能性几乎为零。尽量戴有边框的由树脂镜片制造的眼镜，它在受到撞击后不易碎裂。为防止雪盲，最好戴防雪盲护目镜，比较理想的护目镜必须能同时阻挡紫外线。

第四，在滑行中如果对前方情况不了解，或感觉滑雪器材有异常时，应停下来检查，切勿冒险。

第五，结伴滑行时，相互间一定要拉开距离，切不可为追赶同伴而急速滑降，那样很容易摔倒或与他人相撞，初学者很容易发生这种事故。

第六，中途休息时要停在滑雪道的边上，不能停在陡坡下，并注意从上面滑下来的滑雪者。要穿颜色鲜艳或与雪面反差较大的滑雪服，以使其他滑雪者容易辨认自己，从而及时绕行避免相撞。

第七，滑行中如果失控跌倒，应迅速降低重心，向后坐，不要随意挣扎，可抬起四肢，屈身，任其向下滑动，要避免头朝下，更要绝对避免翻滚。

> **·四季养生小贴士·**
>
> 冬季寒冷、干燥，皮肤在这种气候条件下水分散失得很多，加上滑雪时形成的相对速度很大的冷风对皮肤刺激和雪面上强烈紫外线对皮肤的灼伤是构成皮肤伤害的主要原因。
>
> 为防止水分的散失和紫外线对皮肤的灼伤，可选用一些油性的有阻止水分散失功能的护肤品，然后用防紫外线效果较好的具有抗水性的防晒霜涂在皮肤上。防晒霜只能在短时间内有效，所以每隔一段时间（一般 2 小时）就应在暴露的皮肤上涂一次，切不可因为是阴天就不涂防晒霜，因为阴天时紫外线依然很强烈。
>
> 如果滑行中感觉冷风对脸部的刺激太厉害，可选择一个只露出双眼的头套，再加一个全封闭型滑雪镜，可将面部完全罩住，这样能有效阻止冷风对面部的侵袭。

☯ 冬季健步走，健身又暖心

寒冷的冬季，万物萧瑟，我们的身体也经受着严寒的考验，健康地度过冬季是每个人的功课，而运动是古往今来很多人不变的选择。前面已经讲到，在冬季，最好不要做剧烈运动，因此为大家推荐了慢跑、冬泳、滑雪等运动，这里再为大家推荐健步走这一锻炼方式。

健步走起源于欧洲，现在已经普及发展到很多国家，它不仅是一种运动，更代表一种生活态度，并且逐渐成为现代运动的潮流。健步走，是介于散步和竞走之间的一种运动方式，它主要通过大步向前，快速行走，提高肢体的平衡性能，它不受年龄、性别、体力等方面的限制，属于低投入、高产出的有氧健身运动。

健步走有很多功效，它能提高心肺功能的耐力，可以降低心血管疾病和心脏突发事件的危险性，如果发生心脏突发事件也可降低其严重性；能够改变血液质量，可以有效防止动脉疾病的发生和发展，也能防止如脑血栓、心肌梗死这些并发症的发生；能够促进骨关节的健康，防止多种骨关节、肌肉、肌腱的损伤，降低骨质疏松发生的危险性；同时还能增加人体免疫能力、改善心理状态和睡眠状态，坚持锻炼还能够减少身体的脂肪重量，适合肥胖的人群。

健步走运动特别适合老年人，很多老年人吃得好，运动少，因此出现身体肥胖，这不仅使老年人行动困难，而且增加了患病的概率。"健步走"是老人控制体重、祛脂减肥、祛病延年的好方法。

健步走的方法是：在自然行走的基础上，躯干伸直、收腹、挺胸、抬头，随走步速度的加快而肘关节自然弯曲，以肩关节为轴自然前后摆臂，同时腿朝前迈，脚跟先着地，过渡到前脚掌，然后推离地面。健步走时，上下肢应协调运动，并配合深而均匀的呼吸。

健步走在着装上也要注意一下，应该穿旅游鞋或其他软底鞋，着宽松服装或运动装。最好携计步器，以便精确测量步频、步速，统计所走的步数，对运动量进行控制。

·四季养生小贴士·

在锻炼时，可根据个人体质安排休息时间：健步走的步频一般在每分钟90步左右，既不要太慢，也不要太快。每次走3000～5000步，一日走6000～10000步。每次走40～50分钟，一日走80～100分钟为宜。

同时，1次连续大步走完规定的步数再休息，中间不可休息，两次锻炼之间的休息至少达到4小时。尤其是年长者，更应注意要有足够的休息时间，不要过于疲劳。

◉ 冬季跳绳，女性减肥的最佳选择

在我国，跳绳至少已有一千多年的历史。唐代将跳绳叫作"透索"，宋代名曰"跳索"，清代则谓之"绳飞"。跳绳取材方便，方法简单，且不受活动场地、气候条件的限制，还可自行调节运动量。由于跳绳花样繁多，可简可繁，随时可做，一学就会，特别适宜在冬季作为健身运动，而且对女性尤为适宜。

跳绳有利于增强人体心血管、呼吸和神经系统的功能。在做跳绳运动时手、足、脑并用，能加强身体四肢的运动量及灵敏程度，增强肌肉耐力和心肺功能。跳绳是全身运动，可加速人体新陈代谢，增强血液运行，强化血管功能，每天坚持有助保持匀称体态，促进身心健康，增加骨质密度。

在做跳绳运动时我们应该穿质地软、重量轻的高帮鞋，避免脚踝受伤。绳子软硬、粗细要适中；场地以户外平坦地为最好，切莫在硬性水泥地上跳绳，以免损伤关节，并易引起头昏。跳绳时须放松肌肉和关节，脚尖和脚跟须用力协调，防止扭伤。胖人和中年妇女宜采用双脚同时起落的方式，也不要跳得太高，以免关节因过于负重而受伤。跳绳前先活动一下足部、腿部、腕部、踝部，跳绳后可做伸腿等放松活动。

> **· 四季养生小贴士 ·**
>
> 鉴于跳绳对女性的独特保健作用，法国健身专家莫克专门为女性健身者设计了一种"跳绳渐进计划"。初学时，仅在原地跳 1 分钟，3 天后即可连续跳 3 分钟，3 个月后可连续跳上 10 分钟，半年后每天可实行"系列跳"，如每次连跳 3 分钟，共 5 次，直到一次连续跳上半小时。一次跳半小时，就相当于慢跑 90 分钟的运动量，已是标准的有氧健身运动。
>
> 跳绳减肥的要领：每日跳 5 分钟为一节，每天可跳 5 ~ 6 节，每周跳 6 天，待适应后可逐步加量。长期坚持，一定可以有效地减轻体重。
>
> 跳跃的速度分为两种：慢速为平均每分钟跳 60 ~ 70 次；较快速为平均每分钟跳 140 ~ 160 次。

◉ 踢打腿肚，老年人安全的冬季养生法

近年来，很多老年人越来越重视养生，锻炼的人中最多的也是老年人。但是由于年龄原因，老年人的身体机能处于衰退期，很多运动已经都不适合他们，特别是在冬季，这里为老年人推荐一种安全的运动方式：踢打腿肚。

踢打腿肚能够有效预防疾病的发生，这是因为腿部肌肉每次收缩时，挤压的血量大致相当于心脏的每搏排出的血量。冬季锻炼时，利用步行方法去踢打腿肚肌肉，可以加速腿肚肌肉的收缩能力，迫使血液由腿部动脉血管迅速流淌到各支血管及毛细血管中，使腿部各个组织得到充分营养。长期锻炼，可缓解和治疗老寒腿、腿骨酸痛、抽筋等病症。同时，踢打腿肚使腿部静脉血液回流，加速心脏血液回收能力，对预防各种心脏病也有益处。

踢打腿肚的具体方法是：在步行过程中，用一条腿支撑地面，另一条腿的脚面依次踢打支撑腿腿肚子的承筋穴（腘窝正中下 4 寸，腓肠肌肌腹中央取穴）、承山穴（腓肠肌肌腹下出现交角处取穴）然后交替进行。每次运动以 80 ~ 100 次为宜。

◉ 最廉价的健康途径——呼吸养生法

冬季，大多数人不爱出门，很多人选择在家里做一些运动，另外还有一些人，根本是动也不爱动，但是我们也不能放任自己长肉。这里就提供给你一个不用动就养生的方法：呼吸

养生法。

在缺少食物的情况下，人可以维持几天的生命，但是如果缺少了空气，那么几分钟人就会窒息。可见，呼吸虽然是再平常不过的事情，但对人体的影响却十分重大。不仅如此，呼吸还和健康有着密切的关系。事实上，正确地呼吸有助于人长寿。

因为氧气不像人体内其他养料那样能贮存起来，因此人们必须一刻不停地吸进新鲜空气。然而，大多数人只利用了自己肺活量的1/3。那么，怎样才能充分利用肺活量，向血液提供更多的氧气，使自己精力更加充沛？

我们可以先慢慢地由鼻孔吸气，使肺的下部充满空气。吸气的过程中，由于胸廓向上抬，横膈向下，腹部就会慢慢鼓起。然后再继续吸气，使肺的上部也充满空气，这时肋骨部分就会上抬，胸腔扩大。这个过程一般需要5秒钟，最后屏住呼吸5秒钟。经过一段时间的练习，可以将屏气时间增加到10秒，甚至更长。肺部吸足氧气后，再慢慢吐气，使肋骨和胸腔渐渐回到原来的位置。停顿一两秒钟后，再从头开始，这样反复做10分钟。时间长了，我们就会自然而然地习惯这种深呼吸法。

还有一种比较特殊的呼吸法——静呼吸，就是用右手大拇指按住右鼻孔，慢慢地由左鼻孔深呼吸，有意识地让空气朝前额流去。可以闭上眼睛，想象自己吸进的空气是有颜色的，如蓝色、淡黄色或绿色，这样会使人感到全身放松，能够重新充满活力。当肺部空气饱和时，用右手的食指和中指把左鼻孔按住，屏气10秒钟，同时想象体内的烦恼随二氧化碳一起排出体外。然后按住左鼻孔重新开始，每一边各做5次。

此外，呼吸还能帮你战胜失眠。临睡前躺在床上，仰脸朝上，两手平放在身体两侧，闭上眼睛，然后开始做深呼吸，同时慢慢抬起双臂，举过头部，紧贴两耳，手指触床头。这一过程约10秒钟，双臂同时还原。这样反复10次，就能消除一天的疲劳，而且能让你很快入睡。

·四季养生小贴士·

我们平时的呼吸法是以胸式呼吸为主，这样并不能大量地吸入新鲜空气。俗话说"呼吸到脐，寿与天齐"，我国传统健身养生法十分重视呼吸的作用。

你可以感觉一下自己的呼吸，是不是一般只吸到胸部，人体胸部横膈微孔由于多年的体内排泄物堆积堵塞，从而影响了气的流通，一般人也只能吸到胸部就不能再吸了。但肺部的容量毕竟有限，不能吸纳大量的空气，因而人体新陈代谢缺乏充足的氧气，这是造成人体抵抗力下降的原因。

来看一看我们的古人是如何利用呼吸健身的。他们创造了口吸口呼、口吸鼻呼、自然呼吸、鼻吸口呼、鼻吸鼻呼、体呼吸、腹式呼吸等呼吸方法，其中以腹式呼吸健身效果最好。那么，怎样进行腹式呼吸呢？

一般可采用躺卧式（比如在家，可斜躺在沙发上或躺椅上），下肢平伸，上身平卧。亦可斜躺在床上，后垫枕头或被子（头和腰部不可空荡），无须脱衣，两目轻闭，两手放在肚皮上，手心朝下，腹部、腿部可盖上薄被或毛毯，然后全身放松，调整呼吸。采用腹式呼吸法，就是吸气时肚皮鼓出；呼气时，肚皮放松。用意念注视着肚皮在手掌下一起一落，集中思绪，进行调息，不计次数，不计时间，似睡非睡，随其自然。

按照中医理论，下腹部的穴位均归属下丹田，腹式呼吸与练气功时要求的"意守丹田"有异曲同工之妙。这时大脑和全身处于相对静止的状态，全身经脉气血运行得到改善，对于高血压、糖尿病和失眠都有显著效果。

练习腹式呼吸一般每次15～30分钟为宜。结束时，可伸伸懒腰，搓搓双手和面部，拍拍双腿。尤其是在午睡时练一练，更有助于身体健康。

◉ 提拉耳朵，补肾固精

肾是人体重要脏器之一，乃先天之本。肾脏功能是否正常，对健康长寿有着举足轻重的作用。

现代医学认为，提拉耳朵能刺激耳郭的末梢神经及微血管，使局部循环加快，并通过神经、体液的作用，对全身的生理活动起到一定的调节作用，并能改善神经内分泌功能。特别是耳与肾脏有密切的关系，常提拉耳朵能使"肾精以充"。这种方法不但适合寒冷的冬季，其他季节也可以使用。

所以，平时利用零碎的时间进行一些双耳锻炼法，可起到健肾壮腰、养身延年的作用。下面介绍几种提拉耳朵的方法。

（1）提拉耳垂法：双手食指放耳屏内侧后，用食指、拇指提拉耳屏、耳垂，自内向外提拉，手法由轻到重，牵拉的力量以不感疼痛为度，每次3～5分钟。此法可治头痛、头昏、神经衰弱、耳鸣等疾病。

（2）提拉耳尖法：双手拇、食指夹捏耳郭尖端，向上提揪、揉、捏、摩擦15～20次，使局部发热发红。此法有镇静、止痛、清脑明目、退热、抗过敏、养肾等功效，可防治高血压、失眠、咽喉炎和皮肤病。

（3）双手拉耳法：左手过头顶向上牵拉右侧耳朵数十次，然后右手牵拉左耳数十次。这一锻炼还可促进颌下腺、舌下腺的分泌，减轻喉咙疼痛，治疗慢性咽炎。

（4）搓弹双耳法：两手分别轻捏双耳的耳垂，再搓摩至发红发热，然后揪住耳垂往下拉，再放手让耳垂弹回。每天2～3次，每次20下。此法可促进耳朵的血液循环，健肾壮腰。

（5）手摩耳轮法：双手握空拳，以拇、食二指沿耳轮上下来回推摩，直至耳轮充血发热。此法有健脑、强肾、聪耳、明目之功，可防治阳痿、尿频、便秘、腰腿痛、颈椎病、心慌、胸闷、头痛、头昏等病症。

（6）双手掩耳法：两手掌掩两耳郭，手指托后脑壳，用食指压中指弹击24下，可听到"隆隆"之声。此刺激可活跃肾脏，有健脑、明目、强肾之功效。

（7）全耳按摩法：双手掌心摩擦发热后，向后按摩腹面（即耳正面），再向前反折按摩背面，反复按摩5～6次。此法可疏通经络，对肾脏及全身脏器均有保健作用。

（8）双手扫耳法：以双手把耳朵由后面向前扫，这时会听到"嚓嚓"的声音。每次20下，每日数次，只要长期坚持，必能强肾健身。

以上几种方法，可根据各人所需选择，或单项或几项配合进行，只要能持之以恒，一定能收到理想的效果。

·四季养生小贴士·

寒冷的冬季，如果不注意保护耳朵，就有冻伤的危险。因为两只耳朵突出在头部两侧，皮肤很薄，皮下脂肪较少，与耳郭软骨连接比较紧密，由于缺少皮下脂肪的保护，而且耳郭的血管浅，遇到寒冷刺激时，血管收缩易发生缺血、缺氧，容易发生耳郭冻伤。耳郭由于长期缺血、缺氧可发生干性坏死，甚至会"冻掉了耳朵"，造成终身残废。因此，为了预防耳朵冻伤的发生，应注意防寒保暖，可戴柔软的防护耳罩。冬季多食用温经散寒的食物，对于御寒也是有效果的，可以多吃一些牛羊肉、生姜、葱类等具有辛辣作用的食物。

在冬天，当我们从室外进入室内，感到耳朵火热难受时，不能马上用热毛巾来给耳朵热敷，最好的办法是让耳朵慢慢恢复温度，一点点缓解，也不可用力揉搓。耳朵冻伤早期，可把大萝卜切成厚片放在火边烤热，在耳郭冻伤红肿处涂擦，起到化滞散瘀、活血消肿的作用，注意勿用力擦伤皮肤。如果冻伤比较厉害，可在局部涂抹冻疮软膏，口服抗生素。如果耳郭已经溃烂甚至有软骨暴露时，应立即到医院进行手术治疗。